AF401391

# PROTHÈSE RESTAURATRICE

## BUCCO-FACIALE

### ET TRAITEMENT

### DES FRACTURES DES MAXILLAIRES

MANUEL DU CHIRURGIEN-DENTISTE

*PUBLIÉ SOUS LA DIRECTION DE CH. GODON*

DIRECTEUR DE L'ÉCOLE DENTAIRE DE PARIS

# PROTHÈSE RESTAURATRICE BUCCO-FACIALE

## ET TRAITEMENT DES FRACTURES DES MAXILLAIRES

PAR

**P. MARTINIER**
Professeur
à l'École dentaire de Paris.
Dentiste des asiles de la Seine.
Directeur honoraire
de l'École dentaire de Paris.

**Dr G. LEMERLE**
Professeur
à l'École dentaire de Paris.
Dentiste des Hôpitaux.

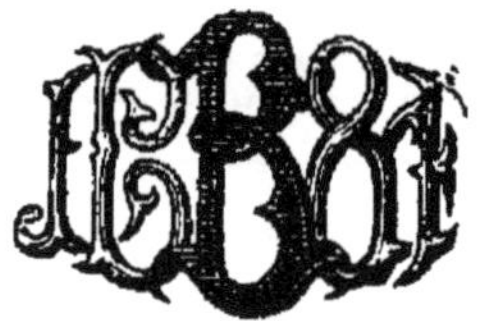

PARIS

LIBRAIRIE J.-B. BAILLIÈRE ET FILS.

RUE HAUTEFEUILLE, 19 (Près du Boulevard Saint-Germain)

1915

# PROTHÈSE RESTAURATRICE
## BUCCO-FACIALE
### ET TRAITEMENT
## DES FRACTURES DES MAXILLAIRES

---

## INTRODUCTION

Le manuel que nous présentons aujourd'hui aux étudiants n'a pas la prétention de constituer un traité technique de prothèse restauratrice.

Nous avons cherché simplement à mettre de l'ordre et de la méthode parmi les innombrables tentatives de restaurations prothétiques faites surtout dans ces cinquante dernières années. Nous avons donc eu pour but principal la délimitation de procédés différents et leur classification respective. Pour cela nous n'avons pas craint de nous répéter souvent. On nous pardonnera notre insistance si nous avons réussi à diminuer la confusion regrettable que le praticien rencontre, trop fréquemment, entre des méthodes fort semblables parfois en apparence, mais dont les principes reposent sur des idées générales essentiellement différentes.

Nous nous faisons un devoir, en tête de ce manuel, de saluer la mémoire de notre maître Claude Martin, qui nous a toujours aidé dans nos recherches documentaires avec une inlassable bienveillance. Le nom de ce prothésiste de génie domine la prothèse restauratrice, car il a créé de toutes pièces des méthodes telles que la prothèse immédiate, et il a contribué à faire de la prothèse chirurgicale une branche bien française de notre profession et dont l'éclat rejaillit sur notre pays.

Nous adressons nos remerciements à nos confrères Fr. Martin, Pont et Delair, que nous avons mis souvent à contribution et qui nous ont permis de puiser largement dans leurs travaux.


P. Martinier                              G. Lemerle

# CLASSIFICATION DES DIVERSES
# MÉTHODES DE PROTHÈSE RESTAURATRICE

L'art de remplacer artificiellement des organes supprimés soit par un accident, soit par une intervention chirurgicale constitue la prothèse.

Ambroise Paré la définit plus brièvement en écrivant qu'elle est formée par l'ensemble « des moyens et artifices d'adiouster ce qui défaut naturellement ou par accident » (1).

La méthode de prothèse exposée par A. Paré est la plus ancienne. Elle subsiste aujourd'hui, et si, par sa technique, elle s'est élevée à une rare perfection, elle reste cependant dirigée par les mêmes principes généraux.

L'avènement de l'ère aseptique a permis de concevoir de nouvelles méthodes prothétiques. Elles sont encore aujourd'hui en pleine évolution ; aucune d'entre elles n'est devenue définitive, mais le rapprochement qu'elles ont provoqué entre le chirurgien et le prothésiste s'annonce comme fécond en résultats.

L'intervention prothétique a lieu dans l'immense majorité des cas longtemps après l'intervention chirurgicale. Mais il arrive cependant que ces deux interventions se confondent en une seule opération, et, de ce fait, découle toute une division qui peut servir de

(1) Ambroise Paré, *Œuvres complètes*. Lyon, 1040, 23ᵉ livre, p. 572.

base à une classification des différentes méthodes prothétiques.

Ces dernières peuvent être rangées en deux grands
groupes :

**Prothèse externe**, s'il s'agit d'appareils restant en
communication avec le milieu extérieur ;

**Prothèse interne**, si l'on utilise des appareils per-
dant tout rapport avec le milieu extérieur, en escomp-
tant la tolérance des tissus, dans certaines conditions,
à l'égard des corps étrangers.

La prothèse externe comprend la prothèse tardive et
la prothèse immédiate.

## PROTHÈSE EXTERNE

1° **La prothèse tardive** a lieu un certain temps après
l'opération ou l'accident qui a supprimé l'organe qu'elle
se propose de remplacer, lorsque la plaie qui en est
résultée est complètement cicatrisée. Ce travail de cicatrisation entraîne le plus souvent la formation de brides fibreuses rétractiles qui s'opposent à l'application
d'un appareil de prothèse. La réduction des cicatrices
vicieuses constitue le premier stade de toute tentative
de restauration prothétique.

L'étude de la prothèse tardive comprend donc l'étude :
1° des méthodes de réduction cicatricielle ; 2° des
méthodes prothétiques tardives proprement dites.

2° **La prothèse immédiate** a pour but de s'opposer
d'emblée à la rétraction cicatricielle par l'introduction,
dans les tissus, d'un appareil destiné à remplacer la
portion de squelette réséquée. Cet appareil est essentiellement provisoire ; lorsque, grâce à lui, une cicatri-

sation correcte s'est effectuée, il doit être enlevé et céder la place à un appareil tardif, définitif et mobile.

Une autre méthode de prothèse immédiate consiste dans l'introduction, au sein des tissus, d'appareils destinés à remplacer provisoirement une portion de squelette après résection sous-périostique et à servir de tuteur aux lambeaux de périoste, jusqu'à ce que ce dernier ait effectué une régénération osseuse suffisante.

La prothèse immédiate comprend donc deux méthodes bien différentes :

*a)* La prothèse immédiate provisoire *destinée à s'opposer à la rétraction cicatricielle* (*Cl. Martin*);

*b)* La prothèse immédiate provisoire *destinée à soutenir les lambeaux de périoste après les résections sous-périostiques* (Michaëls).

## PROTHÈSE INTERNE

**La prothèse interne** a pour but de remplacer des segments squelettiques ou certains organes à l'aide d'appareils enfouis d'une façon définitive au sein des tissus vivants.

La prothèse interne comprend deux méthodes :

1° **La prothèse interne destinée à conduire la régénération osseuse**, soit par résection sous-périostique, soit par greffe. Dans ce cas, au contraire de ce qui a lieu dans la méthode précédente, l'appareil tuteur du tissu osseux est abandonné définitivement dans l'organisme (Cl. Martin).

2° **La prothèse interne proprement dite**, constituée par un appareil enfoui dans les tissus et destiné à y être toléré indéfiniment, tout en remplaçant fonctionnellement l'organe absent.

La prothèse interne, par rapport à l'intervention chirurgicale initiale, se divise elle-même en prothèse interne immédiate et en prothèse interne tardive.

Telles sont les divisions qu'il nous paraît logique d'apporter dans l'étude des diverses méthodes prothétiques que nous nous proposons d'examiner suivant cette classification.

Nous laissons de côté, en effet, certaines variétés de prothèse tardive qui sont du domaine de l'industrie, La prothèse interne par injections de paraffine constitue une méthode de restauration que nous éliminerons également du cadre de nos études, parce qu'elle n'appartient pas à la spécialité dentaire.

Nous résumerons donc de la façon suivante la classification des méthodes de prothèse restauratrice actuelle (1).

(1) Pour tout ce qui concerne la prothèse dentaire proprement dite le lecteur pourra se reporter au « Manuel de Clinique de Prothèse Dentaire » de P. Martinier et G. Villain.

# PREMIÈRE PARTIE
# PROTHÈSE EXTERNE

—

## PREMIÈRE SECTION
## PROTHÈSE TARDIVE

C'est la méthode la plus ancienne. Le membre artificiel adapté au moignon après une amputation en représente le type le plus simple et qui semble d'ailleurs n'être jamais sorti du domaine des fabricants d'appareils orthopédiques et d'instruments de chirurgie.

Mais appliquée aux pertes de substance intéressant la face, la prothèse tardive nécessite une technique spéciale, connexe à celle de la prothèse dentaire, aussi fut-elle créée par les dentistes et demeure-t-elle exclusivement de leur ressort.

La prothèse tardive du maxillaire inférieur surtout constitue un problème d'une complexité singulière. Après la résection d'une portion du maxillaire inférieur, en effet, la rétraction cicatricielle entraîne des déplacements si considérables qu'il ne faut point songer à construire un appareil prothétique avant d'avoir réduit ces déplacements.

Aussi la prothèse tardive de la face se divise-t-elle souvent en deux stades bien tranchés :

1º Phase de réduction cicatricielle;

2º Phase prothétique proprement dite.

## PROTHÈSE RESTAURATRICE

| Externe | | Interne | |
|---|---|---|---|
| *tardive.* | *immédiate.* | *par des substances plastiques (paraffine).* | *par des appareils.* |
| 1°) correction cicatricielle. | **I**<br>1°) prophylaxie de la rétraction cicatricielle par un appareil immédiat et provisoire. | | **I**<br>1°) appareil tuteur de lambeaux de périoste ou de fragments de cartilage. |
| 2°) appareil définitif de restauration. | 2°) restauration proprement dite par un appareil secondaire et définitif. | | 2°) la régénération osseuse obtenue, l'appareil n'est pas enlevé, mais abandonné dans les tissus. |
| | **II**<br>1°) prophylaxie de la déformation cicatricielle par un appareil tuteur de lambeaux périostiques. | | **II**<br>1°) appareil immédiat ou tardif restaurant une portion du squelette ou un organe. |
| | 2°) l'os régénéré, l'appareil tuteur provisoire est enlevé. | | 2°) aucune régénération n'est attendue ; la tolérance indéfinie est escomptée. |

Les dentistes bien préparés à cette tâche par leur connaissance des principes généraux d'orthodontie, qu'ils appliquent journellement, sont parvenus à exceller dans cette méthode de prothèse restauratrice buccofaciale.

# CHAPITRE PREMIER

## CARACTÈRES DU TISSU CICATRICIEL

On donne le nom de *cicatrisation* au travail organique aboutissant à la production d'un tissu nouveau destiné à réunir les solutions de continuité accidentelles ou chirurgicales produites dans l'économie. On appelle *cicatrice* ce tissu ainsi néoformé.

Les éléments anatomiques d'une cicatrice naissent par prolifération d'éléments anatomiques préexistants et toujours semblables à eux-mêmes. La réparation se fait généralement aux dépens du tissu conjonctif, mais, dans la peau et les muqueuses, le tissu épithélial participe à la constitution de la cicatrice.

Nous examinerons la cicatrisation par première et par seconde intention.

« Bien que les phénomènes essentiels soient identiques dans l'un et l'autre cas, l'intervention d'un nouveau facteur, la suppuration, imprime à la cicatrisation d'une plaie infectée quelques caractères particuliers (1). »

*a)* 1º *Cicatrisation par première intention.* — Lorsque les lèvres de la plaie se trouvent accolées, elles sont bientôt agglutinées d'abord par le sang épanché,

(1) Francisque Martin, Traitement non sanglant des cicatrices vicieuses. Thèse de Lyon, 1901.

ensuite par un liquide séreux exsudé des vaisseaux voisins et contenant des cellules conjonctives embryonnaires. Ce tissu embryonnaire est bientôt envahi par des vaisseaux capillaires néoformés. D'après Masse (1), « les vaisseaux des parties voisines du nouveau tissu cicatriciel produit présentent d'abord, sur un point de leur paroi, de petites bosselures, qui se transforment en petites expansions, pointues à leur extrémité et élargies à leur base ; le vaisseau générateur est généralement un vaisseau capillaire à parois hyalines, avec des corpuscules fusiformes régulièrement espacés. Les nouveaux vaisseaux qui se produisent sont de même nature : les parois en sont hyalines, les corpuscules plus nombreux et surtout plus serrés, à l'extrémité en pointe ; d'abord très étroits, ils sont incapables de laisser passer les globules ; le plasma du sang seul peut y cheminer.

« Ces vaisseaux en pointe s'élèvent de plus en plus dans le tissu de cicatrice. Leur accroissement en hauteur s'accompagne d'un agrandissement de calibre ; en même temps, ils s'anastomosent entre eux et forment des anses d'abord perméables seulement au plasma, et plus tard aux globules sanguins. Les premières anses formées donnent bientôt naissance à de nouveaux rameaux en pointe qui concourent à leur tour à former des anses d'un second ordre, puis d'un troisième et ainsi de suite ». Les capillaires partis d'une lèvre de la plaie rencontrent ceux de la lèvre opposée et s'anastomosant entre eux rétablissent la circulation d'un bord à l'autre de la plaie. Ces vaisseaux embryonnaires prennent progressivement les caractères des vaisseaux

(1) MASSE, La Cicatrisation dans les différents tissus. Montpellier, 1866.

adultes ; il en est de même pour les cellules embryonnaires qui deviennent des cellules conjonctives adultes. Plus tard la cicatrice se modifiera encore et à la fin de son évolution elle sera formée de tissu fibreux.

*b)* 2° ***Cicatrisation par seconde intention.*** — Lorsque les lèvres d'une plaie n'ont pas été rapprochées, la cicatrisation va se faire à l'aide d'une couche de bourgeons charnus recouvrant le fond de la plaie. Ces bourgeons charnus forment la *membrane granuleuse*, dont les caractères ont été soigneusement décrits par les anciens chirurgiens. En effet, elle représente le mode de cicatrisation propre à toutes les plaies infectées.

C'est à la surface de la membrane granuleuse que s'opèrent les sécrétions qui constituent le pus. Cette même surface est capable d'absorption, témoin les intoxications produites par le saupoudrage des ulcérations avec de l'iodoforme. Enfin, ces bourgeons charnus possèdent une rétractilité qui rapproche progressivement les bords de la plaie. « Ce rapprochement se fait surtout lorsque la plaie se déterge. On voit alors survenir, à sa surface, une série de modifications. La suppuration se tarit, les bourgeons charnus prennent une belle teinte rouge, les bords de la plaie se resserrent et se rapprochent sous l'influence de la rétraction de la membrane granuleuse. Sur ces bords apparaît un liseré bleuâtre provenant de l'épiderme sain ambiant et qui s'avance peu à peu vers le centre de la solution de continuité en rétrécissant progressivement sa surface.

« Ce vernis épidermique gagne incessamment de la périphérie au centre, et bientôt toute la surface bourgeonnante est épidermisée : la cicatrisation de la plaie est achevée.

« Dans certains cas, le léger exsudat que ne cesse de sécréter une plaie en voie de cicatrisation se concrète à sa surface et la recouvre d'une croûte sèche, sous laquelle l'épidermisation progresse absolument comme à l'air libre. Ce mode de cicatrisation, dont on a voulu faire une variété à part, sous le nom de *cicatrisation sous-crustacée*, ne diffère en rien, dans son essence, de la cicatrisation par seconde intention (1). »

La membrane granuleuse dont nous venons de parler est un tissu mou composé de *cellules rondes*. Parmi ces cellules rondes certaines sont multinucléées ; elles sont destinées à mourir et forment des globules de pus. Auprès de ces cellules multinucléées, destinées à être détruites, se trouvent de nombreuses cellules mononucléées, dont quelques-unes sont volumineuses et présentent l'apparence de cellules épithéliales. Ces *cellules épithélioïdes*, d'après Ziégler (2), sont les cellules formatrices du tissu de granulation. On les nomme *fibroblastes*, ou *cellules fibroblastiques*, parce qu'ils ont la propriété de former le tissu-conjonctif.

« Les fibroblastes récemment formés ont la forme de cellules rondes, mais leur forme se modifie de très bonne heure ; ils émettent des prolongements qui s'allongent de plus en plus. C'est ainsi que naissent les cellules, les unes en forme de massue, les autres fusiformes, d'autres encore ramifiées et unies entre elles irrégulièrement par leurs prolongements. En même temps, le nombre des grosses cellules forma-

(1) Francisque Martin, *Ibid*.
(2) Ziégler, Traité d'anatomie pathologique. Traduit par Augier et Von Ermengen, 1892.

trices s'accroît de telle sorte que, finalement, elles l'emportent sur les petites cellules rondes et se disposent, çà et là, en groupes serrés ; cela se produit surtout dans les parties profondes des bourgeons charnus.

«Quand elles sont devenues assez nombreuses, alors commence le développement du tissu conjonctif, c'est-à-dire la formation de la *substance fibrillaire intermédiaire*. Cette dernière se développe, en partie directement aux dépens du protoplasma des cellules génératrices, en partie aux dépens de la substance fondamentale homogène qui, d'ailleurs, a été préalablement formée par les fibroblastes.

« Dans le premier cas, on voit apparaître, aussi bien sur les côtés qu'aux extrémités des cellules formatrices, de fins filaments provenant des cellules voisines. La direction et le volume des faisceaux ainsi formés sont indépendants de la forme primitive et de la situation des cellules génératrices ; le plus souvent, la direction des faisceaux est celle de la plus grande longueur de ces cellules. Quand il s'est produit un assez grand nombre de fibrilles, leur formation s'arrête ; ce qui reste du protoplasma nucléé des cellules génératrices forme les cellules fixes du tissu conjonctif, qui demeurent accolées à la surface des faisceaux de fibrilles.

« C'est ainsi que le processus prend fin et que le *tissu de granulation devient tissu de cicatrice* (1). »

c) 3° **Epidermisation.** —L'épithélium de nouvelle formation qui recouvre la couche superficielle des bourgeons charnus ne provient jamais de ces derniers ; il est toujours dû à des cellules épidermiques voisines.

(1) Francisque Martin, *ibid.*

Cette épidermisation peut se faire suivant trois modes :

*a*) Par GLISSEMENT des cellules épithéliales du bord de la plaie vers le centre ;

*b*) Par GREFFE d'îlots épidermiques détachés des bords ;

*c*) Par PROLIFÉRATION CELLULAIRE au niveau des bords de la plaie, aboutissant ainsi à une épidermisation progressive de la périphérie au centre.

Lorsque la cicatrice est constituée elle subit une évolution qui peut durer de dix-huit mois à deux ans (1), et durant laquelle le tissu nouveau dont elle est formée est l'objet d'une série de transformations. Cette cicatrice, devenue adulte, sera fournie de tissu fibreux et présentera une structure et des propriétés physiques nouvelles.

Si l'on dissèque, dit Francisque Martin, et si l'on examine avec soin une cicatrice complète, on voit qu'elle se compose :

1º D'une membrane superficielle mince, quelquefois rugueuse, le plus ordinairement unie et luisante, sèche, parce qu'aucune sécrétion ne vient l'humecter : c'est l'épiderme de nouvelle formation ;

2º Au-dessous de cet épiderme est un tissu particulier, d'aspect fibreux, dense, résistant, d'un blanc nacré, criant sous le scalpel ; c'est la partie fondamentale de la cicatrice ou tissu inodulaire, résultant de la cicatrisation du derme cutané ;

3º Dans ce tissu dense et serré, on trouve des artérioles et des veinules en très petit nombre et fort ténues.

(1) DUPUYTREN, Cliniques chirurgicales, t. IV.

Le *tissu inodulaire* constitue l'élément fondamental de la cicatrice adulte. Delpech lui a donné ce nom par opposition au tissu cicatriciel jeune, qui est au contraire un *tissu nodulaire*.

« Dans la peau, une cicatrice est constituée par du tissu fibreux, où des vésicules adipeuses se montrent bientôt dans les couches profondes ; mais jamais il n'y a autant de cellules adipeuses qu'à l'état normal, et le tissu fibreux y est toujours très dense. Le derme se produit dans son tissu fibreux et élastique, mais les glandes ne se reproduisent pas. Les papilles se reforment dans les cas où elles avaient, par leur hypertrophie, constitué les bourgeons charnus du tissu cicatriciel. Dans ce cas, des papilles normales de la peau, transformées en bourgeons charnus, reviennent à leur état primitif, lorsque des bourgeons s'affaissent et que le tissu embryonnaire redevient tissu conjonctif. Mais quand les bourgeons charnus végètent des parties profondes et que les papilles ont été détruites dans une étendue notable, elles ne se reforment plus complètement, et la cicatrice cutanée qui en résulte reste plate et déprimée, ou au contraire saillante, si les bourgeons exubérants n'ont pu être réprimés (1).

« On connaît de façon peu précise la structure des *cicatrices rétractiles* qui succèdent à des réunions par seconde intention. A ce sujet Francisque Martin reproduit dans sa thèse l'intéressante communication orale suivante de Paviot : « On constate couramment que, dans un tissu jeune, à cellules rondes nombreuses, au sein du système conjonctif en général, les fibres élastiques et les grains élastiques sont très rares ; et, par

_________

(1) Cornil et Ranvier, Manuel d'Histologie, t.

contre, quand le nombre des cellules rondes diminue, quand les fibres conjonctives; de plus en plus adultes e t volumineuses, apparaissent dans un même tissu, les fibres et les grains élastiques (sans que jamais personne ait pu faire autre chose sur leur origine que des hypothèses) augmentent de nombre au fur et à mesure. C'est une constatation de tous les jours et de tous les histologistes, mais jamais on n'a fixé d'une façon précise le rôle de ces fibres élastiques dans les circonstances que nous étudions.

« N'est-il pas permis de supposer que c'est à la transformation inodulaire, à l'apparition des éléments élastiques qu'une cicatrice doit la perte de sa rétractilité? On peut, peut-être aussi, inférer que c'est à la présence des éléments élastiques qu'est due l'extensibilité d'une cicatrice inodulaire. En faveur de la vraisemblance de ce raisonnement, on peut citer la comparaison histologique qu'il est aisé de faire entre une cicatrice chéloïdienne, encore en grande partie nodulaire, et une cicatrice fibreuse linéaire, privée de tout élément rond et riche déjà en éléments élastiques. »

*d) 4° Caractères physiques du tissu cicatriciel.* — Le tissu cicatriciel, dépourvu de souplesse présente, une certaine *dureté ;* son *élasticité* est nulle, mais il est éminemment *extensible* et capable de s'allonger sous une pression lente et continue. Il n'est pas rétractile à proprement parler. Minervini (1) a montré expérimentalement que, seul, le tissu granuleux d'une cicatrice en voie d'évolution est rétractile. Une cicatrice une fois constituée ne se rétracte plus. « On ne saurait donc pas parler de cicatrice rétractile, mais de rétraction

_______

(1) MINERVINI, Sur le pouvoir rétractile des cicatrices cutanées (*13ᵉ Congrès international de médecine.* Paris, 1910).

cicatricielle (1). » Francisque Martin pense que la rétractilité d'une cicatrice en voie d'évolution est fonction du travail inflammatoire qui accompagne la cicatrisation et, d'après lui, il existe une corrélation entre la longueur de la suppuration et l'intensité de la force rétractile de la cicatrice.

Une cicatrice une fois constituée est susceptible d'assouplissement et d'allongement, lorsqu'elle est soumise à une pression lente et continue.

« Ce relâchement et cet allongement des cicatrices ne vont certainement pas sans quelques modifications d'ordre nutritif. Mais ces modifications, évidentes en clinique, nous sont inconnues dans leur nature intime, et il faudrait, pour donner à ce sujet des conclusions fermes, une série d'examens histologiques portant sur des cicatrices avant et après leur allongement (2). »

Quoi qu'il en soit, c'est grâce à cette propriété que des cicatrices vicieuses peuvent être corrigées à l'aide d'un traitement prothétique.

En effet, à la suite d'une suppuration prolongée, la cicatrisation d'une plaie produit souvent des brides, des adhérences plus ou moins prononcées capables d'entraîner par la suite une incapacité fonctionnelle variable suivant la région atteinte. Ces cicatrices vicieuses nécessitent souvent une intervention chirurgicale dont les résultats sont souvent infidèles. A côté du traitement chirurgical doit être placé, par opposition, le traitement non sanglant des cicatrices vicieuses par la prothèse.

(1) Francisque Martin, *ibid.*
(2) Francisque Martin, *ibid.*

# CHAPITRE II

## TRAITEMENT NON SANGLANT DES CICATRICES VICIEUSES

Le traitement non sanglant des cicatrices vicieuses est entièrement dû à Cl. Martin de Lyon. En 1900 il exposait le principe général de sa méthode de la façon suivante : « Tous les malades ayant subi des résections de maxillaire chez lesquels la prothèse immédiate n'a pas été appliquée, ou l'a été pendant un temps insuffisant, sont ordinairement des infirmes.

Les altérations esthétiques, les troubles fonctionnels dont ils ont à souffrir relèvent tous d'une seule et même cause, qui est la projection en dedans du ou des fragments osseux.

Ils sont constitués par l'asymétrie faciale, la dépression de la peau non soutenue par un plan squelettique, l'atrésie buccale ou projection de la langue en arrière et écoulement de la salive au dehors, le défaut de concordance des arcades dentaires, et les troubles de la mastication qui en résultent.

En présence de pareilles infirmités, je me suis demandé s'il n'était pas possible de soulager ces malades, et pour cela j'ai cherché à corriger la lésion primordiale, celle d'où dérivent toutes les autres, c'est-à-dire la rétraction cicatricielle amenant la déviation des fragments osseux et l'aplatissement de la joue du côté opéré.

Dans mes recherches précédentes j'avais établi un dispositif d'appareil permettant d'attirer les prolongements à leur place normale et de les y maintenir, tout en les laissant libre de reprendre leurs fonctions.

Mais, malgré ce redressement, je n'avais jamais pu ramener la cavité buccale à ses dimensions primitives : j'avais à lutter, en effet, contre cette force constante et considérable : la rétraction cicatricielle, qui tendait incessamment à détruire le résultat obtenu.

Ces insuccès relatifs m'avaient démontré que je ne pourrais obtenir de résultat définitif sans agir sur la cicatrice elle-même. J'ai donc cherché à la modifier, à la ramollir, à la rendre extensible, en un mot à l'allonger de manière à permettre aux fragments de reprendre leur position primitive.

Je suis arrivé à ce résultat au moyen d'appareils spéciaux auxquels j'ai donné le nom d'appareils lourds ou à pression continue.

La méthode que je viens d'exposer ne se limite pas, comme applications, à la correction des déformations dues aux cicatrices après les résections du maxillaire. C'est une méthode plus générale dont sont justiciables toutes les difformités d'origine cicatricielle.

Les bases essentielles sont le massage fréquent et la pression continue exercée sur le tissu inodulaire. Mais si, pour les résections du maxillaire, la situation des parties permet l'utilisation de la pesanteur, il n'en est plus de même pour d'autres cicatrices, comme celles du cou, par exemple.

On peut alors obtenir la pression continue au moyen d'appareils à traction élastique, dont on pourra graduer la pression à volonté (1). »

_______

(1) CL. MARTIN, Des moyens de corriger les déformations dues aux cicatrices vicieuses par les appareils lourds ou à pression continue (*Cong. de Chir.*, Paris, 1900).

« En somme, le principe fondamental de la méthode que nous préconisons est le suivant : exercer sur le tissu cicatriciel une action lente et continue, qui le sollicite dans un sens exactement opposé à celui dans lequel agit sa rétractilité et qui soit capable de défaire ce qu'a fait cette force rétractile (1). »

Les moyens auxquels on peut avoir recours diffèrent

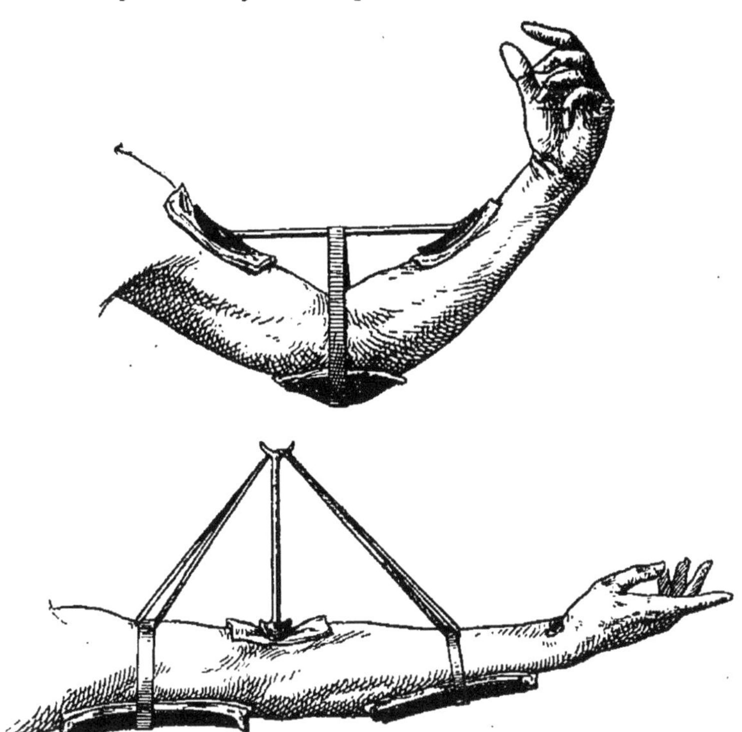

Fig. 1 et 2. — Appareil de traction de Fr. Martin.

suivant la forme de la cicatrice et suivant la région affectée. Les cicatrices annulaires pourront être dilatées soit à l'aide d'appareils en caoutchouc mou élasti-

(1) Fr. Martin, *ibid.*

que, soit à l'aide d'appareils à ressorts ; les cicatrices linéaires pourront s'allonger sous la pression continue d'appareils lourds, ou sous l'influence d'appareils de traction. Traction et pression résument les dispositifs toujours employés, soit qu'on se serve d'appareils lourds, soit qu'on utilise la force élastique, comme l'indique le schéma bien connu de Fr. Martin (fig. 1 et 2).

Mais le traitement mécanique des cicatrices vicieuses est dominé par la règle générale suivante : *les appareils de réduction doivent agir sur les cicatrices avec une extrême douceur et ne jamais occasionner au malade la moindre douleur.*

Ces appareils sont aussi variables que les déformations qu'ils sont destinés à corriger, aussi nous bornerons-nous, dans ce manuel, à décrire seulement ceux qui ont été employés le plus fréquemment par Cl. Martin au niveau des maxillaires.

## ARTICLE PREMIER
### MAXILLAIRE SUPÉRIEUR

Les résections du maxillaire supérieur amènent souvent peu de déformation au niveau de la face. Cependant les parties molles de la joue peuvent contracter des adhérences profondes qui deviennent gênantes pour l'application d'un appareil de prothèse tardive. En pareil cas, Cl. Martin a appliqué l'appareil suivant : Une pièce palatine recouvre la voûte, y compris la perte de substance laissée par l'intervention. Elle est fixée aux dents du maxillaire supérieur gauche, et, à droite, elle est maintenue, appuyée en haut, par un ressort prenant son point d'appui sur le maxillaire inférieur, à la façon d'un dentier. Cette pièce principale en supporte deux autres accessoires : l'une fixée sur sa face supérieure à la partie postérieure fait corps avec elle et remonte jusqu'au sommet de la cavité sur laquelle elle est moulée. L'autre est fixée à la partie antérieure, mais par une articulation à charnière placée un peu au-dessous du bord antérieur de l'orifice. Un ressort placé horizontalement sur la pièce accessoire postérieure appuie sur la pièce antérieure, mobile, articulée comme un volet ; celle-ci, par sa pression continue sur le tissu cicatriciel en produit progressivement l'élongation (1) (fig. 3).

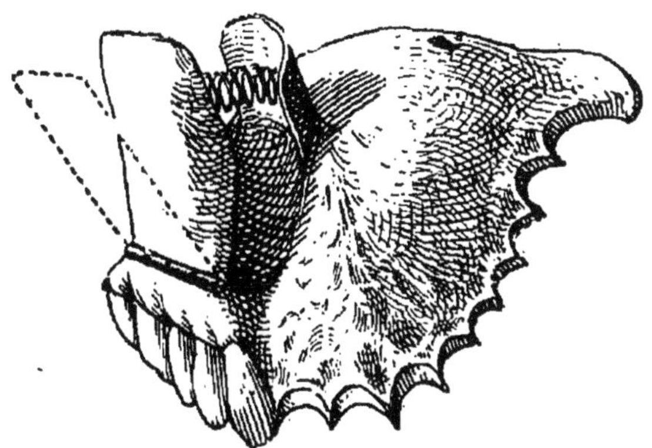

Fig. 3. — Appareil dilatateur après résection du maxillaire supérieur (Cl. Martin).

On peut utiliser également au maxillaire supérieur la pression produite par la mastication en appliquant au niveau du tissu cicatriciel à dilater un appareil progressivement plus volumineux.

L'un de nous (2) a utilisé cette méthode avec succès sur un malade ayant subi une résection du maxillaire supérieur gauche. Il convenait, avant de pouvoir appliquer à ce sujet une prothèse définitive, de refouler le

(1) Cl. Martin, *ib.*, *Cong, de Chir.* de *1900*, Paris.
(2) Martinier, Deux cas types de restauration des maxillaires (*Odontologie*, 15 mars 1903, p. 225).

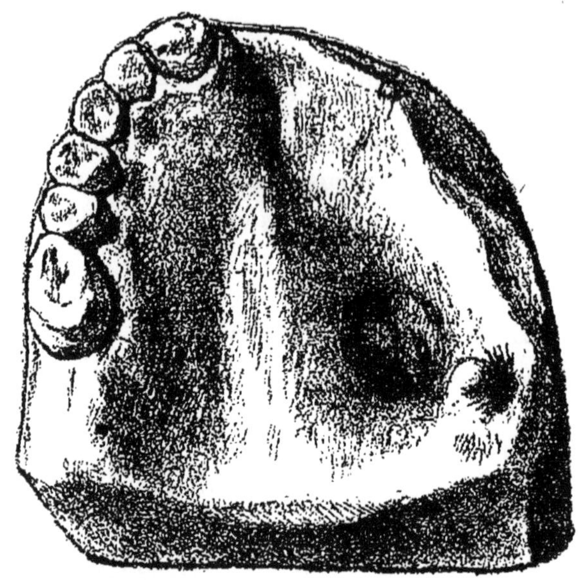

Fig. 4.— Modèle en plâtre tiré de la première empreinte ; à droite de la figure, la perforation faisant communiquer la cavité buccale avec le sinus et les fosses nasales (Martinier).

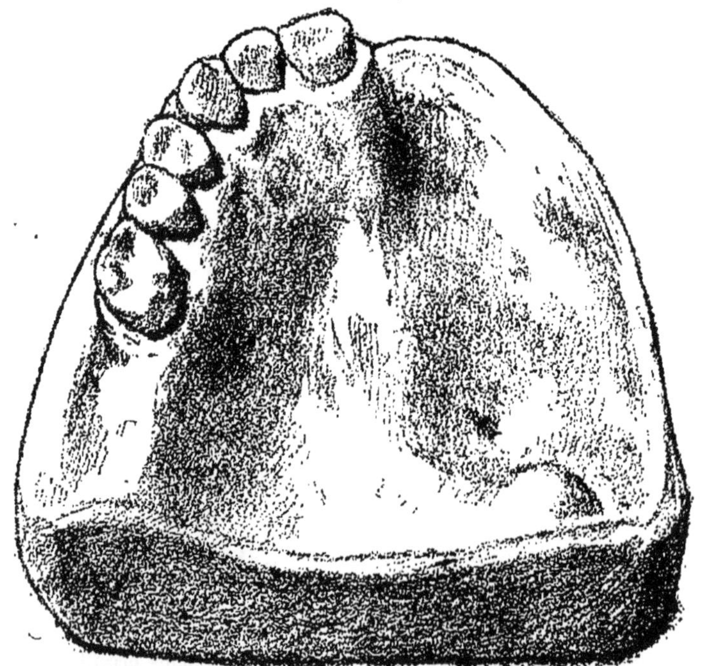

Fig. 5.— Modèle en plâtre tiré de la dernière empreinte après cicatrisation des parties molles et dilatation des tissus cicatriciels (Martinier).

tissu cicatriciel ayant envahi la brèche opératoire en causant les déformations classiques consécutives à l'ablation totale du maxillaire supérieur.

Le traitement est le suivant : L'empreinte au plâtre du fragment restant du maxillaire supérieur est prise, ainsi que celle du maxillaire inférieur, et pour commencer la dilatation lente des brides cicatricielles on construit un premier appareil de correction composé d'une carcasse métallique constituée :

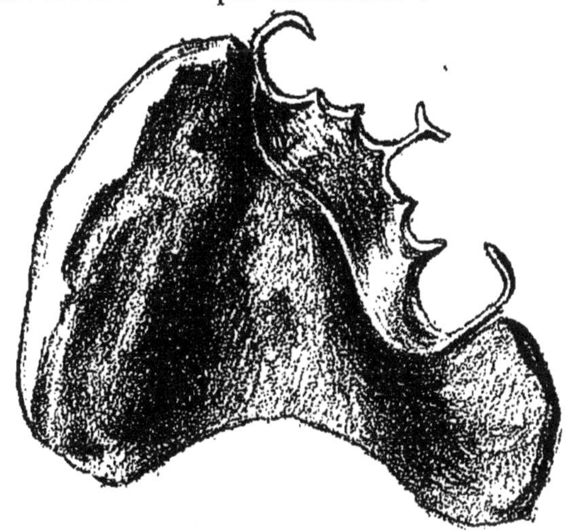

Fig. 6. — Premier appareil vu par sa face palatine : à droite de la figure, la partie squelettique primitive, à gauche de la figure la partie construite en caoutchouc dur destinée à couvrir la voûte palatine en obturant la perforation; la partie externe de l'appareil comporte une couche de gutta-percha ayant pour but d'augmenter son volume (Martinier).

1o Par un bandeau externe contournant les dents et s'appliquant sur la gencive;

2o Par une plaque estampée sur la voûte palatine restante, à laquelle sont soudés des prolongements métalliques destinés à donner une insertion à une masse de caoutchouc vulcanisé. Cette masse formant

pont au-dessus de la cavité palatine reproduit exactement
la forme d'un bloc de cire préalablement fixé aux prolongements et essayé dans la bouche, afin de mouler les

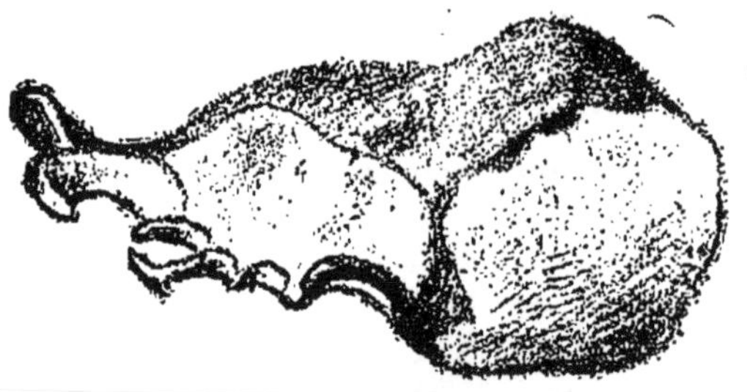

Fig. 7. — Même appareil vu par la face antérieure à hauteur de
l'œil, la partie blanche indique la gutta ajoutée (Martinier).

tissus cicatriciels de la zone que l'appareil est destiné
à distendre (fig. 4, 5, 6, 7, 8, 9 et 10).

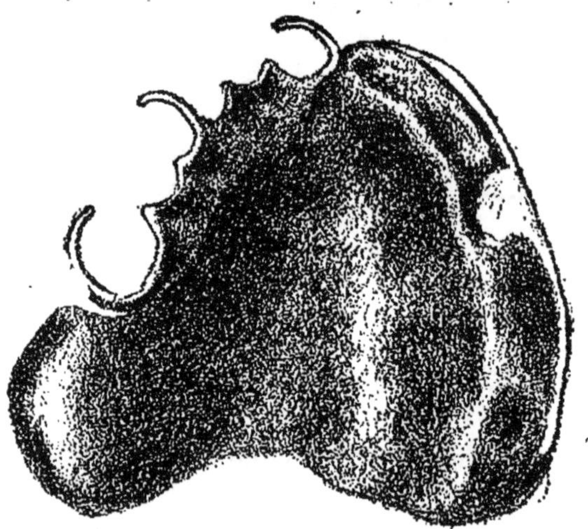

Fig. 8. — Appareil primitif vu par sa face linguale avec sa bordure
articulée destinée à rétablir les rapports des maxillaires (Martinier).

Elle comporte à sa partie inférieure une bordure
articulaire destinée à rétablir les rapports des deux

2.

mâchoires dans les mouvements d'occlusion et d'ar
ticulation (fig. 8).Le bandeau externe et la plaque palatine sont reliés entre eux par une *série de crochets en
or platiné appliqués sur la face interne et externe des
dents et soudés seulement à leur partie centrale sur*

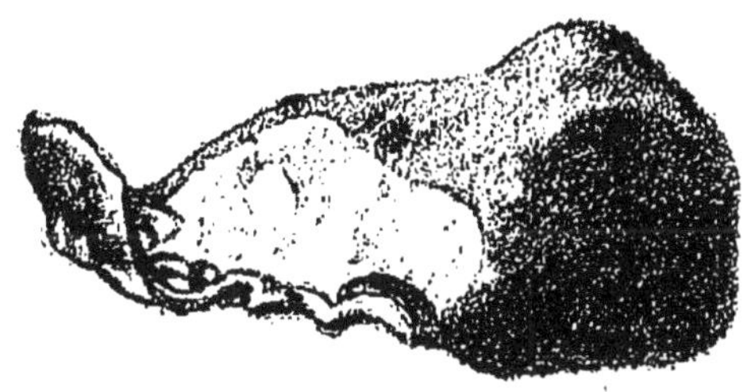

Fig. 9. — Même appareil vu par la face antérieure
à hauteur de l'œil (Martinier).

*une très petite étendue, de façon à leur donner une*

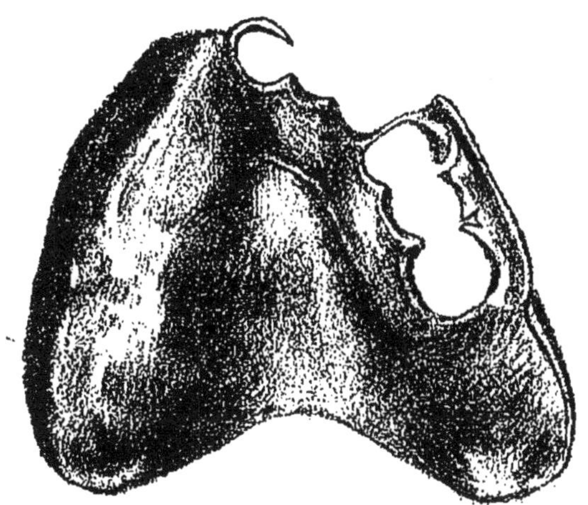

Fig. 10. — Deuxième appareil avec sa partie squelettique métallique
définitive, son aile externe et ses crochets spéciaux (Martinier).

*élasticité très grande* (fig.10). Le volume de la masse
est augmenté à l'aide d'applications de gutta-percha.

On peut, si l'on veut, ne pas employer la gutta, qui a l'inconvénient de se ramollir légèrement dans la bouche. Le procédé consiste à vulcaniser, au moment de la confection des appareils, une série de plaquettes en caoutchouc épousant la forme externe de l'appareil dans sa partie destinée à distendre les tissus cicatri-

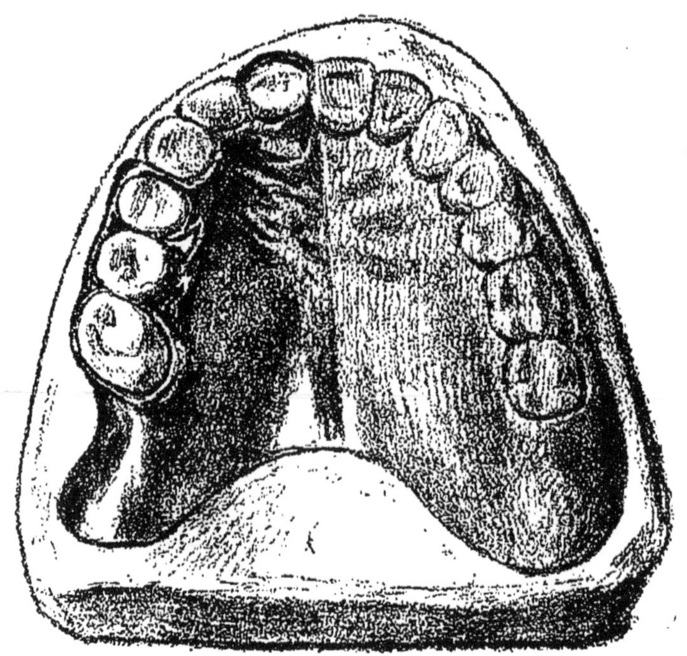

Fig. 11. — Appareil définitif vu par sa face linguale (Martinier).

ciels. La superposition des plaquettes, faite progressivement, augmente ainsi la pression sur les tissus à distendre. La fixation de ces plaquettes à l'appareil peut se faire à l'aide de vis. On aura soin, au préalable, pour éviter la pénétration des liquides buccaux, de badigeonner la face interne de la plaquette et la partie correspondante de l'appareil avec une dissolution de gutta dans le chloroforme. Lorsque la dilatation complète de la masse cicatricielle est obtenue, il ne reste plus qu'à construire un appareil définitif portant des dents articulées avec celles du maxillaire inférieur (fig. 11). Le système de crochet que nous venons de décrire constitue, à notre avis, un procédé de choix pour fixer ce genre d'appareil. Les ressorts que l'on emploie habituellement occasionnent une gêne réelle pour le malade, en même temps qu'appliqués dans ce milieu et mis en contact avec les tissus environnants ils ne peuvent que les irriter et retarder les résultats favorables.

A ce moment interviennent des considérations que nous développerons plus loin ; disons, d'une façon générale, que les appareils primitifs qui doivent restaurer les larges pertes de substance au niveau du maxillaire supérieur doivent être le plus légers possibles (appareils creux), afin de faciliter leur rétention.

Il n'en est pas de même au niveau du maxillaire inférieur, où, au contraire, les appareils lourds sont indiqués pour la même raison.

## ARTICLE II

### MAXILLAIRE INFÉRIEUR

Les résections partielles ou totales de la portion horizontale du maxillaire inférieur provoquent des déformations cicatricielles et des déplacements par rétractions entraînant le plus souvent des troubles fonctionnels sérieux.

A la suite de la résection d'une portion du maxillaire on voit en effet le tissu cicatriciel former une bande rectiligne entre les deux extrémités osseuses et porter les fragments restants en dedans et en arrière.

La mastication est impossible, puisque les dents n'articulent plus, les lèvres non soutenues par le squelette laissent s'écouler la salive au dehors.

Depuis longtemps on a cherché à remédier à ces troubles graves consécutifs à la résection du maxillaire inférieur.

Mursinna en Allemagne et Verhuylen à Anvers firent les premiers essais. L'appareil de Mursinna était externe et se composait simplement d'une fronde, qui cachait assez bien la difformité : une éponge placée à la partie interne absorbait la salive.

L'appareil de Verhuylen remplaçait le maxillaire complet, il était mû par un ressort qui appliquait l'arcade dentaire inférieure contre la supérieure. Pour en faire usage, le malade abaissait avec la main la mentonnière contenant le maxillaire, introduisait les aliments et lâchait la détente.

Puis Préterre construisit divers appareils qui réalisaient déjà de bien grands progrès.

## Conséquences des résections pratiquées sur le maxillaire inférieur.

A la suite de la résection, les fragments du maxillaire se déplacent, invinciblement attirés par la rétraction cicatricielle et la contraction des muscles qui s'y insèrent. Les arcades dentaires ne se correspondent plus et les écarts sont très grands; nous voyons dans nombre d'observations les dents antérieures du fragment inférieur gauche, par exemple, s'articuler avec les dents molaires supérieures droites, les dents supérieures gauches venant mordre sur les gencives et la partie inférieure de la joue gauche, en donnant lieu à des ulcérations rebelles à tout traitement. La cavité buccale est rétrécie; la langue, ne trouvant pas sa place dans la bouche, est projetée en avant. Dans ces conditions la mastication est tout à fait impossible, la déglutition très gênée et la prononciation incompréhensible.

Préterre, qui, à l'occasion de la guerre d'Italie, avait pu observer ces déformations dans de nombreux cas, voulut y remédier autant que cela était possible. Pour cela, il attendait que la cicatrisation fût complète et, lorsqu'il jugeait le moment convenable, n'ayant plus aucune déformation à craindre, du fait de la rétraction cicatricielle, il prenait l'empreinte et appliquait son appareil.

Cet appareil consistait en une seconde arcade dentaire artificielle, placée en avant de l'arcade dentaire naturelle déviée, qu'elle engainait en prenant point d'appui sur cette arcade, et articulée avec les dents du maxillaire supérieur.

Le sujet avait alors une mâchoire inférieure à double rangée, rappelant celle du requin.

L'appareil de Préterre facilite beaucoup la mastication en donnant un point d'appui relativement solide aux dents du maxillaire supérieur, qui, de cette manière, ne peuvent plus venir s'implanter dans les gencives inférieures.

Mais, par son volume, il rétrécit encore la cavité buccale, la langue est encore plus à l'étroit qu'auparavant, la prononciation est encore plus défectueuse, la déglutition presque impossible.

On voit donc quels résultats précaires donnait la

prothèse tardive du maxillaire inférieur jusqu'à ce que Cl. Martin, en créant son admirable méthode de correction non sanglante des cicatrices vicieuses, permit des restaurations tardives impossibles à obtenir avant lui.

Pour placer un appareil de prothèse tardive du maxillaire inférieur il est nécessaire de réduire la

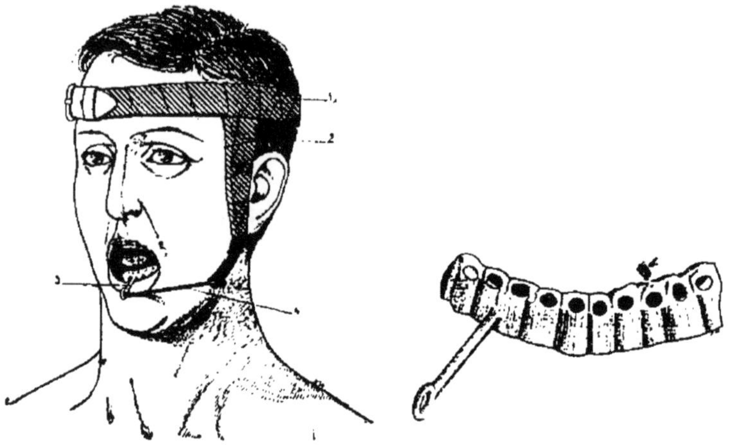

Fig. 12. — Appareil tracteur des fragments mandibulaires de Cl. Martin.

bride cicatricielle suivant deux directions. Il faut d'abord porter les fragments restants en avant et en dehors jusqu'à rétablissement de l'articulation interdentaire; il faut ensuite déprimer la cicatrice de haut en bas pour y creuser en quelque sorte un lit pour recevoir l'appareil prothétique qui rétablira la continuité de l'arc mandibulaire.

**Appareils tracteurs des fragments mandibulaires.** — Ils ont pour but de porter les segments restants des maxillaires en abduction jusqu'à rétablissement de l'articulation interdentaire.

La plupart de ces appareils prennent leur point

d'appui hors de la bouche par l'intermédiaire d'un casque enserrant la tête.

Cl. Martin a employé avec succès un appareil composé des pièces suivantes (fig. 12) :

1° Une gouttière métallique entourant toutes les dents du segment restant du maxillaire devié. Dans la région incisive est soudée une tige courbée en demi-cercle pour faciliter les mouvements de la lèvre inférieure. Cette tige porte un crochet à son extrémité;

2o Une bande métallique entoure la tête comme une couronne. Sur cette courroie est fixée, du côté opposé à la partie réséquée du maxillaire, au niveau de la région temporale, une seconde tige métallique se prolongeànt tout le long de la branche montante et descendant au niveau de la bouche; elle porte un anneau à son extrémité;

3o Un fil de caoutchouc tendu entre l'anneau de la tige temporale et le crochet de la tige buccale attire en dehors le segment devié (1). Frey, avec un appareil semblable,a publié d'excellents résultats (2).

Delair a construit un appareil basé sur le même principe : un ressort agissant sur l'arcade dentaire et prenant son point d'appui sur un casque. Cet appareil est constitué essentiellement par une tige d'acier, dont l'une des extrémités est fixée sur une gouttière métallique emboîtant les dents du segment maxillaire dont on cherche la réduction, et dont l'autre extrémité, roulée sur elle-même en ressort à boudin, est maintenue au niveau de la région occipitale par un casque formé

_______

(1) Cl. Martin, Traité de Prothèse immédiate.
(2) Frey, Eclatement par coup de feu de toute une branche montante du maxillaire inférieur. Intervention prothétique (*Cong. dent. national*, Cherbourg, 1905).

de bandes d'aluminium encerclant la tête suivant ses différents diamètres (fig. 13 à 16).

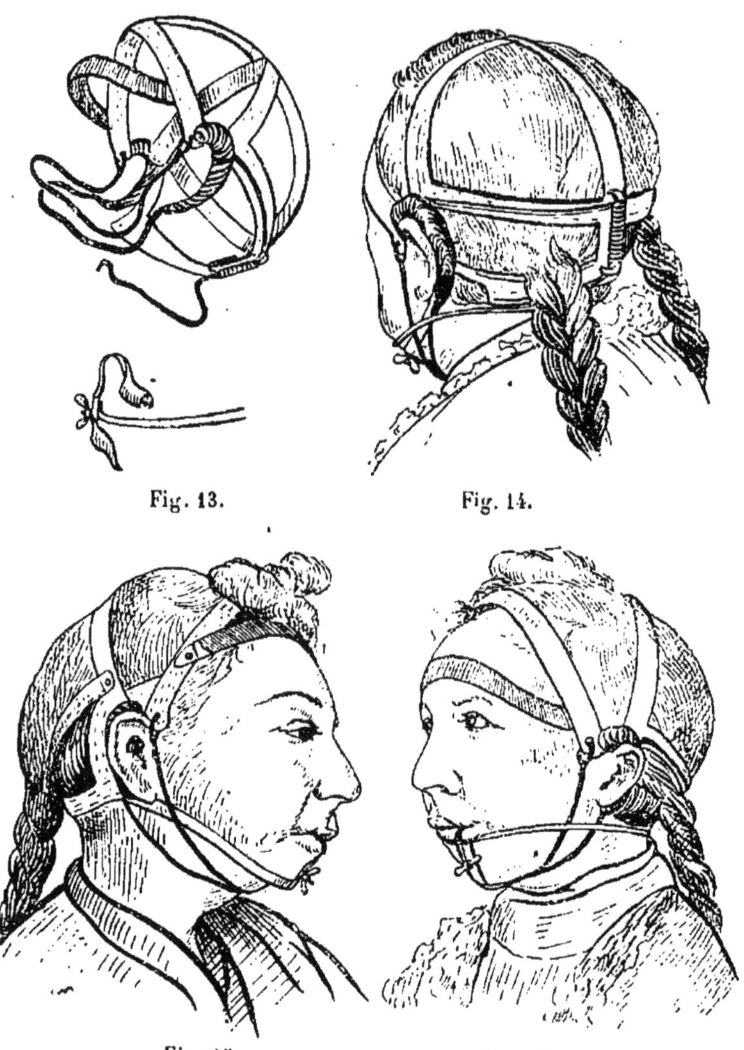

Fig. 13.        Fig. 14.

Fig. 15.        Fig. 16.

Fig. 13 à 16. — Appareil tracteur de Delair.

Ce ressort incurvé en demi-cercle pour contourner la joue a donc son point fixe à l'occiput et son point d'action mobile au maxillaire à réduire (1). Son action est puissante, il porte le segment maxillaire en avant et en dehors et il rétablit très rapidement en quelques jours l'articulation interdentaire qu'il maintient par la suite.

Cependant les appareils avec casque sont passibles de quelques critiques : 1º Ils sont fatigants pour le malade ; le ressort qui passe entre les lèvres près de la commissure provoque un écoulement salivaire difficile à empêcher ; le port du casque devient rapidement assez pénible et même douloureux ; la saillie du ressort au niveau de la joue et de l'occiput est très gênante dans le décubitus ; enfin l'appareil attire l'attention sur le malade qui en est porteur, et l'empêche de sortir et de vaquer à ses occupations ; 2º la construction de l'appareil est relativement assez compliquée, et, s'il est simple de conception, il l'est moins d'exécution.

Ces réserves étant faites, on doit reconnaître que l'appareil de Delair atteint le but qu'il se propose et réduit rapidement en abduction des brides cicatricielles consécutives à une résection partielle de la portion horizontale du maxillaire inférieur. Frey, ayant appliqué dans un cas l'appareil plus simple à traction élastique de Martin, a obtenu un très beau succès.

Cependant, dans l'observation de son malade, rédigée avec une extrême précision, nous relevons la remarque suivante : « A ce moment S... tombe malade, atteint d'une pleuro-pneumonie grave et toute l'intervention

_______

(1) DELAIR, Présentation d'un appareil redresseur du maxillaire (*Odontologie*, 28 févr. 06, p. 157).

prothétique se trouve arrêtée. Il est très probable que l'irritation muqueuse provoquée par nos efforts a permis, malgré les lavages antiseptiques, à quelques germes pathogènes d'infecter les voies respiratoires. En outre il faisait chaud, S... était fatigué par son casque et par la déperdition de salive, car le fil de caoutchouc tendu, qui fixait l'appareil au casque, maintenait constamment la bouche entr'ouverte (1). » Nous considérons cette citation comme la meilleure illustration des critiques générales que nous venons de mentionner.

En considérant les inconvénients des appareils de réduction prenant leur point d'appui sur un casque, l'un de nous a été amené à rendre ce point d'appui intra-buccal en utilisant le petit appareil suivant (2) : — une capsule métallique estampée emboîte les deux premières molaires et les petites molaires du maxillaire supérieur du côté opposé à la résection. Cette capsule, portant à son extrémité postérieure et sur sa face externe un crochet ouvert en arrière, est fixée sur les dents avec du ciment à la façon d'une couronne métallique ordinaire. Une capsule semblable est scellée de la même façon sur le segment dévié de l'arcade inférieure, mais elle s'applique sur un groupe de dents plus antérieur, soit la canine et les prémolaires. Sur la face externe de l'extrémité antérieure de la capsule est soudé un crochet ouvert en avant. Un élastique présentant une boutonnière à chacune de ses extrémités est engagé dans ces crochets (fig. 17).

(1) FREY, Observation de prothèse de la mâchoire inférieure. Indications de la prothèse médiate (*Revue de stomatologie*, juin 1903).

(2) GEORGES LEMERLE, Appareil réducteur après résection du maxillaire inférieur (*Le Laboratoire*, 26 janv. 1908) et (*Soc. d'Odontol.*, juin 1906).

SÉBILEAU et LEMERLE, *Soc. de Chir.*, 26 déc. 1906.

Le point d'appui fixe est formé par le maxillaire supérieur, et, sous l'action de la traction opérée par le caoutchouc, le maxillaire inférieur dévié en dedans et en arrière se redresse progressivement et reprend sa place normale en quelques semaines. Ce petit appareil, semblable à ceux utilisés en orthodontie, n'occasionne aucune fatigue aux malades et ne prête à aucune des objections dont sont passibles les appareils prenant leur point d'appui hors de la bouche par l'intermédiaire d'un casque métallique. Il est extrêmement facile à

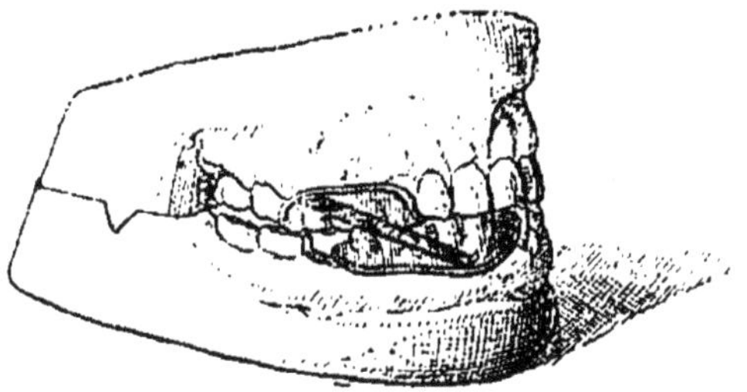

Fig. 17. — Appareil réducteur de G. Lemerle.

construire, et c'est là une considération qui offre un certain intérêt.

Quelque soit l'appareil employé, l'abduction des fragments du maxillaire réséqué est généralement obtenue avec facilité. La dépression de la cicatrice de haut en bas est incomparablement plus longue et plus difficile à mener à bien.

***Appareils dépresseurs de la bride cicatricielle.*** — Ils ont pour but, une fois l'abduction des segments maxillaires accomplie, de déprimer progressivement la cicatrice, afin d'y creuser en quelque sorte une loge destinée à contenir l'appareil définitif de prothèse tardive. Martin obtient cette réduction en utilisant la pression lente et continue d'appareils lourds, garnis de blocs d'étain. Depuis que leur auteur a mon-

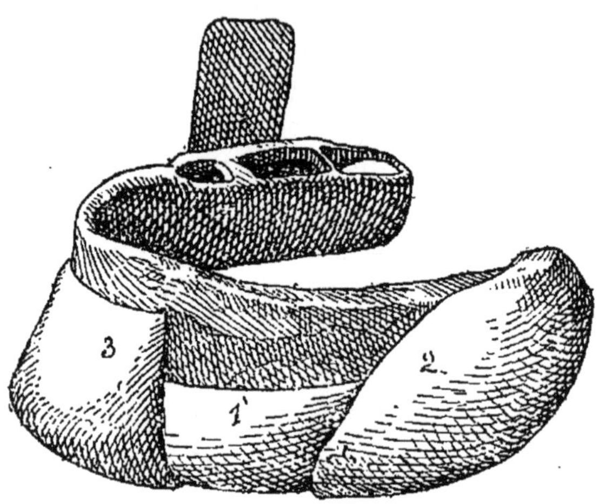

Fig. 18. — Appareil constitué avec toutes ses pièces.

tré l'emploi de cette méthode, aucune modification n'y

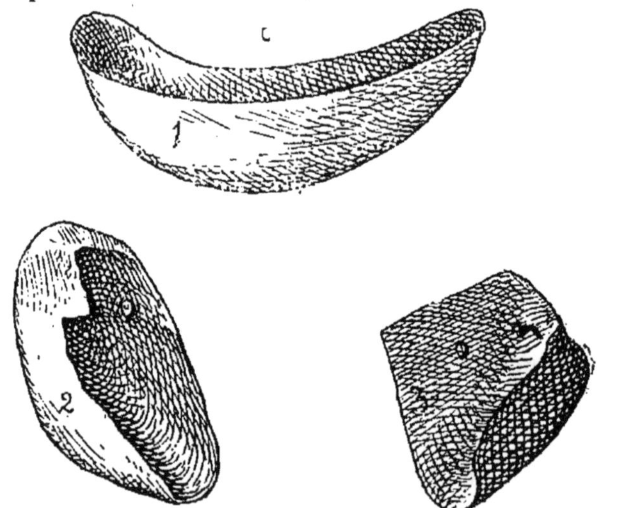

Fig. 19 et 21. — Pièces d'expansion de l'appareil lourd de Martin
vues séparément.

a été portée, et c'est là la meilleure preuve de sa perfection.

Etant donnée, par exemple, une résection s'étendant
de l'angle du maxillaire jusqu'au niveau des petites
molaires du même côté, l'appareil de Martin se construit de la façon suivante : Après avoir pris l'empreinte
des dents restantes on exécute une pièce en caoutchouc
prenant son point d'appui sur ces dernières, et se prolongeant en arrière suivant un rebord assez mince jusqu'au niveau de l'ancien angle de la mâchoire. Lorsque le malade s'est bien habitué au port de cet appareil, on ajoute, au bout de quelques jours, sur le bord
inférieur de la pièce qui est en contact avec la muqueuse,
un morceau d'étain·s'étendant sur toute la longueur
de la cicatrice ; l'appareil se trouve alors surélevé d'autant (fig. 18 et 19).

Au bout de cinq ou six semaines, grâce au poids du
bloc d'étain et à la pression exercée par les dents de la
mâchoire supérieure pendant la mastication, le bord
supérieur de l'appareil se trouve descendu au même
niveau que le rebord alvéolaire du côté opposé. On
ajoute alors un nouveau bloc d'étain, ce qui détermine
un nouvel enfoncement, puis un troisième, et ainsi de
suite jusqu'à ce que la cicatrice ait complètement cédé.
L'appareil lourd, refoulant le tissu cicatriciel, creuse à
la place de l'ancien sillon jugo-gingival une dépression suffisante pour loger un appareil définitif remplaçant la portion manquante du maxillaire.

L'un de nous a utilisé, dès 1898, un appareil de ce
genre qui lui a donné les meilleurs résultats. Le malade avait été opéré d'un osteo-sarcome du maxillaire
inférieur. La résection s'étendait de la canine droite
inverse au condyle. Les brides cicatricielles étaient

épaisses, très tendues et attirant à elles la partie restante du maxillaire inférieur en déplaçant le fragment
en dedans. L'appareil comprenait :

1° Une cage de platine, qui emboîtait presque de toutes parts le fragment du maxillaire inférieur et descen-
dait très bas, prenant ainsi un fort point d'appui sur le
maxillaire et non sur les dents, afin de les ménager.

A cette cage étaient soudées deux fortes tiges de
maillechort, destinées à soutenir un maxillaire artificiel en caoutchouc brun, d'une forme et d'une courbure

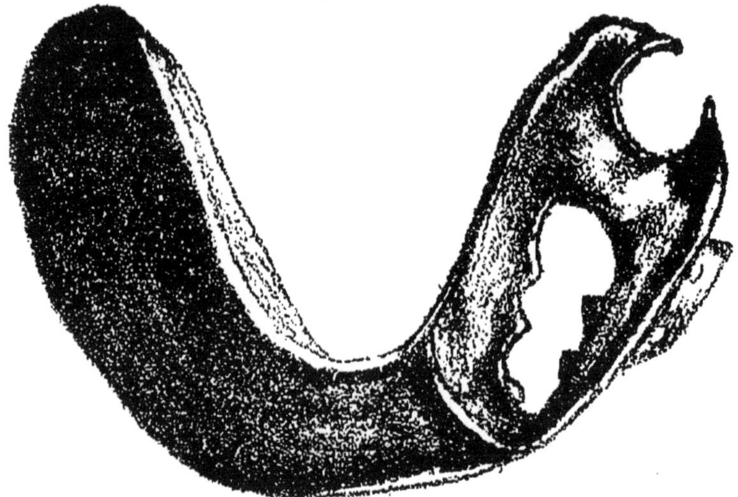

Fig. 20. — Appareil de restauration du maxillaire inférieur
(Martinier).

approximatives, reposant lui-même sur les brides cicatricielles. La partie supérieure du caoutchouc vient
en contact avec les dents du maxillaire opposé pour y
trouver les points de contact nécessaires au rétablissement de l'articulation ; la partie inférieure ou basale
et la partie jugale sont destinées à distendre lentement
les brides cicatricielles par l'augmentation progressive

du volume de l'appareil et par le massage mécanique qu'exerce l'appareil sur ces tissus, lors des différents mouvements du maxillaire (fig. 20) ;

2° Un appareil supérieur en platine auquel est soudée verticalement, et du côté droit, une plaquette également en platine, de forme à peu près rectangulaire. Cette plaquette glisse en dedans contre une autre plaquette en caoutchouc, fixée elle-même à la cage en platine à l'aide de vis.

Les deux plaquettes glissant l'une sur l'autre sont destinées à empêcher les mouvements de latéralité, en maintenant constamment dans sa position normale le fragment du maxillaire respecté par le chirurgien dans les mouvements d'abaissement de la mâchoire inférieure.

Du côté gauche, un fort ressort à boudin, fixé à l'aide de porte-ressorts, était destiné à exercer une pression verticale suffisamment forte pour distendre peu à peu les brides cicatricielles.

Au fur et à mesure que les brides cédaient et se relâchaient, on ajoutait une épaisseur de gutta-percha en dessous et sur le côté externe de l'appareil, gutta-percha destinée à être remplacée par du caoutchouc brun, lors de la confection de l'appareil suivant, naturellement plus volumineux.

Quinze jours après la pose du premier appareil, le ressort fut enlevé sans inconvénient, l'appareil était bien en place et la dilatation lente des brides cicatricielles se faisait simplement par l'augmentation du volume de l'appareil.

Plusieurs appareils de ce genre doivent précéder l'appareil définitif muni de dents, dans lequel on remplace le caoutchouc brun de la face interne et externe par du caoutchouc rose indispensable à l'esthétique.

En résumé, en présence d'un malade ayant subi une résection partielle ou totale de l'un ou l'autre des maxillaires, le traitement prothétique doit avoir pour but :

1º *De rétablir les fonctions physiologiques des mâchoires;*

2º *De rendre à la face son esthétique normale.*

On obtiendra ce but en parcourant les deux phases que nous avons décrites :

1º Phase de correction cicatricielle.

2º Phase prothétique proprement dite.

La première phase comprend les opérations suivantes :

1º Prise de l'empreinte au plâtre;

2º Construction de la partie squelettique ou basale de l'appareil correcteur, qui aura pour but :

    I. D'assurer sa rétention;

    II. De s'opposer au déplacement des fragments ;

    III. De distendre les brides cicatricielles ;

3º Essai, dans la bouche, de cet appareil auquel on aura fixé une masse de cire ou de composition destinée à mouler les parties sur lesquelles reposera l'appareil et les parties avec lesquelles il entrera en contact en même temps qu'on rétablira sommairement l'articulation avec les dents du maxillaire opposé;

4º Reproduction en caoutchouc de la masse de cire ou de composition, ou coulée en étain de cette masse, selon les cas ;

5º Mise en place du premier appareil *provisoire* et surveillance attentive des tissus sur lesquels il repose ou sur lesquels on veut agir;

6º Modification à apporter à l'appareil ;

7º Confections des autres appareils provisoires, et modifications à y apporter, s'il y a lieu.

3.

La seconde phase dite essentiellement prothétique comprend :

1º La combinaison et la construction de l'appareil définitif comportant les dents artificielles et les diverses parties de l'appareil qui doivent répondre le plus possible aux lois de l'esthétique ;

2º La pose de l'appareil dans la bouche et les retouches nécessaires.

Pour obtenir un bon résultat il faut du temps et de la patience. Quinze jours à un mois suffisent pour obtenir l'abduction du segment maxillaire dévié, mais douze à quinze mois sont nécessaire pour déprimer la cicatrice verticalement et la rendre propre à loger une prothèse définitive.

C'est pourquoi, chaque fois que cela sera possible, il faudra utiliser des appareils anté-opératoires.

***Appareils anté-opératoires***. — Lorsqu'il n'est pas indiqué d'appliquer au moment d'une résection du maxillaire inférieur une prothèse immédiate, ou si l'on se propose de fixer plus tard une prothèse interne tardive, on devra chercher à prévenir la rétraction en dedans et en arrière du fragment subsistant du maxillaire, en d'autres termes on s'efforcera de conserver d'emblée au fragment restant sa position normale, sans attendre pour les combattre que les effets de la rétraction cicatricielle se soient manifestés. Ces appareils, prévenant en partie la rétraction, ne peuvent, bien entendu, être appliqués que lorsqu'il s'agit de résection partielle et qu'il subsiste un fragment de maxillaire.

Lorsque le chirurgien a limité son champ opératoire, Cl. Martin place sur le segment osseux qui doit subsister un appareil en caoutchouc vulcanisé, qui emprisonne les dents restantes, auxquelles il est fixé par des vis, si son adhérence propre n'est pas suffisante. Cet appareil supporte une ailette latérale externe qui se dirige en haut pour être retenue par une seconde ailette, faisant partie d'un appareil analogue, fixé au maxillaire supérieur (voir fig. 22 et 23).

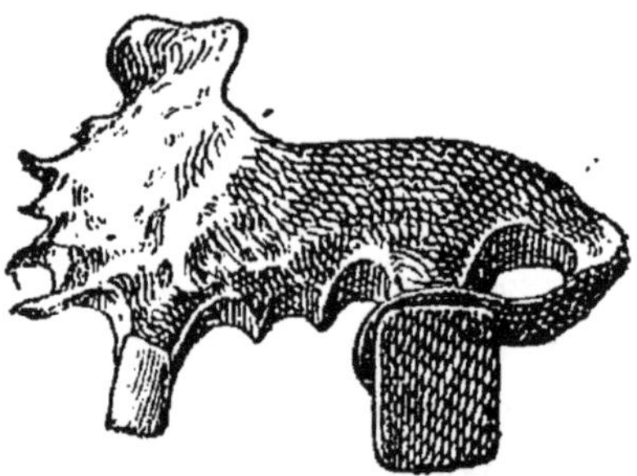

Fig. 22. — Appareil de prothèse anté-opératoire de Cl. Martin. Pièce supérieure.

L'ailette supérieure est en dedans de l'inférieure, ce qui permet à cette dernière de résister à la traction exercée par les muscles sur le fragment restant du

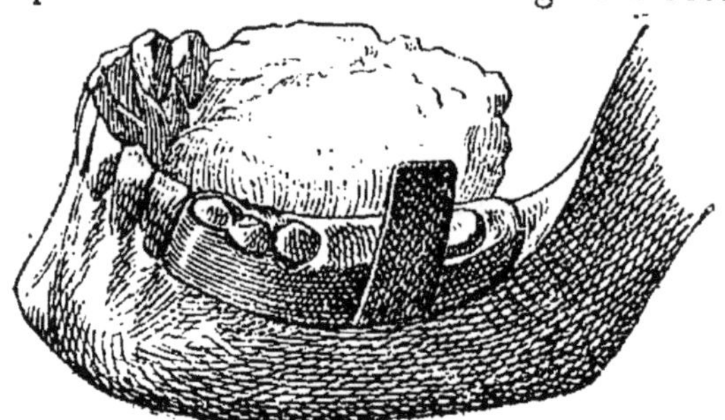

Fig. 23. — Appareil de prothèse anté-opératoire de Cl. Martin. Pièce inférieure.

maxillaire et de s'opposer à la rétropulsion consécutive à la rétraction cicatricielle (1).

(1) Il y a intérêt à ce que la surface de glissement des ailettes soit représentée par une cannelure.

Lorsque la plaie est réunie, Cl. Martin complète son
œuvre en déprimant le tissu cicatriciel encore jeune
avec ses appareils lourds jusqu'à ce qu'il puisse rétablir la continuité du maxillaire à l'aide d'un appareil
prothétique définitif (1) (fig. 24).

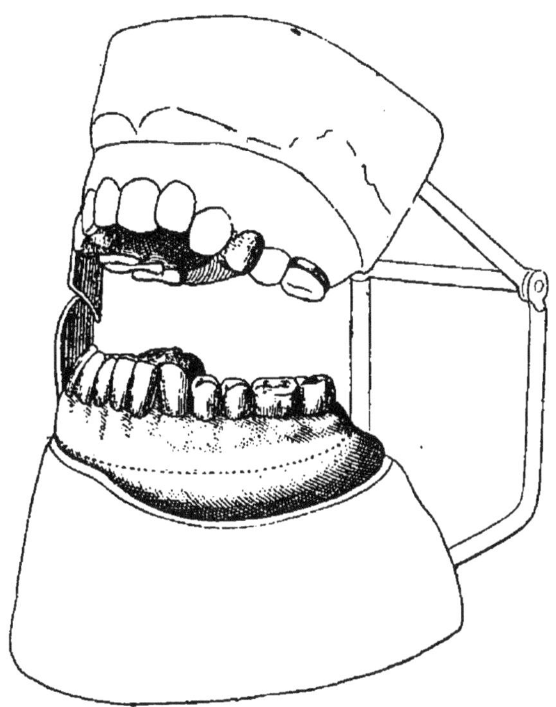

Fig. 24. — Appareil prothétique définitif indiquant le fonctionnement
des ailettes (Martinier).

L'un de nous s'est servi plusieurs fois, dans le service
de son maître, M. Sebileau, comme appareil anté-
opératoire, des capsules métalliques scellées sur les

(1) Cl. Martin, Prothèse anté-opératoire. Congrès de Lyon, août 1906
(in Laboratoire, 18 nov. 1906).

dents et réunies par un élastique décrites au chapitre précédent. Cette méthode préventive des déformations immédiates consécutives aux résections du maxillaire inférieur nous a toujours donné les meilleurs résultats. Nous pensons même qu'aucune résection portant sur le maxillaire inférieur ne devrait être entreprise si elle n'est suivie de l'application d'une prothèse immédiate, ou si elle n'est précédée par celle d'un appareil anté-opératoire quelconque destiné à s'opposer aux déplacements immédiatement consécutifs à l'intervention, et permettant plus tard l'utilisation d'une prothèse tardive externe ou interne.

## ARTICLE III

### RÉDUCTION DES DÉFORMATIONS NASALES

Les déformations nasales sont dues à des lésions squelettiques, consécutives soit à un traumatisme soit à un processus syphilitique ou tuberculeux ; la charpente osseuse est tantôt simplement déformée, tantôt a subi une perte de substance plus ou moins étendue.

Le redressement du nez peut s'effectuer soit par correction brusque, soit par correction lente.

I. *La correction brusque* est surtout indiquée après les fractures intéressant le squelette nasal. Dans un premier temps la fracture est réduite. Un appareil prothétique approprié maintient ensuite la réduction.

Cl. Martin a imaginé, pour pratiquer cette réduction, une pince spéciale qui en facilite beaucoup l'exécution (1). La correction brusque a été employée égale-

(1) Cong. dent. internat., Paris, 1900.

ment avec succès dans des cas de déformation nasale
dus à la consolidation vicieuse de certaines fractures
ou à des lésions spécifiques. Le traitement est donc d'a-
bord chirurgical, puis prothétique.

Le temps chirurgical comprend le débridement des
brides cicatricielles ou l'ostéotomie des os propres du nez
consolidés en situation vicieuse. Le temps prothétique
est constitué par l'application d'un appareil maintenant
le nez en position correcte. Sauer et Skogsborg, en
Allemagne ; Acyrâpââ, en Russie, ont obtenu avec cette
méthode des résultats satisfaisants, après Kingsley,
qui, dès 1868, fit des tentatives dans cette voie.

Mais c'est surtout Cl. Martin qui étendit ce procédé
à un grand nombre de cas et en régla la technique.

La difficulté, une fois le tissu cicatriciel libéré, consiste à trouver un point d'appui solide pour l'appareil
de maintien. Les parois et les rebords des fosses nasales ne fournissent que des points d'appui médiocres.
Le meilleur est celui que l'on peut emprunter à un
appareil dentaire supérieur lorsqu'il existe une perforation de la voûte palatine.

Lorsque cette perforation n'existe pas, on peut, à
l'exemple d'Acyrâpââ, trépaner la voûte pour y faire
passer une tige métallique sustentatrice de l'appareil
de soutien nasal. Nous pensons, avec Cl. Martin, que
c'est là la meilleure méthode de rétention de ces appareils de correction nasale, la perforation palatine ne
présentant aucune difficulté spéciale d'exécution et
aucun inconvénient fonctionnel pour le malade.

II. *La correction lente*, qui peut s'appliquer à la
plupart des cas traités par la méthode précédente, est
plus particulièrement indiquée cependant, lorsque la

déformation intéresse surtout les parties charnues du nez ou son squelette cartilagineux.

Pour relever la cloison affaissée et épaissie, Cl. Martin a imaginé l'appareil suivant. Deux lames parallèles de caoutchouc durci sont réunies à leur partie antérieure par un ressort en forme d'U. Ces deux lames s'enfoncent d'avant en arrière dans les fosses nasales par leur extrémité libre de chaque côté de la cloison. A l'extrémité antérieure de ces lames sont articulées deux lames semblables.

Elles sont mobiles dans le sens vertical et sont soulevées dans cette direction par un ressort placé près de leur point de réunion aux lames inférieures. Ce ressort est constitué par un fil d'or bien récroui, auquel on donne la forme qu'on désire. Les lames supérieures, dit Cl. Martin, se meuvent donc sur les inférieures comme une lame de couteau sur son manche. Cet appareil agit en prenant point d'appui sur les deux faces latérales de la cloison et sur le plancher des fosses nasales. Les deux lames inférieures, comprimant la cloison dans le sens transversal tendent à diminuer son épaisseur en l'allongeant dans le sens de la hauteur. Les lames supérieures, sollicitées par les ressorts, viennent soulever toute la partie antérieure du nez. La combinaison de ces deux mouvements tend donc à donner au nez une forme plus saillante en même temps que plus étroite. Pour obtenir des résultats satisfaisants le port de cet appareil doit être continu, et il ne doit être enlevé que pendant le temps strictement nécessaire à son nettoyage. La force des ressorts doit être calculée de façon à ce que leur pression ne devienne jamais douloureuse.

Cet appareil type peut être modifié suivant la diversité des cas et Cl. Martin en a construit plusieurs dérivant de ce principe.

« Depuis plus de vingt-cinq ans que je les emploie, dit-il, j'ai obtenu de ces appareils de très beaux résultats. On peut cependant leur faire deux reproches. D'abord ils agissent très lentement, puis le ressort antérieur est visible à l'extérieur sous la sous-cloison. Ce dernier inconvénient est négligeable chez les enfants et les jeunes gens, et c'est précisément chez cette catégorie de malades que j'emploie de préférence ce mode de redressement. Je n'hésite donc pas à le préconiser, à cause de l'excellence des résultats que j'en ai obtenus et que j'en obtiens encore dans ma pratique courante (1). »

III. *Appareils redresseurs du nez.* — Ces appareils ont pour but de remédier aux difformités congénitales ou acquises du nez ayant conservé sa charpente osseuse et cartilagineuse.

On distingue deux sortes d'appareils :

*a)* Les appareils dilatateurs des narines et redresseurs de la cloison ;

*b)* Les appareils redresseurs des nez aplatis.

a) *Appareils dilatateurs des narines.* — Cl. Martin a construit plusieurs appareils de ce genre qui se composent essentiellement :

De deux lames en caoutchouc vulcanisé que l'on introduit dans les narines, une de chaque côté de la cloison ;

D'un ressort antérieur qui réunit ces deux lames et les maintient contre la cloison ;

De deux autres lames en caoutchouc durci qui glissent sur les premières lames, imitant le mouvement de

_______

(1) Cl. Martin, Rapport au Congrès de Madrid, 1903, p. 31.

la lame du couteau sur le manche. Ces deux lames
sont appliquées, au moyen d'un ressort, contre les parties supérieures des fosses nasales, dilatant ainsi les
narines dans le sens vertical, en même temps qu'elles
relèvent le lobule et les parties charnues (fig. 26).

Pour obtenir l'élargissement transversal d'une narine,
Cl. Martin applique un appareil composé de deux lames

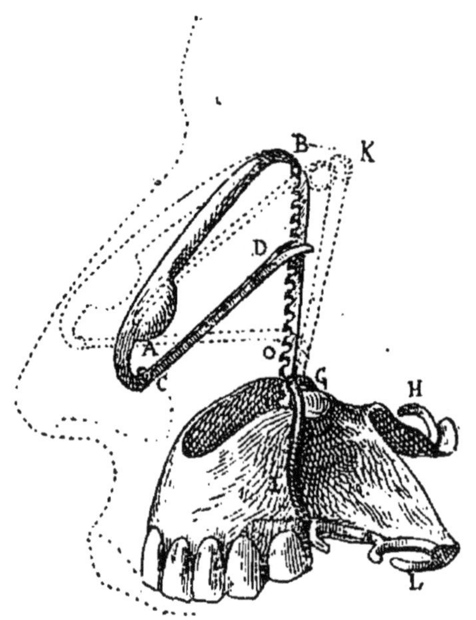

Fig. 25. — Appareil à pression continue (Martin).

de caoutchouc vulcanisé réunies d'un côté par la même
substance ; l'une de ces lames appuie sur la cloison,
l'autre contre la paroi interne de la narine à élargir.

L'appareil *redresseur de la cloison* comprend deux
lames verticales de caoutchouc vulcanisé répondant à la
grandeur de la déviation, qui sont appliquées de chaque côté de la cloison au moyen d'un ressort situé à
la partie antérieure.

Dans ces appareils, les parties qui doivent exercer une pression sur la muqueuse sont garnies de caoutchouc mou afin d'éviter l'ulcération.

b) *Appareils de redressement pour les nez aplatis.* — On a essayé de redresser les nez effondrés au moyen de tiges de laminaire, qui s'appliquaient sur le plancher des fosses nasales par une de leurs extrémités et appuyaient sur les os propres du nez par l'autre. On n'obtenait pas de résultats ; la tige de laminaire se déplace dans les fosses nasales et n'agit plus.

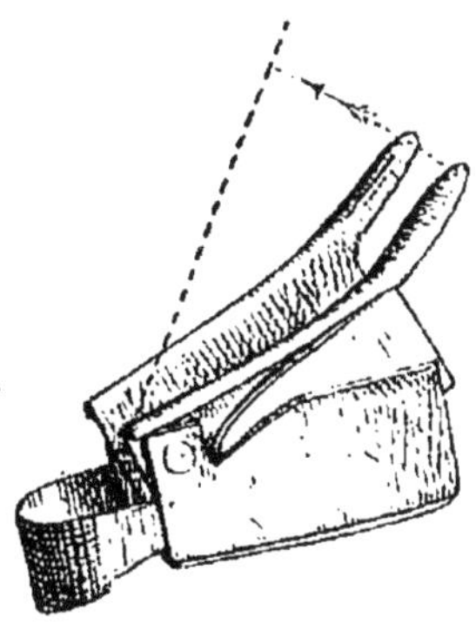

Fig. 26. — Appareil dilatateur des narines (Martin).

Cl. Martin a imaginé un appareil qui permet d'arriver sûrement au but cherché, qui n'est pas encombrant, permet la respiration et est très peu visible.

Cet appareil se compose :

1° De deux lames de caoutchouc vulcanisé qui s'appuient sur le plancher des fosses nasales et donnent ainsi un point d'appui stable au ressort;

2° D'un fil d'or qui suit les contours de la partie inférieure du nez et réunit les deux lames auxquelles il est rattaché par une charnière, ce qui donne à celles-ci une grande mobilité et leur permet de mieux s'ap-

pliquer sur le plancher des fosses nasales. Ce fil d'or
est peu visible et peut être encore rendu moins percep-
tible, lorsqu'il est recouvert de caoutchouc rose ;

3º De deux ressorts en fil d'or dont la forme varie
selon le point sur lequel on veut agir, qui partent de la face
supérieure des lamelles intranasales et vont rejoindre :

4º Deux languettes en caoutchouc durci appliquées
contre la voûte qu'elles relèvent et replacent dans sa
forme normale.

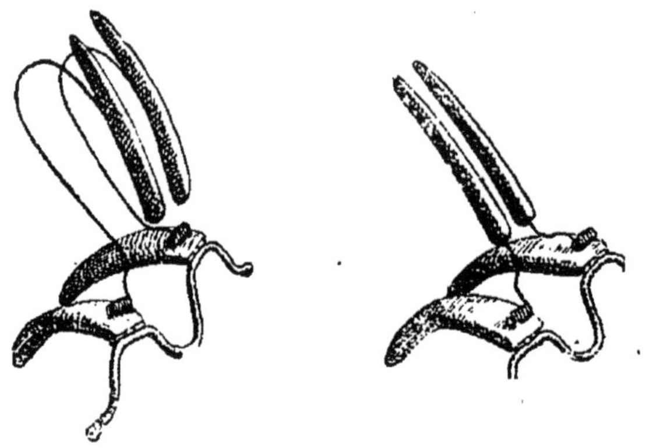

Fig 27. — Appareils pour nez aplatis (Martin).

L'introduction de cet appareil est facile et il ne gêne
nullement, lorsqu'il est en place (fig. 27).

Cl. Martin, afin de rétrécir à leur racine les nez aussi
larges en haut qu'en bas, emploie un appareil qui prend
son point d'appui à la partie antérieure de la cloison et
du plancher des fosses nasales et pince, au moyen de
deux ressorts et de deux plaquettes, la partie supérieure
et externe du nez.

Les appareils pour redressement nasal doivent agir
très lentement, avec une tension très modérée, si l'on
ne veut pas occasionner d'ulcérations de la muqueuse
et des douleurs intolérables.

Le redressement est long, l'opérateur et l'opéré doivent s'armer d'une grande patience. En compensation, si le sujet porte régulièrement l'appareil, on peut lui promettre le succès absolument certain.

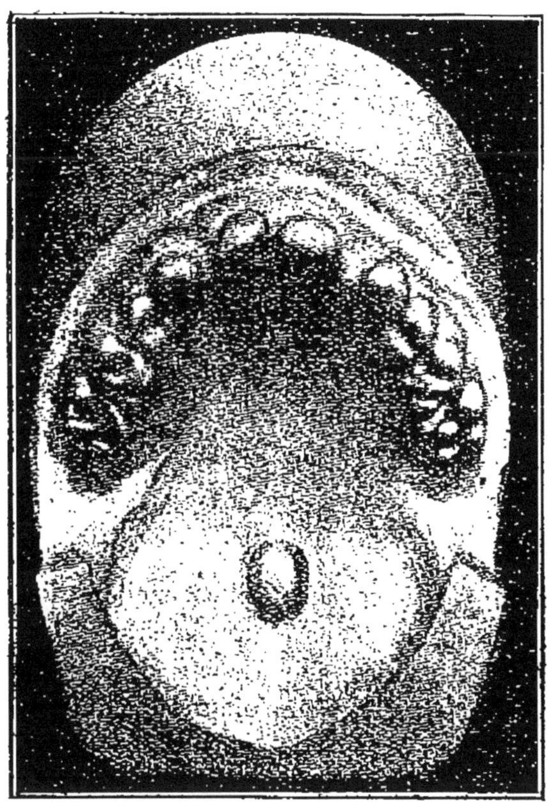

Fig. 28. — Symphyse vélo-pharygienne. Moulage de la bouche et du pharynx avant l'opération (Delair).

## IV. *Rétrécissement cicatriciel du pharynx inférieur* (1). — Cl.Martin a eu l'occasion d'appliquer

(1) Cl. MARTIN, Congr. Madrid.

sa méthode de correction non sanglante des brides cicatricielles au niveau d'un rétrécissement du pharynx inférieur. Il a imaginé pour ce cas particulier l'appareil suivant composé de deux parties :

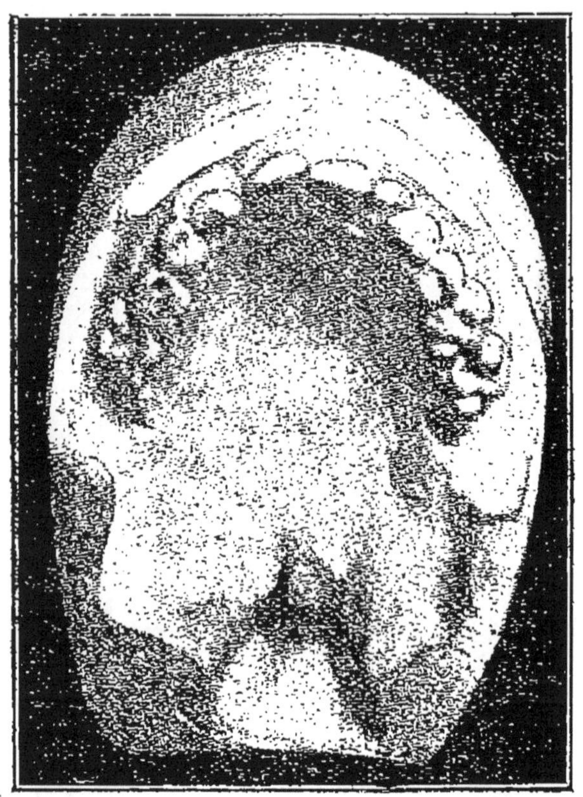

Fig. 29. — Symphyse vélo-pharyngienne. Moulage de la bouche du pharynx après l'opération (Delair).

1º Une plaque palatine fixée aux dents par les moyens de rétention usuels et recouvrant tout le palais ;

2º Un appareil dilatateur constitué par un ressort fixé à l'aide d'une vis au milieu de la plaque. Ce ressort est formé par un fil d'or récroui et faiblement tendu et offre la forme d'un compas dont les branches recourbées tendent à s'écarter. Leurs extrémités inférieures sont garnies de deux prolongements en caoutchouc demi-dur. Lorsque l'appareil est mis en place, ces pelotes s'appliquent sur les parois du rétrécissement et l'écartement des deux branches du ressort provoque la dilatation du rétrécissement.

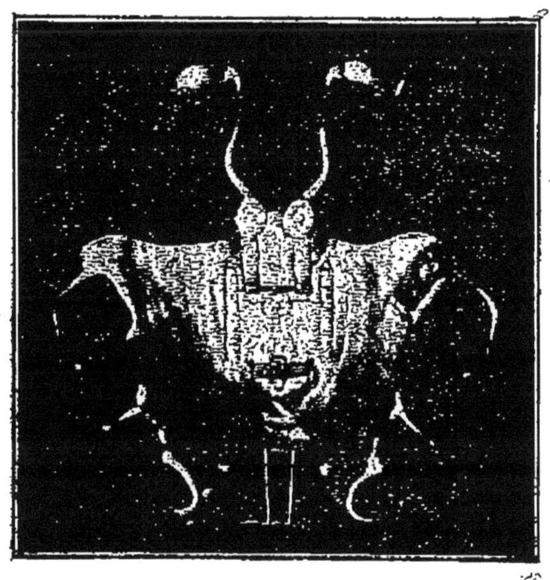

Fig. 30. — Symphyse vélo-pharyngienne. Appareil de Delair vu par la partie inférieure avec le chariot et les dilatateurs.

V. *Symphyse vélo-pharyngienne.*— Les mêmes principes peuvent trouver une heureuse application pour la correction de la symphyse vélo-pharyngienne. L'adhérence du voile à la paroi pharyngienne ayant été libérée au bistouri, il faut empêcher toute adhérence nouvelle de se produire jusqu'à cicatrisation complète

des surfaces cruentées en les maintenant éloignées.
Là encore Cl. Martin a obtenu les meilleurs résultats
avec l'appareil suivant :

A l'aide d'un moulage du pharynx pris sur un
cadavre on construit un bloc de caoutchouc reproduisant la forme du pharynx. Ce bloc est maintenu en
place à l'aide de deux prolongements pénétrant dans
les choanes et terminés eux-mêmes à leur extrémité

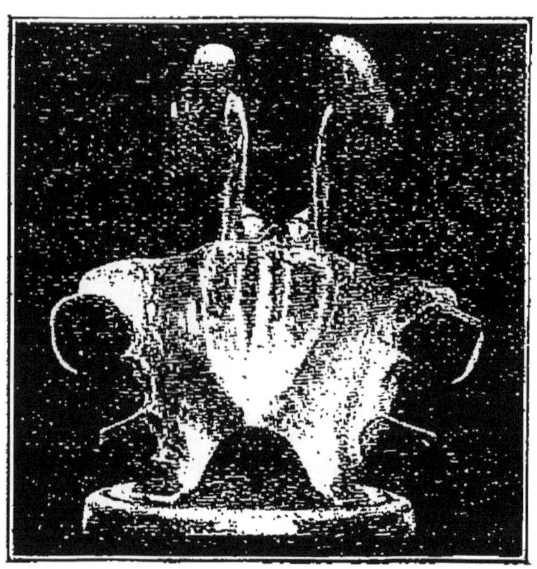

Fig. 31.— Appareil de Delair vu par sa face supérieure avec le relief
formé par la gouttière supérieure longitudinale dans laquelle glisse
la vis de sûreté.

par deux tubes de caoutchouc sortant par les narines
et permettant d'obtenir une bonne rétention de l'ensemble du système. Le port de cet appareil, tout le
temps que dure la cicatrisation, permet d'éviter la formation de nouvelles adhérences.

Delair (1) (fig. 28 à 32) a également construit un appareil pour la correction de la symphyse vélo-palatine. Il s'agit d'un mécanisme ingénieux mais plus compliqué que l'isolateur pharyngien de Cl. Martin.

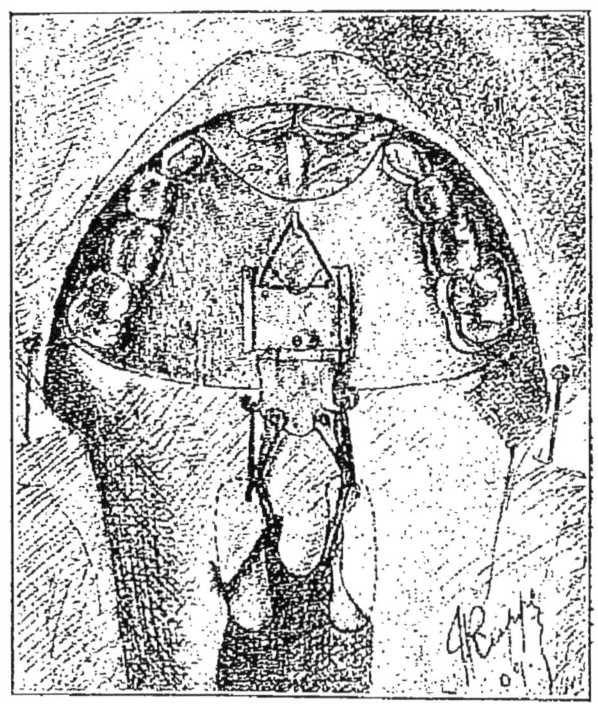

Fig. 32. — Dessin montrant les détails de l'appareil de Delair en place.

L'appareil de Delair se compose des quatre pièces suivantes :

(1) Delair, Présentation d'un enfant porteur d'un dilatateur du pharynx nasal, système Delair, contre la symphyse palato-pharyngienne (*Odontologie*, 15 juillet 1909, p. 12).

1° Une plaque palatine métallique maintenue en place par des anneaux appliqués sur les dents ;

2° Au milieu de cette plaque un chariot en or formé de deux pièces articulées par le milieu dans le plan antéro-postérieur ;

3° A l'extrémité de ce chariot deux branches mobiles en forme de compas, épousant la concavité du voile et contournant la luette pour éviter tout traumatisme de cette dernière ;

4° Les deux branches mobiles sont garnies à leur extrémité par deux prolongements en aluminium, destinés à s'appliquer en arrière et au-dessus du voile après sa libération chirurgicale.

Les différents articles de cet appareil jouent les uns sur les autres et sollicitent le voile libéré dans diverses directions, grâce à l'utilisation de la traction élastique. Un anneau de caoutchouc reliant le chariot à la plaque palatine produit une traction d'arrière en avant qui, en s'exerçant sur le voile, l'empêche de rentrer en contact avec la paroi postérieure du pharynx. D'autres fils de caoutchouc exerçant leur traction sur les branches mobiles articulées sur ce chariot provoquent leur écartement ; ce mouvement s'exerçant dans le sens transversal entraîne en dehors les bords mêmes du voile néoformé et empêche ses bords cruentés de rentrer en contact sur la ligne médiane.

Beaucoup plus léger et de très petit volume l'appareil de Delair a certainement l'avantage de gêner beaucoup moins le malade qui en est porteur que l'appareil de Cl. Martin. Cependant ce dernier possède une qualité très réelle, c'est sa simplicité de construction, et pour un appareil essentiellement transitoire et dont le port ne doit durer que quelques semaines  cet avantage n'est pas à dédaigner (1).

---

# CHAPITRE III

## PROTHÈSE TARDIVE

*PHASE PROTHÉTIQUE PROPREMENT DITE*

On donne le nom de prothèse tardive à la restauration prothétique de pertes de substances d'origine accidentelle ou chirurgicale, pratiquée plus ou moins longtemps après la cicatrisation complète des parties molles.

Nous avons vu dans le précédent chapitre que le tissu cicatriciel entraînait par sa rétractilité des déformations diverses et nous avons étudié les méthodes utilisées pour y remédier. En matière de prothèse tardive, c'est ce stade de correction cicatricielle qui offre certainement le plus de difficultés. La prothèse tardive proprement dite, c'est-à-dire l'appareil définitif qui doit remédier à la perte de substance, lorsque la correction cicatricielle est obtenue, appartient à une phase de la restauration incomparablement plus facile.

Nous allons étudier successivement les appareils tardifs utilisés pour les restaurations des maxillaires, du voile et de la voûte palatine, du larynx, de la région bucco-faciale, nasale, etc.

(1) *Prothèse vélo-palatine mixte ; méthode chirurgicale et prothétique.* Voir : Intervention prothétique après staphylorraphie, chapitre III, article III.

# ARTICLE PREMIER

## PROTHÈSE TARDIVE DES MAXILLAIRES

Selon que l'on s'occupe de prothèse du maxillaire supérieur ou de prothèse du maxillaire inférieur les appareils et les méthodes varient, mais il est certaines règles qu'il faut observer et que nous allons signaler.

*Empreintes.* — On prend de préférence les empreintes au plâtre ; le plâtre n'exerce qu'une pression très faible sur les tissus et donne ainsi la reproduction fidèle et à l'état de repos des tissus cicatriciels ou autres qui supporteront l'appareil.

On est souvent obligé de fabriquer un porte-empreinte spécial pour le cas que l'on a à traiter. Pour cela, au moyen d'un porte-empreinte, ordinaire, on prend une empreinte grossière des tissus qui supporteront l'appareil. On coule cette première empreinte et, sur le modèle ainsi obtenu, on fabrique le porte-empreinte soit en estampant une plaque de maillechort, soit en faisant le porte-empreinte en cire et en substituant le caoutchouc vulcanisé ou l'aluminium coulé à la cire. Au moyen de ce porte-empreinte il sera facile de porter la matière à empreinte en contact avec tous les tissus en exerçant une pression égale sur tous les points.

Il est souvent nécessaire, dans les cavités anfractueuses, de prendre l'empreinte au moyen de plusieurs empreintes partielles, c'est l'*empreinte composée* (voy. p. 196) qui donne par la réunion de ses différentes parties l'empreinte totale.

*Appareils.* — Les appareils se font munis de dents sur le bord alvéolaire. On emploie de préférence le caoutchouc vulcanisé pour leur confection. La base est faite en caoutchouc brun, naturel, à la fois plus léger et plus solide, les gencives en caouchouc rose, et les talons des dents, s'il y a lieu, en caoutchouc blanc. La base peut être également construite en aluminium coulé, qui est parfaitement toléré par les muqueuses.

On emploie le plus souvent, pour la base, *dans les appareils volumineux*, le caoutchouc mou qui a comme avantages : 1° de ne pas produire de douleur par la pression sur les tissus qui sont en contact avec lui ; 2° de faciliter par son élasticité l'enlèvement des appareils, et, par suite, les soins de propreté ; 3° de maintenir l'humidité des tissus voisins ; de là son utilité dans les appareils prothétiques en contact avec les muqueuses nasales.

Les appareils employés pour les résections du maxillaire inférieur peuvent sans inconvénient être massifs, car, de par leur poids, ils s'opposent aux déformations cicatricielles des tissus environnants et facilitent l'abaissement de la mâchoire. Pour les appareils inférieurs destinés à remplacer les pertes de substance considérables, il est bon d'introduire dans le caoutchouc à vulcaniser, au moment du bourrage, des morceaux de caoutchouc préalablement vulcanisés ou des morceaux d'étain pour éviter la porosité causée par l'épaisseur anormale de la partie à reproduire.

Il n'en est pas de même pour les appareils supérieurs qui doivent remédier aux troubles fonctionnels résultant d'une perte de substance consécutive à une opération chirurgicale ou à un défaut de structure d'origine congénitale. La légèreté est alors une condition indispensable de succès. Ces appareils sont souvent volumineux ; pour leur conserver le volume nécessaire, tout en obtenant la légèreté indispensable, il faut que les parties les plus épaisses soient creuses. On a proposé d'y incorporer un bloc d'aluminium, mais ce métal, quoique léger, est encore trop lourd, et les résultats n'ont pas été satisfaisants ; on a essayé également de morceaux de liège introduits dans le caoutchouc, lors du bourrage de l'appareil. Il vaut mieux laisser une cavité au centre des parties épaisses de l'appareil.

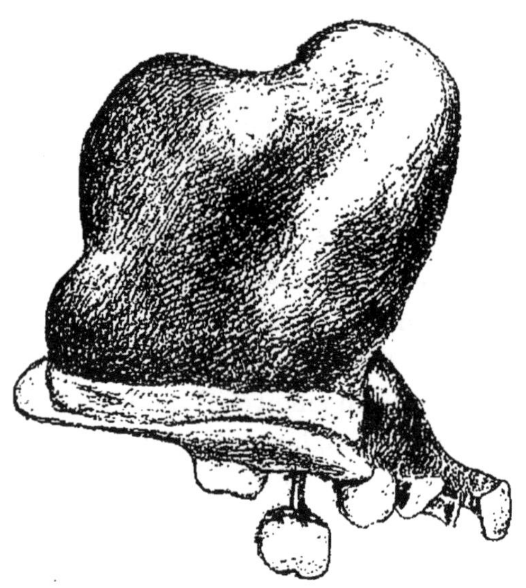

Fig. 33. — Prothèse tardive du maxillaire supérieur de Pont, de Lyon.

Pour obtenir ce résultat on emploie divers procédés :

1º L'appareil est mis en moufle comme d'habitude. On tapisse d'une feuille de caoutchouc la partie profonde de l'appareil. Dans le creux qui est ainsi formé, on coule une certaine quantité de plâtre, qui représente la cavité qui restera libre. Ce plâtre durci, et les bavures enlevées, on achève le bourrage, comme si l'on avait à confectionner une pièce de prothèse ordinaire. Le bloc de plâtre est ainsi inclus au centre du caoutchouc.

Geoffroy (1) a fait connaître un procédé intéressant pour obtenir des appareils creux extrêmement légers. Nous n'en pouvons décrire ici les détails techniques. Disons simplement que le vide est obtenu à l'aide de

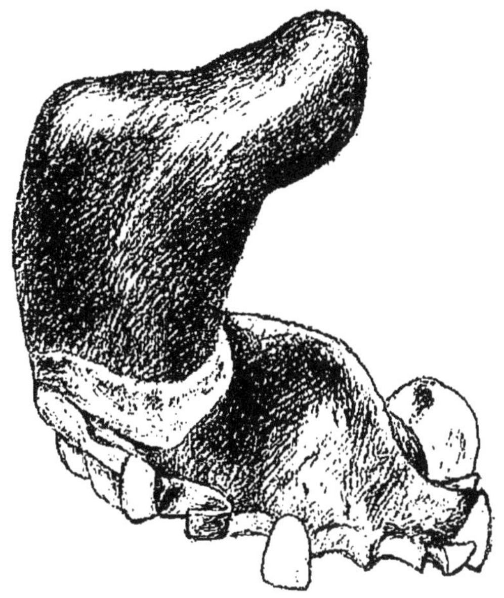

Fig. 34. — Prothèse tardive du maxillaire supérieur de Pont (de Lyon).

deux boîtiers légers en aluminium estampés et recouverts de caoutchouc sur leur face extérieure. Ils sont adaptés exactement par leurs bords et sont unis par le caoutchouc qui leur sert de commune enveloppe.

En général les appareils de prothèse se trouvant en

_______

(1) GEOFFROY, Appareils creux en prothèse restauratrice (*Odontologie*, 30 août 1906, p. 166).

contact avec des tissus cicatriciels plus fragiles que les tissus normaux ne doivent pas posséder d'angles aigus, les rugosités doivent en être soigneusement arrondies, d'ailleurs, ainsi que nous l'avons déjà signalé, on évite les contusions et les pressions exagérées de ces tissus, en employant le caoutchouc mou dans les parties qui doivent les recouvrir.

Pont (1) a fait connaître un appareil pour restauration du maxillaire supérieur tout à fait original (fig. 33-34).

Cet appareil se compose d'une plaque palatine en caoutchouc dur vulcanisé, qui supporte les dents artificielles et qui rappelle absolument un dentier ordinaire. Cette plaque est surmontée d'une poche en caoutchouc mou se rapprochant le plus nettement possible de la forme du maxillaire ou de la portion enlevée. Un tube en or, noyé dans la plaque palatine, fait communiquer cette poche avec l'extérieur. L'extrémité interne du tube est obturée par une valve en caoutchouc et l'extrémité extérieure par un pivot supportant une des dents de l'appareil. Lorsque le patient veut introduire son appareil, il n'a qu'à chasser l'air de la poche. Cette dernière s'aplatit ainsi facilement et l'appareil est mis en place sans difficulté. Ceci fait, le patient, au moyen d'une poire à air, refoule l'air dans la poche qui se gonfle et devient dure. La rétention devient alors parfaite. L'avantage de cet appareil est son extrême légèreté. Il pourrait, en outre, être utilisé efficacement pour le traitement des cicatrices vicieuses.

(1) PONT, Considérations générales sur la prothèse restauratrice du maxillaire supérieur. Présentation d'un appareil nouveau (*Odontologie*, 30, V, 1903, p. 471).

Signalons également un important mémoire relatant 17 cas de prothèse restauratrice après résection du maxillaire supérieur. Voir Billing von der oberkiefer Resektions prothese. Stockholm, 1912, Isaac Marcus, éditeur.

## ARTICLE II

## PROTHÈSE PALATINE ET VÉLO-PALATINE

Les perforations et les pertes de substance du voile du palais et de la voûte palatine peuvent être *congénitales* ou *acquises :* dans ce dernier cas elles résultent le plus souvent d'accidents de syphilis tertiaire.

Les symptômes fonctionnels varient d'intensité selon la grandeur de la perte de substance ; on observe du nasonnement et le passage des aliments liquides et parfois solides par le nez. Le malade éprouve beaucoup de difficulté pour déglutir, surtout lorsqu'il boit ; il renverse alors la tête en arrière et boit à toutes petites gorgées. Presque toujours la phonation est troublée très profondément, si bien que la parole est tout à fait incompréhensible.

On remédie à ces infirmités par des moyens chirurgicaux ou prothétiques dont les indications respectives sont tirées, comme nous le verrons plus loin, soit de l'âge du malade, soit de l'étendue de la lésion. Mais la restauration fonctionnelle est très variable, suivant qu'il s'agit d'une perte de substance acquise ou d'une fissure congénitale. Dans le premier cas la restauration phonétique est rapide, parfois même instantanée.

Suivant les cas, une simple plaque obturatrice ou un voile mou suffisent généralement à corriger les troubles fonctionnels d'une façon parfaite. « Ce fait, dit A. Martin, s'explique aisément par l'existence de muscles déjà préalablement éduqués, et la défectuosité de la parole tient bien plus, dans ces cas, aux conditions mécaniques insuffisantes qui résultent de la lésion qu'au jeu anormal des muscles. Il suffit donc de rétablir ces conditions mécaniques en supprimant la com-

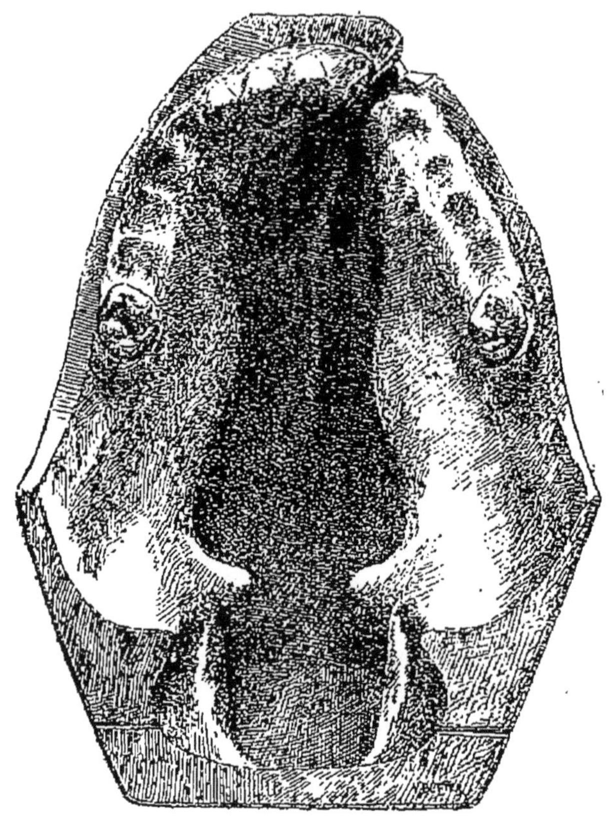

Fig. 35. — Moulage d'un bec-de-lièvre (Delair).

munication entre la bouche et la cavité naso-pharyngienne, pour que l'articulation des sons redevienne aussi pure qu'auparavant.

« Les pertes de substances congénitales offrent des difficultés de traitement autrement complexes, et le rétablissement des conditions mécaniques normales ne suffit jamais à procurer rapidement un résultat fonctionnel satisfaisant. C'est que, dans ces cas, l'obstacle principal résulte non seulement de la perte de substance elle-même, mais surtout de l'atrophie des muscles, de leur éducation nulle ou défectueuse ; si bien que, même avec un bon appareil, on obtient un résultat insignifiant au point de vue de la parole. Le traitement prothétique doit donc toujours être suivi d'une période de rééducation de la parole, nécessaire pour obtenir un bon résultat final, mais qui, à elle seule, serait insuffisante (1). » Or, comme nous le verrons plus loin, c'est là une considération souvent méconnue. On ne saurait trop répéter, au sujet du traitement des fissures congénitales du voile, qu'une longue éducation phonétique est indispensable. L'orthophonie doit être considérée comme la conclusion logique de toute tentative de restauration chirurgicale ou prothétique, et la majorité des insuccès fonctionnels est imputable à la négligence de cette règle fondamentale.

On dispose de deux méthodes pour remédier aux fissures vélo-palatines : 1° La méthode chirurgicale ; 2° la méthode prothétique.

**I. Méthode chirurgicale ou autoplastique. —** Nous ne pouvons que la citer. Deux incisions parallèles à la fente palatine permettent de décoller la muqueuse et de rapprocher par glissement les deux lambeaux ainsi obtenus ; on procède ensuite à leur suture sur la ligne médiane après les avoir préalablement avivés.

Lorsque l'opération a pour but la réfection de la voûte, on la nomme uranoplastie ; lorsqu'elle intéresse

_____

(1) Cl. Martin, *Cong. Madrid*, p. 45.

le voile du palais, c'est une staphylorraphie. Les résultats opératoires immédiats sont parfois très beaux, mais les résultats fonctionnels ne sont pas constants, parce que les chirurgiens négligent trop souvent la surveillance et le traitement du tissu cicatriciel vélo-palatin. Nous avons vu dans un chapitre précédent que la caractéristique du tissu de cicatrice est constituée par sa rétraetilité ; mais cette élasticité lui permet précisément de se laisser allonger et assouplir facilement par des pressions et des tractions, douces mais continues, ou du moins très fréquentes. Nous verrons plus loin combien le massage systématique du voile, après la staphylorraphie, assouplit le voile et permet d'éviter son raccourcissement. Dans certains cas, même, le port momentané d'un appareil à pelote élastique donne un allongement considérable.

II. **Méthode prothétique.** — Elle comporte essentiellement deux sortes d'appareils : les voiles artificiels et les obturateurs.

*Les voiles artificiels ont pour but une restauration anatomique ; les obturateurs recherchent avant tout une restauration fonctionnelle, et, négligeant la reconstitution de la perte de substance ils tendent uniquement à en corriger les conséquences, en obturant la communication anormale existant entre la cavité buccale et le naso-pharynx.*

Certains auteurs (Cl. Martin, Delair, Norman-Kingsley) ont cherché à combiner dans un même appareil ces principes différents.

Pétronius, en 1565, parlait des obturateurs palatins et préconisait la cire, l'étoupe, l'éponge. Ambroise Paré décrit deux sortes d'obturateurs pour fissures de la voûte palatine, composés d'une plaque de métal et

d'une éponge. Fauchard combine les obturateurs avec
des dentiers et supprime les éponges jusqu'alors employées. Bourdet observe la tendance des perforations
palatines acquises à se fermer d'elles-mêmes et imagine
une série d'obturateurs composés d'une simple plaque
d'or retenue par des fils, et destinés à faciliter la réunion
des bords de la perforation. Delabarre, en 1820, introduit dans leur confection l'usage du voile du palais mou
et articulé. En 1823 Snell découvre un des plus importants principes de cette prothèse spéciale : la mise en
mouvement du voile artificiel par les moignons restants du palais mou. En 1840 Stearn construit un obturateur d'après ce principe, et Schange, en 1841, construit le premier appareil complètement en or. Kingsley, en 1864, construit un voile artificiel au moyen de
deux lames de caoutchouc mou superposées, entre
lesquelles sont placées les moignons du voile qui lui
communiquent ainsi leur mobilité. Gariel, en 1855,
construit un obturateur en vulcanite ayant la forme d'un
double bouton de chemise. Préterre a construit un
grand nombre d'appareils obturateurs et de voiles du
palais artificiels inspirés de l'appareils de Stearn mais
très simplifiés (1). Après Préterre, l'étude de la prothèse
vélo-palatine est restée à peu près stationnaire en France,
tandis qu'en Allemagne Suersen, puis Brugger lui fai-
saient faire de grand progrès. Dans ces dernières
années, Cl. Martin et Delair, en France ; Calvin Case,
aux Etats-Unis, ont publié d'importants travaux sur la
question, et la prothèse vélo-palatine semble maintenant
complètement mise au point, tout au moins quant à ses
principes généraux.

(1) PRÉTERRE, Traité des divisions congénitales ou acquises de la
voûte du palais et de son voile. Paris, 1884.

**Prothèse de la voûte palatine.** — Les troubles résultant des pertes de substance de la voûte palatine sont facilement curables. Il suffit, pour faire disparaître la gêne fonctionnelle, de placer un obturateur composé d'une plaque palatine prenant point d'appui sur les dents voisines et s'adaptant exactement au pourtour de la perforation. Cette plaque peut être en métal ou en vulcanite; *elle doit passer sur la perforation comme un pont, sans y pénétrer, car ces pertes de substance de peu d'étendue, surtout les pertes de substance acquises, ont une tendance à se combler spontanément ;* il ne faut pas que l'appareil s'oppose par sa présence à ce travail réparateur.

*Les appareils pénétrant dans la perforation et prenant point d'appui sur le plancher des fosses nasales sont donc absolument contre-indiqués.*

**Prothèse du voile.** — Lorsque la division intéresse le voile, la difficulté est bien plus grande que dans le cas précédent. Remplacer par un appareil prothétique un organe musculaire essentiellement mobile présente des difficultés presque insurmontables. Ceci explique le nombre d'appareils proposés et les résultats défectueux souvent obtenus.

L'importance d'un voile artificiel varie selon la grandeur de la fissure : plus la brèche est large, plus on aura de peine à la combler.

*Empreinte.* — La substance de choix est le plâtre; un porte-empreinte spécial est utile, mais il est souvent préférable de le confectionner d'après le procédé déjà cité dans le volume précédent (1), car il est rare que les porte-empreintes tout faits possèdent les dimensions voulues, surtout au point de vue de la hauteur

(1) Voir P. MARTINIER et G. VILLAIN, Clinique de Prothèse.

de la voûte palatine. On fait plusieurs essais jusqu'à ce qu'on réussisse à obtenir le voile et les moignons de ses piliers à l'état de relâchement.

Dans ce cas, plus encore que dans tout autre, il convient, dès que le plâtre est introduit dans la bouche, de faire baisser la tête du patient, afin qu'il ne lui coule pas dans la gorge. Dans le cas où l'on désire obtenir une empreinte des bords de la perforation et de la cavité naso-pharyngienne, on prend une empreinte superposée (voir page 196) ou bien on peut employer la méthode décrite à propos de l'appareil de Calvin Case.

***Combinaison de l'appareil.*** — L'appareil est divisé en deux parties : l'une mobile, l'autre immobile.

La *première partie,* partie immobile, forme la plaque-base ; elle est rigide, s'étend sur la surface de la voûte palatine et prend ses points d'attache aux dents au moyen des différents procédés usuels de rétention des appareils. Elle sert aussi d'obturateur si la division du voile et de la voûte sont associées. Cette partie peut être en vulcanite ou en métal ; elle doit être adaptée le mieux possible, de manière à ce que l'obturateur soit très *fixe*.

La *deuxième partie* ou *partie mobile* est ordinairement en caoutchouc mou, plus rarement en caoutchouc dur ou en métal. Elle joue le rôle de voile du palais et doit avoir autant que faire se peut les mêmes rapports et les mêmes mouvements physiologiques que celui-ci à l'état normal. Elle doit bien s'appliquer sur les bords de la fente et suivre facilement les mouvements que les moignons du voile peuvent lui imprimer.

Ces deux parties sont réunies à l'union de la voûte palatine osseuse et du voile du palais par une *articulation* qui varie selon l'importance de la perte de substance et le genre d'appareil employé ; tantôt il n'y a pas de ligne de démarcation, c'est simplement le caoutchouc mou qui succède au caoutchouc dur; tantôt c'est une petite charnière. Cette articulation doit être très mobile et très sensible, de manière à obéir au moindre mouvement; elle ne doit pas s'encrasser, afin de ne pas interrompre le fonctionnement de l'appareil.

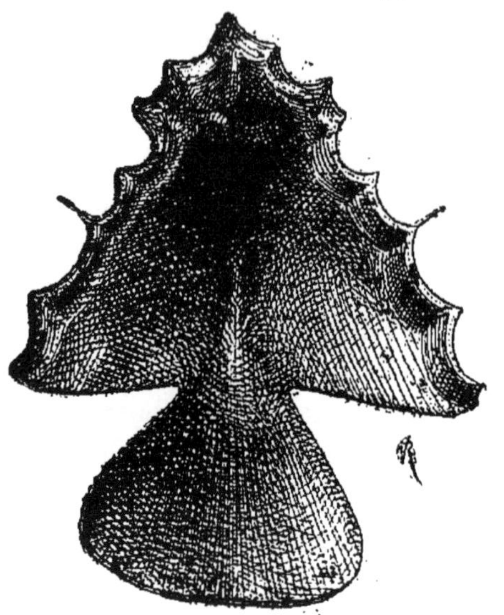

Fig. 36. — Appareil simple sans charnière (Martinier).

Ces règles générales posées, nous allons étudier quelques appareils parmi les plus connus.

*Appareil simple sans charnière*. — Cet appareil se compose : 1º d'une plaque palatine s'arrêtant au niveau des os palatins quelquefois en métal, et, le plus souvent, en vulcanite dure, se prolongeant en arrière du côté du voile sous forme de fer de lance; 2º d'une plaque en caoutchouc mou répondant à la perte de substance vélo-palatine et s'appliquant sur les bords. Les plaques palatine et vélo-palatine se continuent sans interposition de charnière ou autre articulation ; la partie dure qui se prolonge au centre du caoutchouc mou lui sert de tuteur et le fait appliquer sur les bords de la perforation (fig. 36).

On a reproché à ce voile artificiel ainsi construit de ne pas posséder la mobilité désirable. Dans les premiers temps, au repos, il comble bien la fente, mais, dans les mouvements de déglutition, il s'applique mal et gêne le travail physiologique des parties musculaires voisines. Au bout de quelque temps, le caoutchouc mou

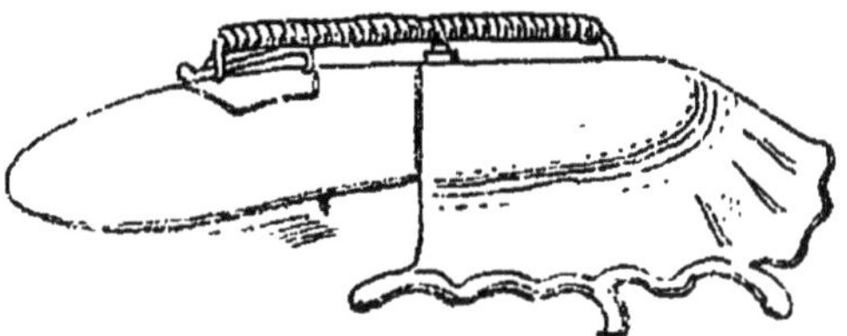

Fig. 37. — Appareil de Kingsley.

est déformé sous l'influence de ces pressions continuelles, il ne s'applique plus, même au repos. Il durcit, et sa mobilité déjà précaire diminue encore ; il se fendille et se sépare de la plaque palatine à son point d'union avec elle.

Mais il faut surtout reprocher à ce voile artificiel une restauration fonctionnelle insuffisante, qui lui est d'ailleurs commune à des degrés divers avec tous les appareils obturant incomplètement le naso-pharynx.

***Appareil de Kingsley.*** — Il se compose: 1º d'une plaque palatine en vulcanite ou en métal ; 2º d'un voile artificiel en caoutchouc mou; 3º d'une charnière qui réunit ces deux parties et assure la mobilité du voile artificiel (fig. 37).

Cette charnière n'assure pas l'adhérence aux parties

musculaires restantes ; aussi doit-on lui adjoindre un
ressort qui l'applique sur les bords de la perforation.
Ce ressort peut être inférieur ou buccal, composé alors

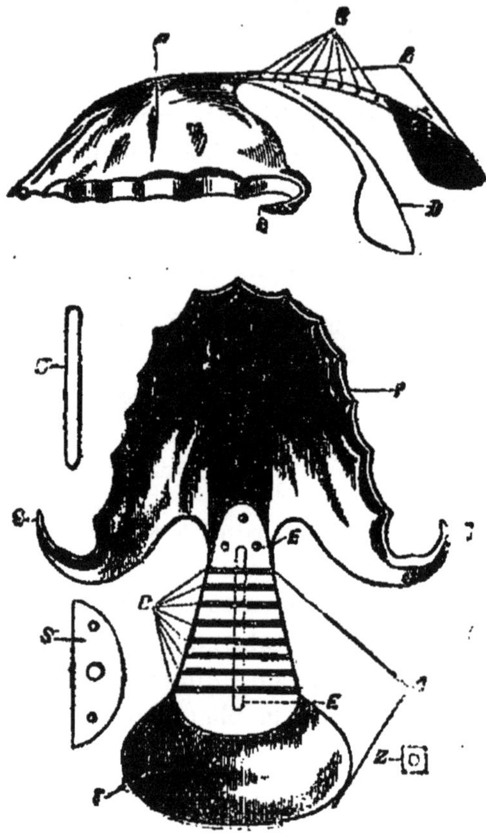

Fig. 38. — Appareil de Guerini.

d'une lamelle d'or, aplatie, fixée dans la plaque-base
par son extrémité postérieure appuyant sur la partie
vélo-palatine de l'appareil, qu'elle porte en haut dans
les mouvements de déglutition. Ou bien ce ressort est
supérieur, nasal ; il est alors formé par un ressort à
boudin attaché en avant à la plaque palatine et en

arrière au voile artificiel qu'il tire en haut, assurant ainsi son contact avec les parties restantes du voile. On peut remplacer ce ressort à boudin par un anneau de caoutchouc placé de la même façon.

***Appareil de Guérini*** (1) (de Naples).—Cet appareil comprend : 1º une plaque palatine, de préférence en métal ; 2º un voile artificiel en caoutchouc mou ; 3º une articulation réunissant ces deux parties. C'est cette articulation qui fait l'originalité de l'appareil Elle se compose d'une série de petites lamelles transversales réunies par des charnières, formant ainsi plusieurs petites articulations qui donnent à l'obturateur une grande mobilité sur la plaque palatine. La pression nécessaire pour l'adaptation de l'appareil aux parties voisines dans tous les mouvements est fournie par une petite lamelle d'or faisant ressort, appliquée perpendiculairement aux lamelles. Cette petite lamelle est assez faible pour pouvoir céder sous l'influence des mouvements d'abaissement, tout en portant le voile en haut dans les mouvements d'élévation (fig. 38).

***Appareil de Martin.***— **1ª Appareils à poches d'eau.** — Martin ne se contente pas d'établir une cloison entre la cavité bucco-pharyngée et les fosses nasales ; afin d'obtenir une émission de voix presque normale, il remplace en totalité les pertes de substance. « Les appareils que nous employons sont en caoutchouc dur et mou, ce qui nous permet d'obtenir un voile artificiel jouissant de la mobilité et de la souplesse des voiles naturels. En outre, et c'est là la partie originale de notre méthode, nous remplaçons par des masses creuses de caoutchouc toute la perte de substance, de

____

(1) Nouveau système d'obturateur pour voile du palais (*Congrès dentaire international de Paris*).

façon à donner aux cavités buccale et nasale leur forme
naturelle. C'est, en effet, le seul moyen qui permette
d'obtenir une prononciation correcte (1). »

En vertu de ce principe, Martin construit des appareils ayant à leur partie postérieure des masses globu-
leuses de caoutchouc mou creux. Si le vomer manque
en partie, il le remplace dans son obturateur par une
saillie médiane allant à la rencontre du vomer naturel
(fig. 39).

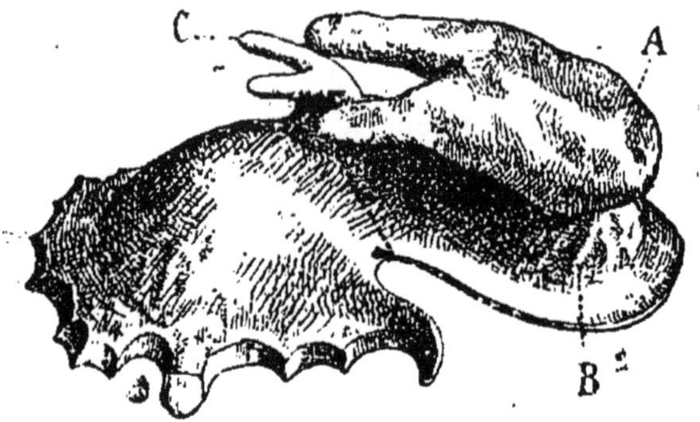


Fig. 39. — Appareil à poches d'eau de Martin.
A, Poche d'eau supérieure. B, Voile artificiel. C, Prolongement nasal.

Afin de donner plus de mobilité à l'obturateur, pour
qu'il puisse suivre tous les mouvements que leur impri-
ment les muscles, il remplit incomplètement de liquide
la cavité en caoutchouc mou creux, très mince, située à
la partie postérieure. Il donne à cette partie obturatrice la forme de deux poches réunies par un étranglement. La poche inférieure se continue avec la plaque
palatine de l'appareil et s'applique par sa face supérieure contre la face inférieure des parties restantes du
voile.

(1) Cl. MARTIN, De la prothèse immédiate. Paris, 1889, Masson,
édit.

La poche supérieure, plus petite, est située dans les fosses nasales, sur le plancher desquelles elle s'applique par sa face inférieure débordant un peu les bords de la perte de substance.

L'étranglement qui réunit les deux poches correspond aux bords de la perforation, qui sont ainsi engainés par les deux valves.

Les deux poches sont creuses et communiquent par une ouverture au niveau de l'étranglement. Cette cavité cloisonnée est incomplètement remplie de liquide. Sous l'influence des mouvements musculaires qui compriment la poche inférieure, le liquide qu'elle contient est chassé dans la poche supérieure, qui augmente de volume et applique l'appareil contre le plancher des fosses nasales. L'appareil suit ainsi tous les mouvements du voile et obéit à la moindre impulsion musculaire qui lui est communiquée par les muscles environnants. En variant la forme des poches, on peut faire affluer le liquide dans les endroits convenables et obtenir ainsi des mouvements se rapprochant beaucoup de ceux du voile normal.

**2° Obturateurs à volets.** — Cependant Martin, modifiant sa manière de voir, a imaginé ensuite un autre *obturateur* dit *à volets*, qu'il décrit lui-même de la façon suivante. « Il est constitué d'abord par une pièce palatine en caoutchouc dur et un voile mou ou dur, reliés entre eux par une charnière (fig. 40 et 41).

« Au-dessus du voile est fixée la deuxième partie de l'appareil, destinée à combler en partie la cavité pharyngienne. Elle est formée de trois volets : un médian et deux latéraux. Ceux-ci présentent sur leur bord externe une gouttière où viennent se loger les moignons

du voile qui vont leur communiquer le mouvement.
Ces volets, sur une coupe transversale, offrent une
section triangulaire à sommet interne, et la face inférieure de l'un repose et glisse sur la face supérieure
de l'autre. Le volet médian offre aussi une section
triangulaire à sommet tourné en bas et se logeant dans
l'angle formé par les deux volets latéraux ; les faces
latérales reposent et glissent sur la face supérieure de
ceux-ci. Lorsque les moignons du voile se contractent,

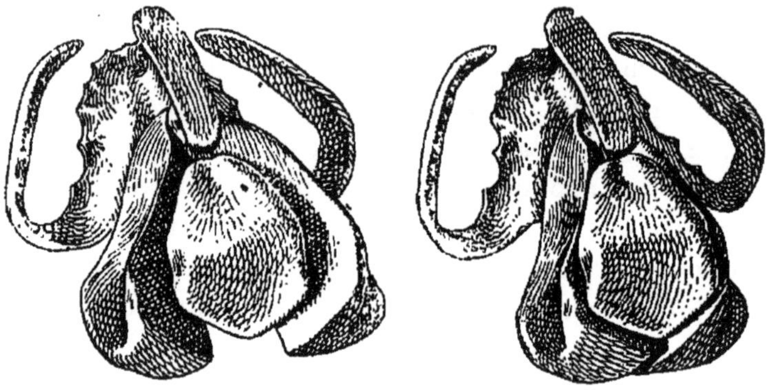

Fig. 40 et 41. — Obturateur à volets de Claude Martin.

1. Position des volets de l'appareil, les muscles du pharynx étant
au repos.

2. Position des volets de l'appareil pendant la contraction des muscles du pharynx.

ils compriment les volets latéraux, qui glissent l'un sur
l'autre par leurs faces inclinées, en refoulant en haut
le volet médian qui vient s'appliquer contre la paroi
postérieure du pharynx. Dans le relâchement, le volet
médian descend par son propre poids, écarte les volets
latéraux ; ceux-ci reviennent à leur position de repos,
et la communication entre le pharynx et la cavité nasale
se trouve rétablie (1). »

(1) Cl. MARTIN, *Cong. de Madrid*, 1903, p. 54.

5.

Pour construire ces appareils creux on fait un modèle en plâtre des parties destinées à être transformées en caoutchouc creux, c'est-à-dire des volets, et, après avoir appliqué sur toutes les parois du plâtre une épaisseur suffisante de caoutchouc, on le vulcanise. On enlève le plâtre en y pratiquant un trou que l'on rebouche ensuite.

***Voile artificiel à clapet de Delair*** (1). — Cet appareil est basé sur les propositions suivantes que les longs travaux de Delair lui ont permis d'établir :

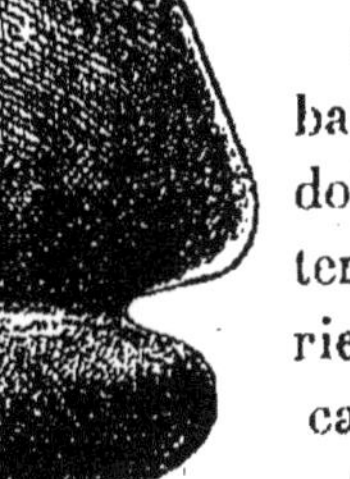

Fig. 42. — Le voile à clapet.

1° La portion palatine ou basale d'un voile artificiel doit être en métal, afin d'obtenir une résonnance supérieure à celle donnée par le caoutchouc vulcanisé ;

2° Le voile, quelle que soit sa forme, doit être mou et souple (fig. 42) ;

3° Le voile doit être relié à la plaque palatine par une articulation entièrement mobile afin de pouvoir accompagner dans leurs mouvements d'élévation et d'abaissement les moignons du voile fissuré et les piliers.

4° Le voile artificiel doit s'étendre au delà des limites des piliers antérieurs, de façon à obturer la cavité pharyngienne, afin de diminuer la résonnance. Le bord

---

(1) DELAIR, Voile artificiel à clapet (*Cong. dent. nat. Ajaccio, Odontol.*, juillet 1902, p. 59).

Sur la prothèse vélo-palatine (*Odontol.*, 1905, p. 143).

Méthode nouvelle de prothèse restauratrice vélo-palatine (*Odontol.*, 1901, p. 353).

postérieur de ce voile doit entrer exactement en contact avec le bourrelet formé par la contraction du muscle constricteur supérieur du pharynx au cours de la déglutition et de l'émission des sons.

Le voile à clapet de Delair est en caoutchouc mou et présente des bords convexes. Il est relié à un appareil dentaire fixé par une charnière. Ce voile se relevant en arrière des piliers postérieurs et se terminant en forme de coupole ovale, ses bords souples et minces s'appliquent étroitement sur les contours du pharynx, formant ainsi une sorte de clapet s'opposant au passage de l'air. Lorsque le caoutchouc mou est détérioré, il est possible de changer ce clapet. « Pour faciliter les mouvements d'élévation du voile artificiel et lui permettre de suivre ceux du voile naturel, une simple rondelle de caoutchouc mou sert de ressort ; elle est retenue par une tige à anneau surmontant la partie postérieure de la plaque base et se fixe à un crochet soudé sur un des deux écrous qui vissent le voile à la pièce postérieure mobile de l'appareil. »

Pour construire son appareil Delair prend seulement un moulage du maxillaire supérieur ne s'étendant pas au delà des limites du palais osseux. D'après ce moulage il construit la plaque base à rétention dentaire. Pour exécuter la portion mobile, c'est-à-dire le voile artificiel et son clapet destiné à obturer le pharynx, l'auteur préfère ne se servir que de mensurations. Les bords de la fente palatine et les piliers ont en effet un écartement variable suivant que les moignons du voile sont au repos ou en état de contraction. Or le moulage, qui nécessite une application cocaïnée, donne la position respective des moignons à l'état de repos, et si un clapet était construit sur ces données, il serait trop petit, car les moignons en se contractant augmentent l'écartement des bords de la fissure. Il s'en suivrait que l'ap-

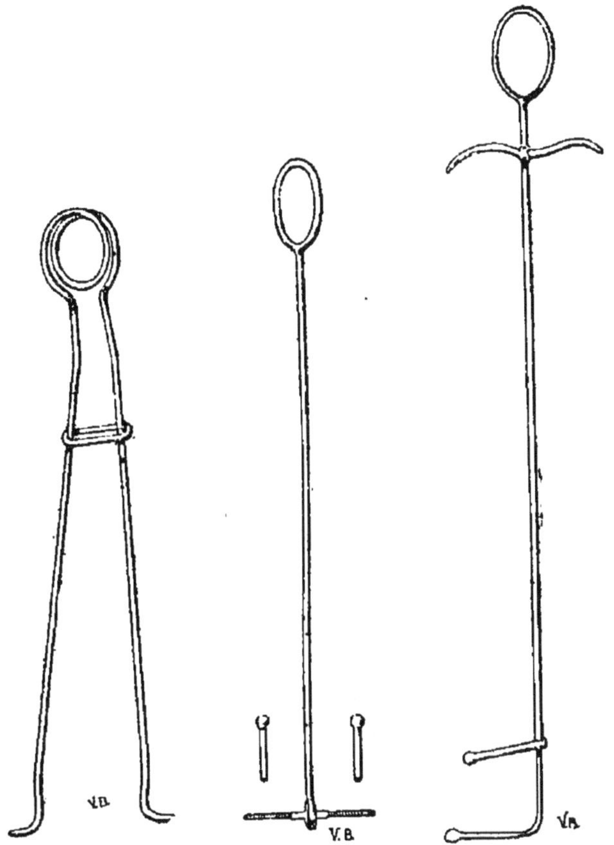

Fig. 43 à 45. — Compas de Delair pour les mensurations bucco-pharyngiennes.

pareil obtenu ne provoquerait l'occlusion du pharynx qu'à l'état de repos, celle-ci se trouvant incomplète, précisément au moment de la contraction des moignons du voile. Delair exécute donc ses mensurations en tenant compte de l'écartement extrême des bords de la fissure, ce qu'il obtient en provoquant des contractions musculaires à l'aide de titillations de la muqueuse.

Un certain nombre de compas spéciaux imaginés par l'auteur sont nécessaires (fig. 43 à 45), ces instruments permettent d'obtenir les 3 mensurations suivantes :

1° Ecartement maximum des bords de la fissure ;

2° Ecartement maximum des bords de la luette à la paroi postérieure du pharynx ;

3° Distance qui sépare les parois latérale du pharynx.

Cependant il ne faudrait pas construire un appareil possédant absolument les mêmes dimensions. En effet, si l'échancrure du voile au niveau des piliers mesure exactement la distance maxima d'écartement des moignons, l'appareil risquerait d'ulcérer la muqueuse par frottement. Le voile sera donc à ce niveau inférieur de 3 millimètres environ au chiffre obtenu par mensuration.

De même le clapet sera inférieur de 2 millimètres environ, dans le sens antéro-postérieur, au chiffre obtenu par mensuration du pharynx, car, si le clapet présentait la même profondeur que le pharynx, l'obturation serait totale aussi bien au repos que pendant l'action et le passage de l'air pour l'expiration et l'inspiration deviendrait impossible.

Enfin si le clapet présentait la même largeur que l'espace transversal séparant les parois latérales du pharynx, le frottement l'empêcherait de remonter pendant l'action, de là la nécessité de le faire plus étroit d'environ 3 millimètres.

« En résumé, dit Delair (1), dans le cas de fissure totale, une plaque dentaire, faisant pont d'un bord à l'autre de la fissure palatine, formera obturateur fixe

---

(1) DELAIR, Sur la prothèse vélo-palatine (*Odontologie*, 15, II, 05, p. 151).

jusqu'au niveau de la portion aponévrotique du voile. C'est exactement à ce point qui correspond à la face antérieure des dents de sagesse que devra être placé, sur la pièce dentaire, le mécanisme du voile artificiel à clapet.

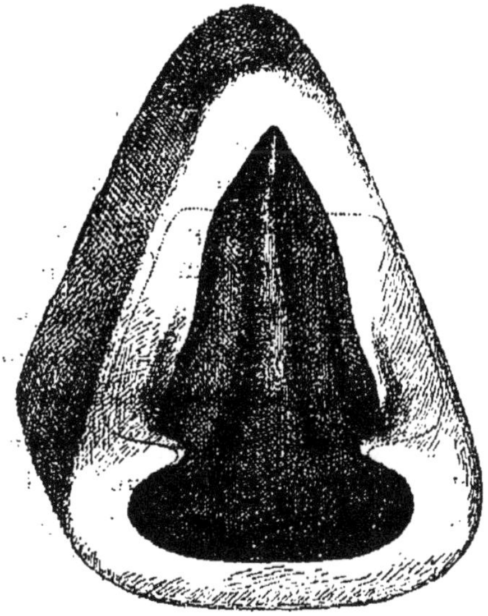

Puis, étant donnée la largeur d'une fissure totale quelconque, nous déterminerons celle du voile artificiel que nous nous proposerons de façonner, en l'augmentant de 7 à 8 mm. sur chaque bord pour assurer un contact absolu avec les moignons pendant l'écartement extrême de ceux-ci, c'est-à-dire pendant la déglutition, la phonation ou le chant.

Fig. 46. — Coupe horizontale et transversale d'une fissure vélo-palatine.

Sa longueur devra être moindre d'un centimètre. Nous avons étudié mathématiquement les dimensions à donner aux deux échancrures situées entre le voile et le clapet. Revenons sur ce sujet extrêmement important, car de sa connaissance parfaite dépend le plus souvent le succès.

Il est bien entendu que la largeur de chaque échancrure doit correspondre à l'épaisseur du tronçon de luette qui doit s'y emboîter. Cette épaisseur varie selon

les cas, sa moyenne est de 4 à 6 m/m. Chaque échancrure doit venir enfourcher pour ainsi dire le moignon correspondant immédiatement au point de réunion des tronçons de luette et des moignons du
voile.

Pour le clapet je rappelle en passant que son but est
d'occlure le pharynx nasal pendant la déglutition,
ainsi que pendant l'émission des quatre cinquièmes des
sons articulés. J'ai déjà dit sa raison d'être ajouté au
voile artificiel proprement dit, j'en ai démontré le rôle
physiologique, lorsque j'ai présenté, il y a deux ans,
plusieurs sujets auxquels il était appliqué.

Au point de vue de ses applications, je dis à nouveau
que, sauf le cas rare de très grande étroitesse de la fissure, il peut toujours être employé.

Il n'existe aucune proportion anatomique exacte entre
la largeur et la profondeur de l'espace situé entre le
pharynx et les tronçons de luette. Les amygdales sont
en effet souvent une cause de rétrécissement de la
cavité; par leur volume elles repoussent parfois en
avant les piliers antérieurs, ce qui agrandit les dimensions de l'espace à combler. D'autres fois elles sont
rudimentaires, et cet espace est plus étroit.

Le clapet sera toujours ovale, mais non point d'une
régularité géométrique; sa partie transversale antérieure doit être droite d'une échancrure à une autre, et
son bord postérieur d'une courbure très peu accentuée,
pour venir s'appliquer intérieurement dans le pharynx
nasal contre le muscle constricteur supérieur du pharynx pendant l'action. »

Delair a établi une table de proportion permettant
de discerner les dimensions à donner au voile et au
clapet d'après les mensurations du pharynx. Il établit

## 88 PROTHÈSE TARDIVE

ainsi sept types principaux correspondant au cas de pratique courante.

Nous croyons devoir publier ce tableau dont l'utilité pratique est très grande pour la construction d'un voile à clapet.

Comme on le voit d'après cette table de proportions l'application d'un voile à clapet peut s'opérer facilement sur des fissures de 20 à 30 mm. et plus. Au-dessous de ces dimensions Delair pense que la staphylorraphie est plus indiquée qu'un appareil prothétique.

Le voile à clapet ne doit pas être appliqué d'emblée, car il provoquerait par son volume des contractions réflexes du pharynx.

| Types | MESURES PRISES SUR NATURE | | | | DIMENSIONS CORRESPONDANTES des voiles | | | |
|---|---|---|---|---|---|---|---|---|
| | Écartement au repos des moignons au voile | Écartement maximum pendant l'action | Profondeur de la cavité pharyngienne | Écartement des parois latérales du pharynx | Écartement des échancrures | Largeur maxima du voile | Longueur du clapet | Largeur du clapet |
| | m/m | m/m | m/m | m/m | m/m | m/m | m/m | m/m |
| I | 23 | 31 | 16 | 47 | 29 | 48 | 14 | 44 |
| II | 22 | 30 1/2 | 16 | 45 | 27 1/2 | 46 | 14 | 42 |
| III | 21 | 29 | 15 | 43 | 26 | 44 | 13 | 40 |
| IV | 20 | 28 | 14 | 42 | 25 | 42 | 12 | 38 |
| V | 19 | 26 1/2 | 13 | 41 | 23 1/2 | 41 | 11 | 38 |
| VI | 18 | 25 | 14 | 37 | 22 | 40 | 12 | 34 |
| VII | 17 | 23 | 12 | 35 | 20 | 39 | 10 | 32 |

Il est nécessaire d'obtenir préalablement la tolérance de la région pharyngée vis-à-vis du corps étranger que l'on désire y placer. Dans ce but on fait d'abord porter au malade la plaque base qui sert en même temps d'obturateur en cas de fissure de la voûte. Lorsque le sujet est habitué à se servir de cette pièce, on y ajoute une languette de caoutchouc qui constitue une sorte de demi-voile. Quelques jours plus tard ce demi-voile est remplacé par un voile entier.

Plus tard on y ajoute un demi-clapet. Plus tard, enfin, lorsque l'accoutumance est devenue parfaite, on place l'appareil complet et définitif.

Cette éducation du pharynx nécessite environ trois semaines (Delair).

**_Voile artificiel de Calvin Case_** (1). — Cet appareil est constitué par une plaque métallique mince de forme triangulaire à sommet antérieur et à base postérieure. Les bords de cette plaque sont garnis d'un cylindre de caoutchouc mou destiné à entrer en contact avec la muqueuse. Ce cylindre de caoutchouc, dans sa portion antérieure, est creusé en gouttière afin de recevoir les bords de la fente palatine (fig. 47 à 60).

L'appareil est maintenu, en avant, à l'aide d'une plaque métallique retenue par des crochets embrassant les dents voisines; mais lorsque le patient a porté ainsi son obturateur pendant quelque temps, et qu'il s'y est complètement habitué, il peut le maintenir facilement en place, _d'après Calvin Case_, et supprimer la plaque palatine et ses crochets de rétention.

Pour construire un voile suivant le système de Case, il est nécessaire de prendre l'empreinte exacte des faces buccale et nasale de la fissure. Pour obtenir de bonnes empreintes l'auteur conseille les deux moyens suivants :

(1) CALVIN CASE, Traitement mécanique des fissures congénitales de la voûte palatine (*Cong. dent. internat. Saint-Louis*, août 1904. *Odontologie*, 30 oct. 1905).

« La surface palatine est alors disposée de façon à
ce que le plâtre y adhère et toute la portion de la com-

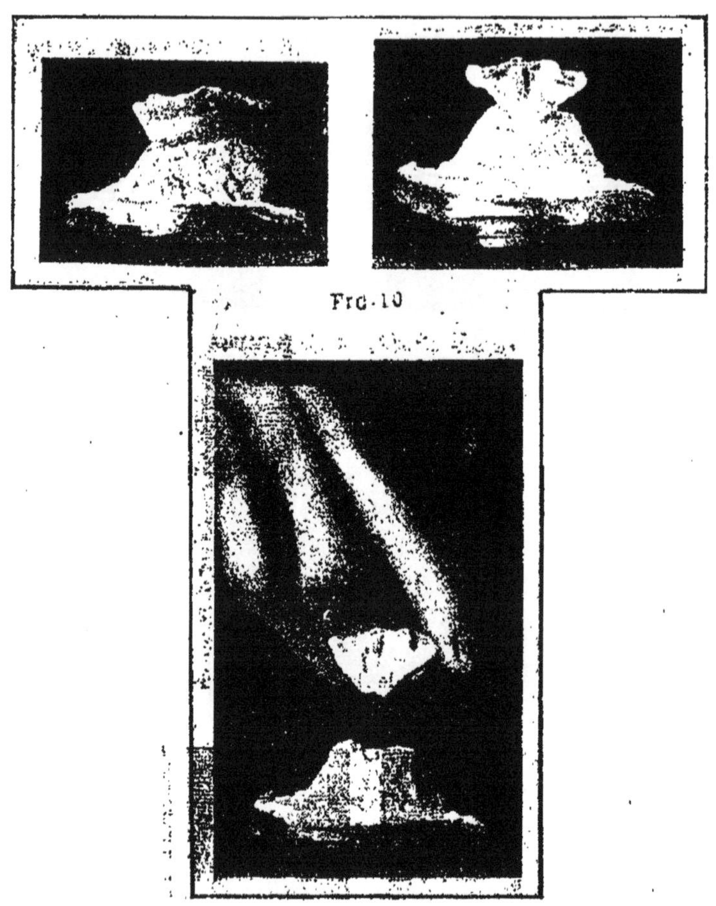



Fig. 49 et 50. — Empreinte au plâtre composée (Calvin Case).

position qui s'étend au-dessus des bords les plus voisins des fissures est coupée et la surface taillée est
unie et huilée.

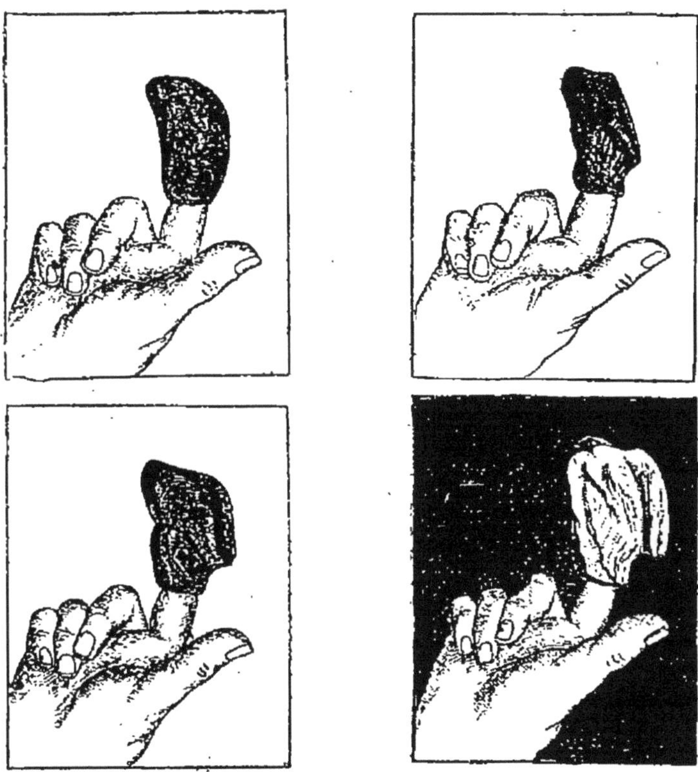

Fig. 51. — Différentes phases de la prise d'empreinte (Calvin Case).

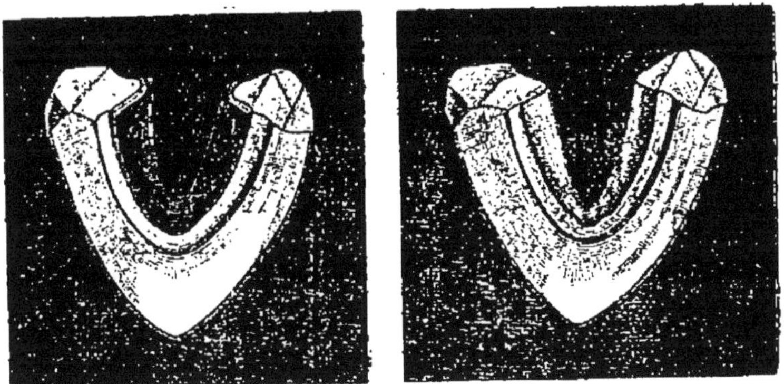

Fig. 52 et 53. — 1 Vue buccale du modèle terminé ; 2) Vue nasale (Calvin Case)

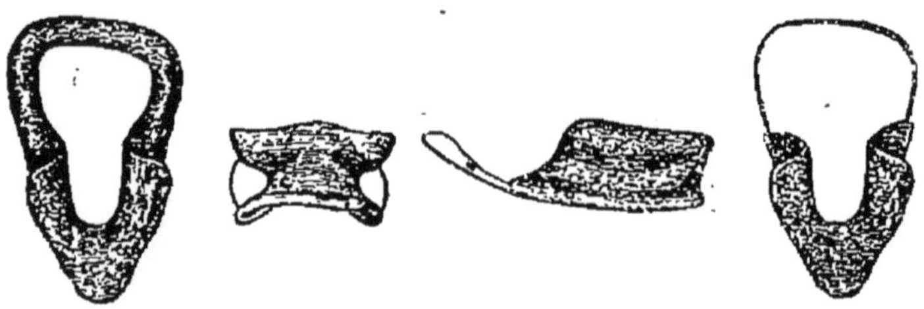

Fig. 54 et 55. — Disposition du fil métallique destiné à servir de support à la composition pour empreinte du pharynx contracté.

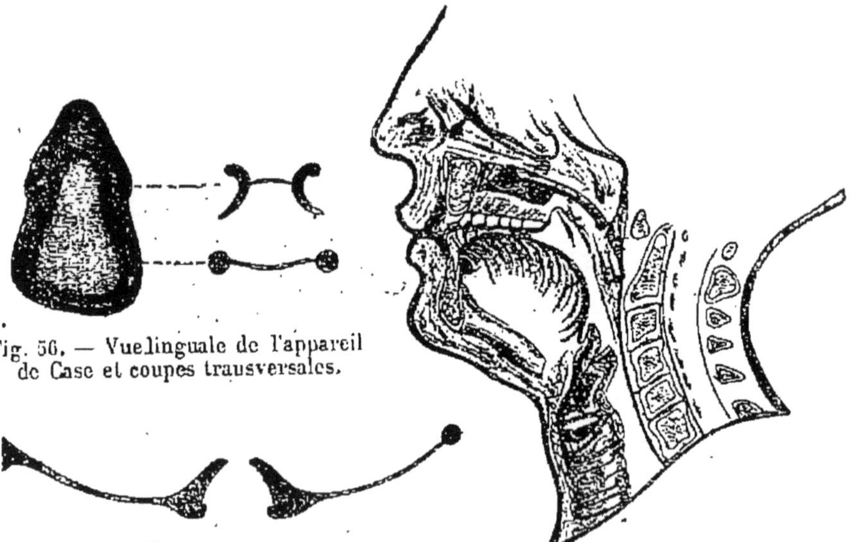

Fig. 56. — Vue linguale de l'appareil de Case et coupes transversales.

Fig. 57. — Coupes longitudinales.

Fig. 58. — Rapport de l'appareil avec le pharynx.

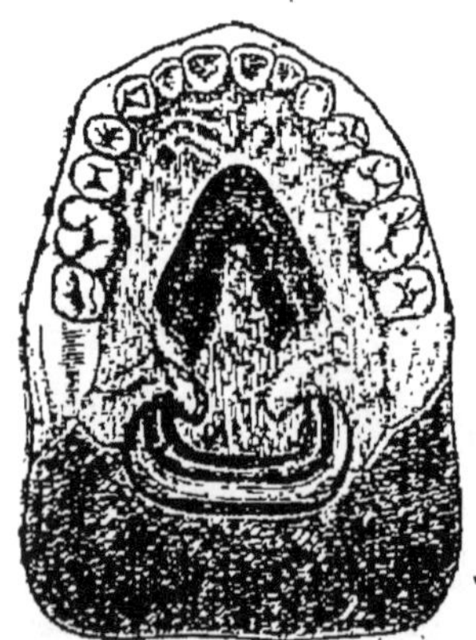

Fig. 59. — Rapports de l'appareil avec les moignons du voile.

(Calvin Case).

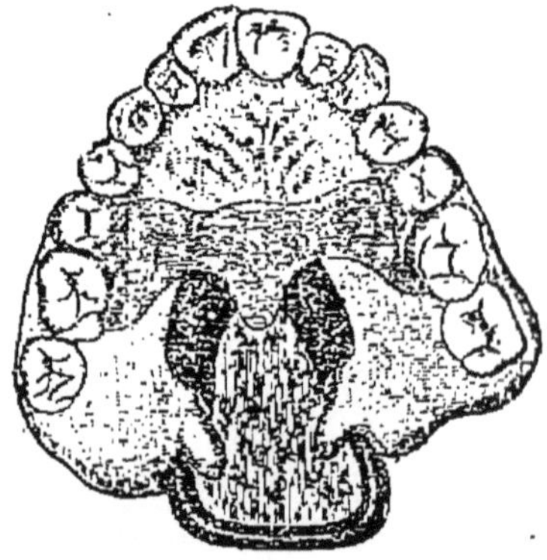

Fig. 60. — Plaque palatine de soutien.

« Lorsque la masse est assise en position avec le plâtre, il n'y a pas à craindre de ne pouvoir l'enlever aisément, même quand le plâtre est en excès (pourvu qu'il ne vienne pas en avant du bord alvéolaire dans les fissures extensives doubles), car toute cette portion qui s'étend au-dessus du bord des fissures formant l'empreinte des fosses nasales se séparera facilement. de la surface unie et huilée de la composition, lorsque l'empreinte sera enlevée ; elle n'est en effet pas autrement fixée aux parties inférieures lorsque la composition forme un pont complet entre les fissures et leurs bords les plus voisins.

« La section nasale peut alors être refoulée vers la partie plus ouverte des fissures, et on peut la laisser retomber sur un miroir à bouche, d'où on la replace sur l'empreinte. D'ordinaire je préfère le plâtre seul, en le divisant, comme ci-dessûs, en sections aux bords de la fissure (1). »

On confectionne d'abord la portion creusée en gouttière qui doit emboîter les bords de la fissure palatine.

A la partie postérieure de cette pièce on adapte deux tubes métalliques dans lesquels s'engage une boucle de fil de cuivre. Cette boucle est allongée ou raccourcie, jusqu'à ce qu'elle entre en contact avec les parois pharyngées. « Après avoir ajusté le fil pour marquer les lignes désirées du voile, un rouleau de composition peut être attaché à la boucle en suivant les contours de la surface périphérique. Il est placé chaud dans la bouche, et on recommande au patient d'avaler, ce qui, après plusieurs fois, donne une empreinte parfaite du bord extérieur de la zone désirée, quand les muscles sont contractés. » (Case.)

(1) CALVIN CASE, *ibid*

**Voile artificiel de Norman W. Kingsley** (1). —
Cet appareil est formé de deux clapets en caoutchouc
mou réunis sur la ligne médiane. Le clapet inférieur
est un voile ; il recouvre les bords buccaux de la fissure.
Sa forme la plus courante est triangulaire. L'extrémité
la plus aiguë ferme la pointe de la fissure et la base
est disposée en travers de la luette. Ce clapet se superpose aux parties molles qui le retiennent suffisamment

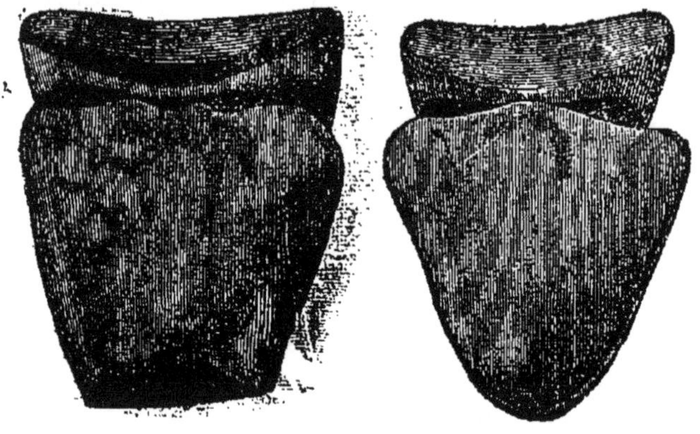

Fig. 61. — Voile de Norman W. Kingsley.

pour qu'il ne puisse, à travers la fissure, être rejeté
dans la cavité supérieure. Le clapet supérieur est destiné à obturer la cavité pharyngienne. Il est triangulaire comme le précédent, mais sa base s'étend plus
en arrière jusqu'au contact de la paroi pharyngée
(fig. 61).

Ce clapet supérieur repose sur la face nasale de la
fissure palatine. Il n'est réuni au clapet inférieur que
sur la ligne médiane. Il existe donc entre eux une
gouttière dans laquelle vient s'engager les bords de la

(1) B. OTTOLENGUI, Sur la fissure palatine, in American Text-Book of
prosthetic dentistry, Philadelphie, 1907 (Laboratoire, 4 août 1907).

fissure, comme dans le voile de Calvin Case. L'extrémité antérieure de ce double clapet est fixée à l'aide

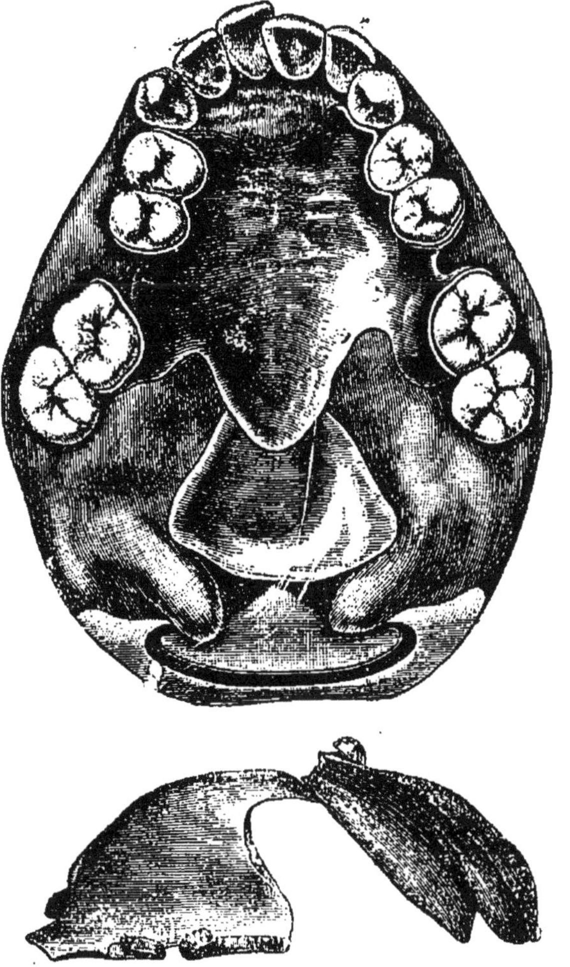

Fig. 62 et 63. — Voile de Norman W. Kingsley

d'un bouton métallique à une plaque palatine retenue
par des crochets embrassant les dents. La construction
de cet appareil nécessite des empreintes très exactes

des deux faces des bords de la fissure. Elle pourront
être prises suivant la méthode préconisée par Calvin
Case (fig. 51, 52, 53).

**Obturateur de Suersen.** — En 1877 Suersen (1)
construisit un appareil extrêmement original et qui
constituait à cette époque une véritable révolution en
matière de prothèse vélo-palatine (fig. 64).

*En effet, peu soucieux de reconstituer un voile, il*

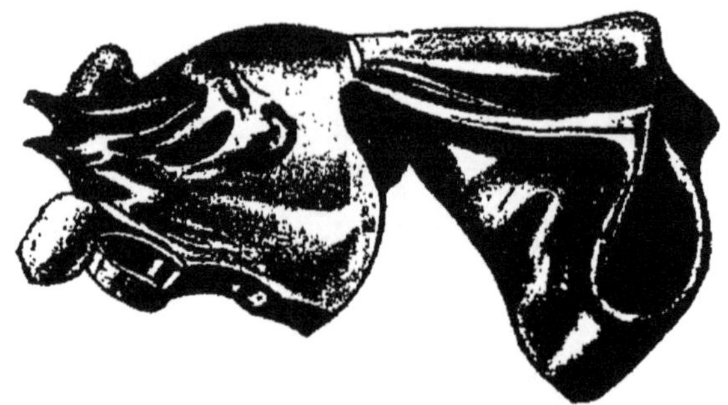

Fig. 64. — Obturateur de Suersen

*chercha uniquement à restaurer la fonction en assu-*
*rant l'obturation du naso-pharynx.*

Il se servit, pour réaliser l'occlusion, du bourrelet
formé sur la paroi postérieure du pharynx par le constricteur supérieur.

L'appareil utilisé dans ce but forme une seule pièce
rigide. La portion antérieure recouvre la voûte palatine,
la portion postérieure occupe toute la largeur du pharynx ; sur le bord postérieur de la pièce pharyngée
vient s'appuyer le bourrelet du constricteur supérieur
réalisant ainsi l'occlusion du pharynx nasal. Lorsque

(1) SUERSEN, Des défauts du palais. Opuscule tiré du traité de den-
tisterie opératoire de Robert Baume. Leipzig, 1877. Edition d'Arthur
Félix.

MARTINIER et LEMERLE. — Prothèse restauratrice-bucco-faciale.     6 le muscle est au repos, il subsiste une fente suffisante pour assurer le passage de l'air pour la respiration.

Les moignons du voile n'ont plus à jouer aucun rôle; seul le constricteur intervient comme agent actif obligeant, au moment de la prononciation des lettres, la colonne d'air à passer par la bouche.

L'appareil de Suersen se fait en caoutchouc dur. Il faut d'abord construire la pièce palatine, puis, avec de la gutta prendre l'empreinte du pharynx. Pour cela, on dispose à la partie postérieure de la pièce palatine une masse de gutta, ramollie et remplissant la plus grande partie de la cavité naso-pharyngienne. Profitant du moment où la gutta est encore molle, on fait parler et déglutir le malade, afin d'obtenir l'empreinte des diverses saillies musculaires de la région. La gutta refroidie et durcie est retirée, afin d'enlever l'excès de matière, puis remise en place et portée par le malade pendant 48 heures. Au bout de ce temps l'empreinte, qui devient également la maquette de l'appareil, se trouve définitivement mise au point, et il ne reste plus qu'à construire, avec son aide, la pièce en caoutchouc dur.

Sauf la prise de l'empreinte, qui est assez délicate, l'appareil de Suersen est donc facile à construire en raison de sa grande simplicité.

***Troisième appareil de Martin.*** — L'appareil de Suersen ne peut rendre de service que sur un sujet doué d'un constricteur supérieur, assez puissant pour déterminer par sa contraction un bourrelet suffisant pour pratiquer l'occlusion du naso-pharynx. Mais le bourrelet du constricteur n'existe pas toujours; il semble même fort peu développé dans notre pays, trop peu, d'après Cl. Martin, pour permettre d'utiliser l'obturateur de Suersen.

Cl. Martin, quoique ayant examiné un très grand nombre de malades, ne l'a rencontré qu'une seule fois, et il s'agissait d'un sujet porteur d'un appareil de Brugger.

« Cette discordance entre nos observations peut s'expliquer, dit-il, par les caractères mêmes de la langue que parle le malade. La langue allemande est essentiellement gutturale et les muscles du pharynx prennent une part importante à l'émission de presque tous les sons; aussi peut-on comprendre aisément le développement de ces muscles. Au contraire, la langue française est très douce, je dirai même que les consonnes gutturales y prennent une prononciation plus moelleuse, et c'est peut-être la raison qui nous a conduits à chercher des appareils légers et mobiles (1). » C'est en vertu de ces idées que Cl. Martin a simplifié son obturateur à volets en le réduisant à un appareil complètement rigide, à la manière de celui de Suersen. Mais cet appareil, « au lieu de se terminer en arrière par une masse cubique, porte en ce point une simple lame de caoutchouc de deux millimètres, qui vient prendre contact avec la paroi pharyngienne, au niveau du constricteur supérieur. Cette plaque, à partir du palais dur, passe par dessus les moignons du voile en s'élargissant sur toute la largeur du plancher des fosses nasales, afin d'empêcher le courant d'air respiratoire de passer par cette cavité. Assez épaisse en avant, où elle comble une partie des fosses nasales, elle s'amincit en arrière pour se terminer sur son bord postérieur, en une mince lame de caoutchouc mou, qui vient s'appliquer contre la paroi pharyngienne. Les moignons du

_____________

(1) Cl. MARTIN, *Cong. Madrid*, p. 48.

voile, au lieu de glisser sur les faces latérales, comme dans l'obturateur de Suersen, sont étalés sur sa face inférieure. L'appareil est d'abord mis en place pendant huit à dix jours. Tel qu'il est construit, l'air est obligé de passer en totalité par la bouche; grâce à cela, au bout de quarante-huit heures, le malade commence à parler assez bien. La voix est très nette, mais prend le timbre qu'on obtient lorsqu'on parle en fermant les narines ».

Lorsque les moignons du voile sont suffisamment habitués au contact de l'appareil, on creuse dans ce dernier des gouttières au niveau des points où viennent s'appliquer les moignons pendant leur contractions Ces gouttières sont prolongées jusque dans les fosse. nasales de façon à permettre au malade de respirer légèrement par le nez. Après une nouvelle attente d'une quinzaine de jours, en accentuant la profondeur des gouttières qui logent les moignons du voile, on offre au courant d'air une voie suffisante pour rétablir la respiration nasale dans toute son ampleur.

Au moment de la contraction du voile, les moignons s'appliquent dans la gouttière et obturent toute communication avec les fosses nasales. Les résultats obtenus par Martin avec ce dernier obturateur ont été remarquables.

Avec cet appareil Martin s'est efforcé de restituer aux moignons leurs fonctions physiologiques, en leur offrant un point d'appui. « L'utilisation directe de ces moignons, dit-il, dans la formation du son, donne à celui-ci une harmonie plus douce et plus naturelle. Ce n'est plus l'appareil qui vibre et va au devant du muscle, mais le muscle qui conserve son jeu normal et prend simplement appui sur l'appareil. En très peu de

temps les muscles parviennent à s'acquitter merveil-
leusement de leur nouvelle fonction. »

« Ainsi par une évolution d'idée analogue je suis
arrivé à peu près aux mêmes résultats que Suersen. La
différence essentielle entre ses appareils et les miens
tient à ce que, au lieu de me servir des muscles du pharynx comme agent actif d'obturation, j'utilise les muscles du voile.

« Chacun d'eux tire son indication du type de la langue parlée par le malade. Il est fort probable qu'en
Allemagne mon appareil rendrait moins de services
que celui de Suersen, comme, inversement, celui de
Suersen donnerait un résultat moins bon chez des
malades de langue française. Mais, du fait qu'ils permettent le libre jeu des muscles, ce qui ne peut que
contribuer à leur développement, le résultat ne fait que
s'améliorer à la longue, car le malade dispose de
moyens musculaires de plus en plus puissants. »


## ARTICLE III

## INTERVENTION PROTHETIQUE APRES STAPHYLORRAPHIE

On a vu, dans un chapitre précédent, que le tissu de
cicatrice a sans cesse tendance à se rétracter, mais
que des pressions douces et continues parviennent assez
facilement à corriger cette rétractilité.

Après une restauration vélo-palatine par staphylorraphie on constate le plus fréquemment un certain
raccourcissement du voile reconstitué par rétraction
cicatricielle. Parfois cette rétraction est telle que des

troubles fonctionnels persistent à cause de la trop
grande brièveté du voile, et l'on peut dire qu'en général,
après staphylorraphie, le voile est trop court, très tendu
et rendu rigide par le tissu cicatriciel.

Plusieurs auteurs ont cherché à remédier par des
moyens prothétiques à un pareil accident, qui enlève au
malade une grande partie du bénéfice qu'il devrait

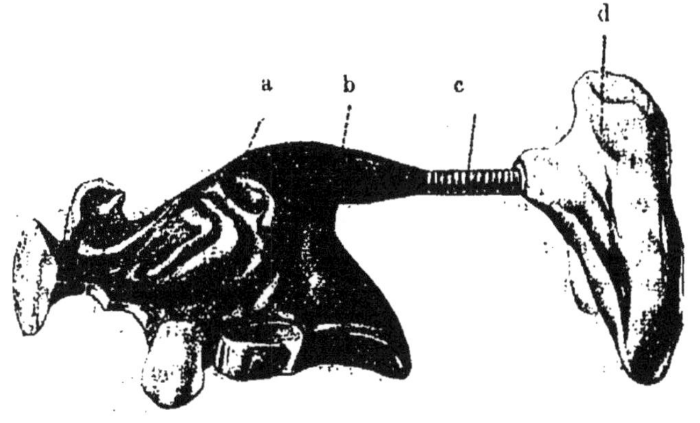


Fig. 65. — Obturateur de Schiltsky.

retirer de l'intervention chirurgicale auquel on l'a
soumis.

**Appareil de Schiltsky.** — Il est inspiré du principe de Suersen, destiné à remédier à la brièveté du
voile qui s'observe souvent à la suite de la staphylorraphie. Cet appareil, au lieu d'être en une seule pièce,
se divise en deux parties : une plaque palatine et un
bloc pharyngien reliés seulement par un ressort métallique qui chemine sur la face antérieure du voile restauré, le bloc pharyngien se trouvant ainsi maintenu
entre la face postérieure du voile et la paroi pharyngée.
La pièce palatine se fait en caoutchouc dur. L'empreinte du pharynx se prend suivant le procédé de

Suersen, et le bloc pharyngien est construit par Schiltsky en gomme élastique, afin qu'il soit un peu dépressible. Cette substance ayant l'inconvénient de s'altérer très vite, il serait préférable d'utiliser le caoutchouc mou vulcanisé (fig. 65).

*Méthode de Krouschoff.* — Krouschoff (1), le premier, en 1885, eut l'idée d'assouplir le voile reconstitué par staphylorraphie en exerçant des pressions à l'aide d'un appareil constitué de la façon suivante : une plaque palatine en caoutchouc dur porte un prolongement recouvrant la face inférieure du voile restauré. Un ressort applique ce prolongement sur le voile, exerçant ainsi une pression continue suffisante pour obtenir son allongement.

*Méthode de Brugger.* — Plus tard Brugger (2) remplaça la pression continue par le massage pratiqué plusieurs fois par jour pendant quelques minutes. Au

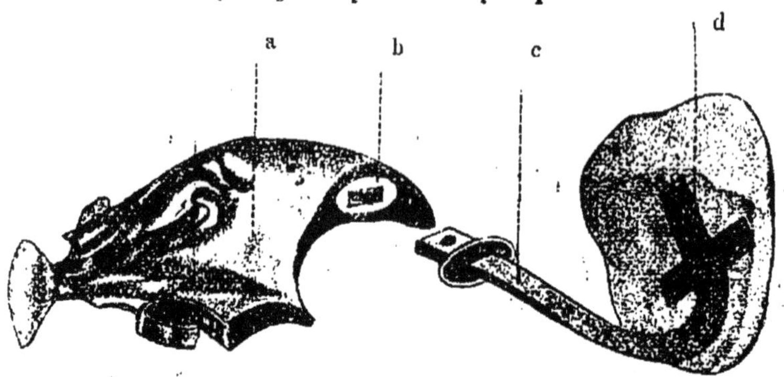


Fig. 66. — Obturateur de Brugger.

bout d'un certain temps le voile s'assouplit et s'allonge

(1) Krouschoff, Traitement des fissures et des perforations du palais par une nouvelle méthode. Staphylorraphie-uranoplastie et obturateurs. Saint-Pétersbourg, 1885.

(2) Brugger, Traitement des fissures palatines. Prothèse avec noyau de liège. Leipsig, 1895.

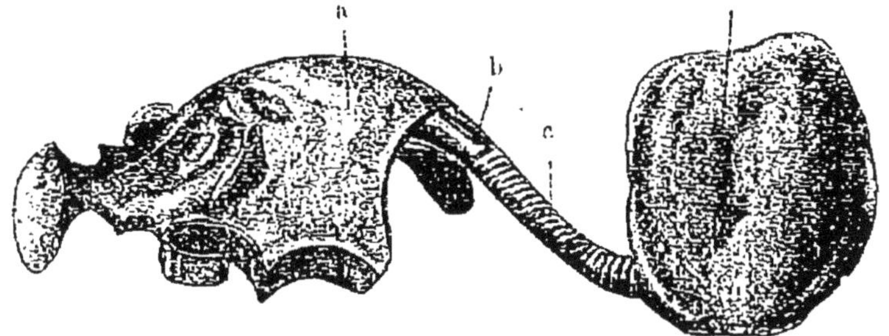

Fig. 67.— Obturateur de Brugger achevé.
*a.* plaque palatine ; *b,* ressort ; *c,* gaine en caoutchouc protégeant le
ressort; *d,* masse obturatrice.

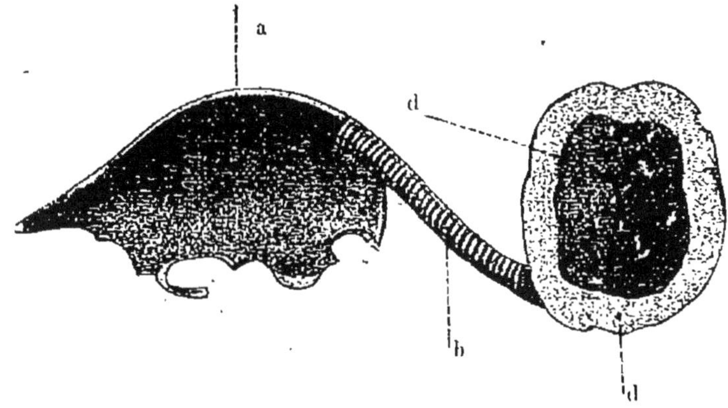

Fig. 68. — Le même en coupe transversale.

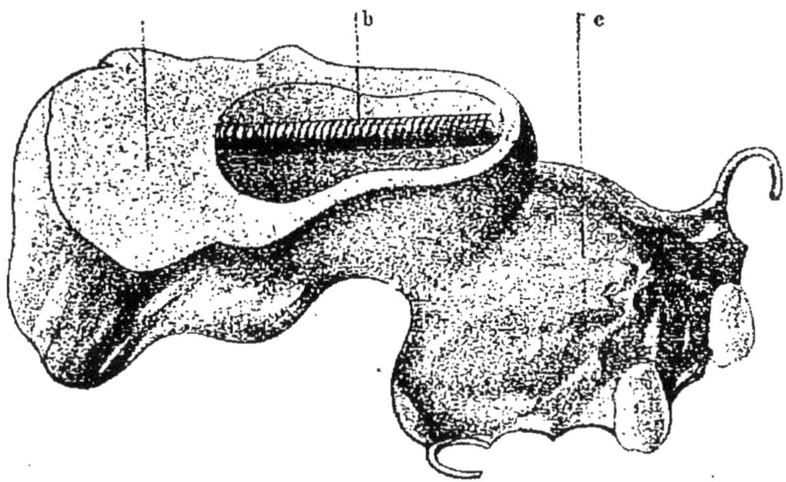

Fig. 69. — Obturateur de Brugger pour les cas non opérés.

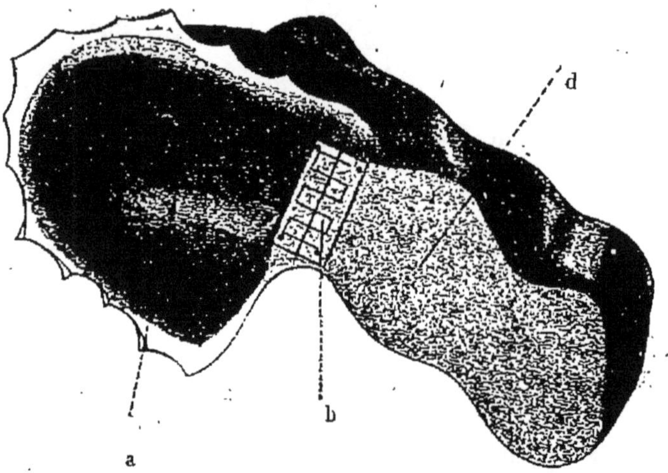

Fig. 70. — Obturateur de Brugger pour les cas non opérés.

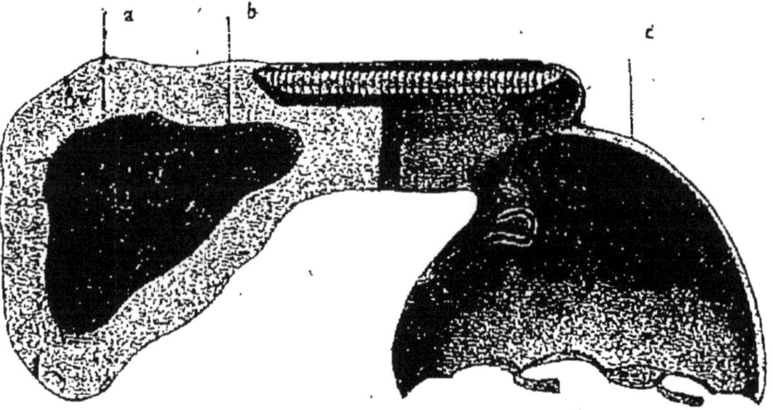

Fig. 71. — Le même en coupe médiane ; *a*, caoutchouc de revêtement ;
*b*, noyau de liège ; *c*, plaque.

assez pour se soulever spontanément. Au début
le malade porte un appareil de Schiltsky ou le propre
appareil de Brugger, qui diffère du premier en ce que
la pièce pharyngienne, au lieu d'être en gomme élastique, est constituée par un noyau de liège entouré de

« 1º En formant une base de composition à mouler
sur laquelle on étend le plâtre ; 2º en se servant du
plâtre seul.

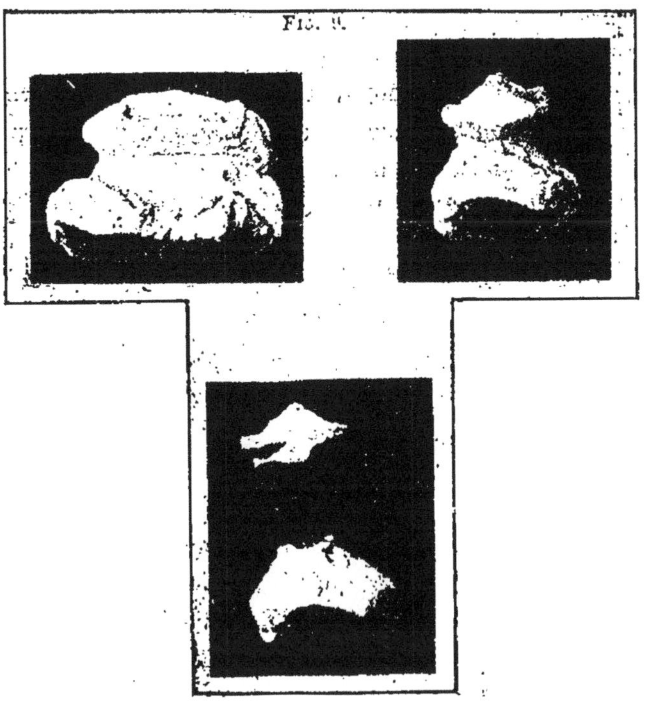

Fig. 47 et 48. — Vues diverses de la prise d'une empreinte
au plâtre d'une fissure étendue (Calvin Case).

« Pour le premier, on entoure l'index de la composition et on la presse doucement en position. En enlevant,
en amollissant, et, s'il y a lieu, en refaçonnant et en coupant l'excès plusieurs fois, on obtient finalement avec
cette composition à modeler une empreinte qui ne
déplace pas les bords postérieurs mous et qui supporte
parfaitement le plâtre pour l'empreinte finale.

caoutchouc mou vulcanisé. A mesure que le voile, sous l'influence du massage, s'allonge et s'assouplit, Brugger diminue l'épaisseur de l'appareil pharyngien, et parfois même arrive à le supprimer complètement (fig. 66 à 71).

On ne connaît pas assez la valeur du massage pour remédier à la brièveté du voile cicatriciel. L'un de nous a constaté dans un cas un allongement de 10 millimètres en cinq semaines de massages accompagnés d'exercices orthophoniques.

*Le massage est le complément obligatoire de la staphylorraphie. Mais c'est une règle qui, malheureusement, est trop généralement méconnue.*

## ARTICLE IV

### OBTURATEURS PERMETTANT LA SUCCION CHEZ LE NOUVEAU-NÉ ATTEINT DE FISSURE LABIALE ET VÉLO-PALATINE

La mortalité des nourrissons atteints de division congénitale de la lèvre et de la voûte palatine est très élevée, en raison des difficultés de leur alimentation. L'allaitement au sein maternel ne peut jamais être réalisé, car la préhension du mamelon est impossible ; la succion et la déglutition ne peuvent s'effectuer et le lait est rejeté par les fosses nasales. On est réduit, pour nourrir ces enfants, à se servir soit d'une petite cuiller, soit d'une longue tétine pharyngée, soit de la gaveuse. Dans des conditions d'alimentation aussi défectueuses, la plupart de ces enfants succombent rapidement, le plus souvent par suite d'accidents de gastro-entérite.

Warnekros, de Berlin, construisit le premier un appareil destiné à permettre la succion aux enfants fissurés. Cet appareil, d'une extraordinaire simplicité, lui a donné les meilleurs résultats.

Il se sert, comme porte-empreinte, d'une petite cuiller dont il garnit la partie convexe avec un peu de stents. Le tout est introduit dans la bouche et pressé légèrement contre la voûte palatine. Une fois l'empreinte coulée en plâtre, il confectionne l'appareil en appliquant sur le modèle une feuille de cire recouvrant toute la région palatine. A la partie antérieure de cette plaque est fixée une anse de fil métallique. Le tout est mis en moufle, la cire est remplacée par du caoutchouc et l'on

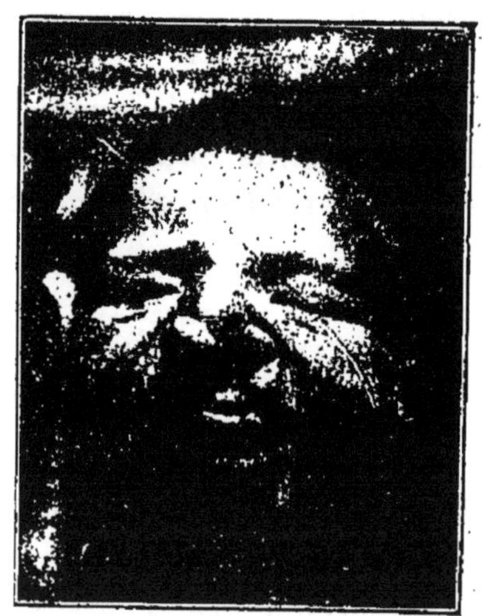

Fig. 72. - Prothèse pour nouveau-né.

obtient un petit appareil en vulcanite obturant la fissure palatine et présentant en avant une anse qui permet de le mettre en place, de le retirer et de le maintenir pendant la tétée (fig. 72).

On peut construire, pour faciliter les tétées, deux appareils semblables, mais dont l'anse métallique sera située à droite de la ligne médiane sur l'un, et à gauche sur l'autre. Cette disposition est utile pour permettre à la mère de maintenir l'appareil pendant la tétée du sein

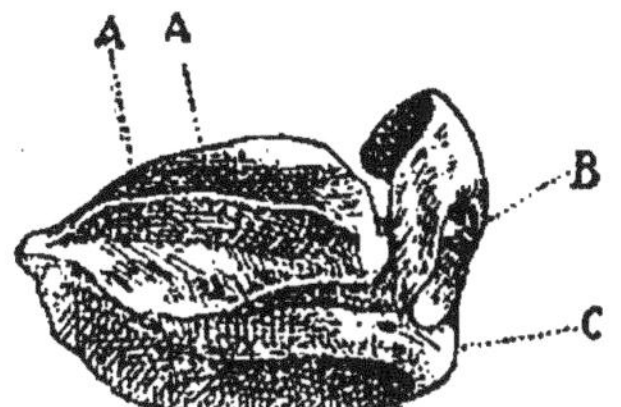


Fig. 73. — Appareil de Martin.
AA, bourrelets de caoutchouc
mou venant pincer la cloison ;
B, plaque de contention formant
appui sur le moignon incisif ;
C, lèvre artificielle en caoutchouc mou creux rempli d'eau.

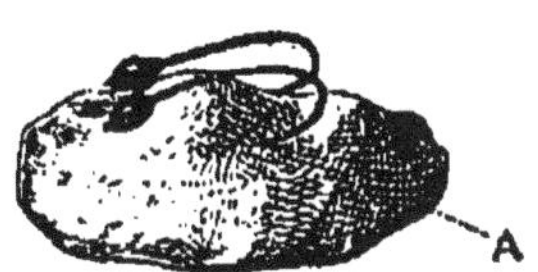


Fig. 74.—Appareil de Martin.
Ressorts pénétrant par
l'orifice des narines.
A, voile en caoutchouc mou.

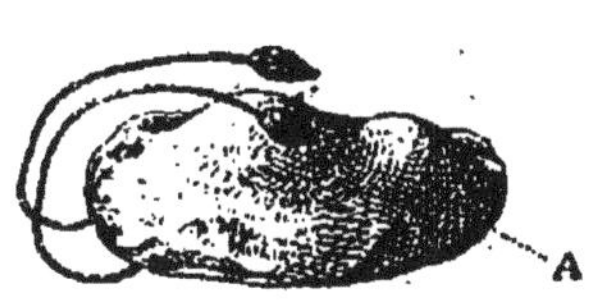


Fig. 75. — Ressort pénétrant
par l'orifice de la fissure palatine.
A, voile en caoutchouc mou.

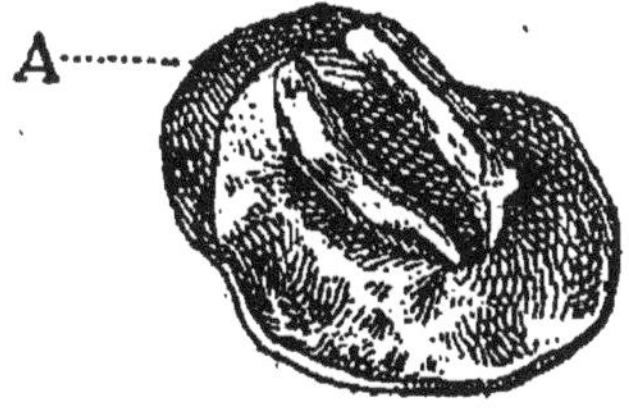


Fig. 76. — Fixation par des
bourrelets de caoutchouc mou
prenant point d'appui sur la
face supérieure du rebord
osseux de la fissure palatine.
A, voile de caoutchouc mou.

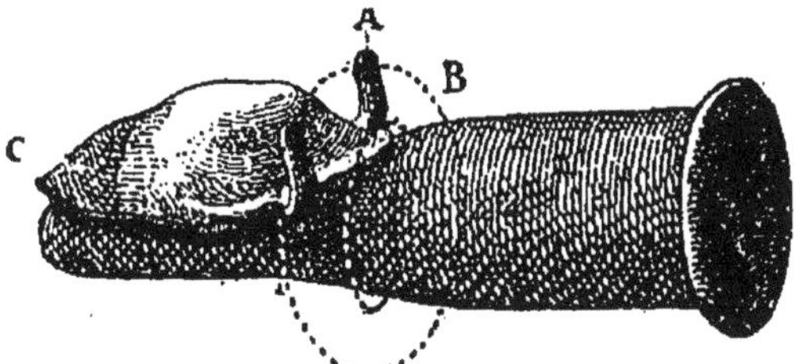


Fig. 77. — Tétine à plaque palatine obturatrice.
A, prolongements destinés à empêcher le déplacement de la tétine en
arrière ; B, anneau d'ivoire pouvant au besoin remplacer les prolongements ; A, C, portion de la plaque palatine en caoutchouc mou.

droit et du sein gauche. L'appareil est naturellement enlevé pendant l'intervalle des tétées.

L'alimentation de l'enfant peut être ainsi assez bien conduite, grâce à la plaque palatine donnant un point d'appui pour la succion et évitant le reflux par le nez.

Cl. et Fr. Martin ont construit des appareils dans un même but, mais ils ont cherché à en obtenir la rétention en prenant un point d'appui sur les bords de la fissure et sur les parois des fosses nasales. Ils préconisent l'usage de plaques en caoutchouc dur au niveau de la voûte palatine et en caoutchouc mou dans la partie correspondant au voile du palais divisé. Cette portion souple de l'obturateur peut recevoir ainsi, des moignons du voile naturel, de légers mouvements, contribuant pour une certaine part à faciliter la succion.

L'appareil est maintenu en place au moyen de deux fils d'or fixés à la partie antérieure de la pièce palatine. De là ces fils sortent de la bouche en décrivant une courbe qui contourne la lèvre supérieure, et leur extrémité libre vient pénétrer dans les fosses nasales par les orifices des narines.

Chacun de ces fils porte à son extrémité une petite olive de caoutchouc mou de 4 à 5 millimètres de diamètre, qui agrandit la surface de contact et rend la pression plus douce. Ils constituent donc deux ressorts exerçant une pression très légère sur le plancher des fosses nasales et maintenant ainsi la plaque appliquée contre la voûte.

« Ce mode de contention peut, d'ailleurs, disent Cl. et Fr. Martin, être modifié selon les variétés et le degré de la malformation. Ainsi, lorsque la voûte palatine est elle-même divisée, on pourra fixer les ressorts sur la face supérieure de l'appareil et les diriger en avant à travers la fissure. Dans un autre cas, lorsque le rebord alvéolaire se trouve lui-même fendu, on peut faire porter la pression des ressorts sur la face supérieure des bourrelets qui limitent la fissure. Enfin, dans quelques cas, on pourra prendre un point d'appui au moyen d'appendices en caoutchouc mou, soit sur la cloison elle-même et le moignon incisif, soit sur les rebords de la fissure, lorsque ceux-ci dessinent un bourrelet suffisamment saillant.

« Les moyens de contention peuvent donc varier suivant l'état anatomique existant dans chaque cas particulier (1). »

Lorsqu'il est nécessaire de rétablir la continuité de la lèvre supérieure, Martin a montré qu'il était possible d'ajouter à la pièce palatine une lèvre artificielle en caoutchouc mou creux, remplie d'eau, assez souple pour qu'elle puisse coapter d'une façon parfaite avec la lèvre inférieure.

L'application de ces appareils de prothèse ne présente vraiment un grand intérêt que lorsque l'enfant peut être nourri au sein de sa mère ou d'une nourrice. Dans le cas où l'enfant ne peut être nourri qu'au biberon, Martin adapte à la partie supérieure de la tétine une plaque en caoutchouc vulcanisé un peu mou, présentant la forme approximative de la voûte palatine. Cette plaque fournit une obturation suffisante des fosses nasales et un point d'appui solide pour la langue pendant l'effort de la succion. Il est bon que la portion de cette plaque correspondant au voile soit en caoutchouc

_____

(1) Cl. et Fr. MARTIN, Prothèse labio-palatine permettant la succion chez le nouveau-né atteint de gueule de loup compliquée de bec-de-lièvre (1er Cong. de stomatolog. Paris, août 1907, in Laboratoire, 3 nov. 1907).

mou pour les raisons exposées plus haut. Delair a construit également un voile artificiel pour les nouveau-nés fissurés, mais son appareil est plus compliqué que celui de Martin (1).

Il est constitué essentiellement de deux parties. Une pièce supérieure comprend une plaque palatine prolongée en arrière sans articulation par un voile en caoutchouc mou et une pièce inférieure appliquée sur le rebord alvéolaire du maxillaire inférieur. Ces appareils sont en caoutchouc mou sur leur face en contact avec la muqueuse : ils présentent un rebord alvéolaire artificiel en caoutchouc dur. Des ressorts bilatéraux réunissent l'appareil supérieur et l'inférieur et constituent ainsi un mode de rétention tout à fait analogue à celui en usage dans certains cas pour les appareils dentaires complets haut et bas.

## ARTICLE V

### CONCLUSIONS

De cette étude sur les restaurations vélo-palatines quelles conclusions devrons-nous tirer ?

La staphylorraphie constitue évidemment la meilleure solution du problème. Mais elle n'est pas toujours possible ni applicable à tous les âges.

Les chirurgiens sont d'accord pour déclarer toute intervention au niveau du voile contre-indiquée avant l'âge de 6 à 8 ans. Brophy (2) cependant intervient dès les premiers jours de la naissance, mais sa méthode

---

(1) DELAIR, Voile artificiel pour nouveau-nés (*Congrès dent. national*, Cherbourg, 1904).

(2) BROPHY, *Cong. dent. internat.*, 1900 ; voir également la Revue générale de la question faite par Lenormant (*Presse Méd.*, 28 fév. 1914, p. 167).

opératoire très spéciale, encore très discutée, n'est pas entrée dans la pratique courante.

Donc une intervention prothétique est utile, dans la majorité des cas, dès les premiers jours de la naissance; nous avons vu à ce sujet des appareils imaginés par Warnekros, Cl. Martin, Delair, pour faciliter la succion aux nourrissons atteints de bec-de-lièvre.

Lorsque le sujet arrive à un âge propice à l'intervention, la staphylorraphie sera pratiquée. A ce moment encore le prothésiste peut donner au chirurgien une aide précieuse. Il arrive, en effet, dans certains cas, que la fente vélo-palatine est considérable, et que ses bords trop éloignés ne permettent plus de trouver dans la muqueuse voisine assez d'étoffe pour obturer la fissure et faire un bon affrontement des lambeaux. Parfois, également, en cas de bec-de-lièvre, le bourgeon incisif est projeté en avant, repoussant la lèvre et rompant la courbe de l'arcade dentaire. A. Ducourneau a réduit le bourgeon incisif saillant à l'aide de tractions élastiques exercées par l'intermédiaire d'un appareil d'orthodontie d'un principe analogue à celui utilisé journellement contre les malpositions incisives. Il a montré combien cette intervention prothétique, en réduisant une malformation squelettique, facilitait la tâche du chirurgien.

L'un de nous, s'inspirant des mêmes idées, a utilisé l'appareil suivant pour permettre l'intervention chirurgicale dans un cas d'écartement trop considérable des bords de la fissure vélo palatine. Il s'agissait d'un enfant qui fut opéré par son maître, M. Sebileau.

Des capsules métalliques sont scellées sur les dents molaires supérieures de chaque côté. Elles sont réunies transversalement par un fil de caoutchouc, dont la traction élastique ne tarde pas à rapprocher les deux maxillaires supérieurs en réduisant ainsi la fente qui les sépare. Il est même possible d'amener entièrement en contact les bords de la fissure palatine. Lorsque le chirurgien juge la réduction suffisante, il opère le malade et l'appareil est enlevé. Ultérieurement les deux maxillaires s'écartent de nouveau et l'articulation interdentaire, un instant troublée, se rétablit spontanément, mais, grâce à la staphylorraphie, la fissure reste obturée, l'élasticité propre au tissu cicatriciel se prêtant aisément à cette expansion spontanée.

Voici le rôle du dentiste avant la staphylorraphie. Nous savons combien il peut être utile encore après l'opération en cas de brièveté cicatricielle du voile (Brugger-Schilsky, Krouschoff), et nous avons montré le rôle indispensable joué par le massage ou les appareils d'allongement qui lui ajoutent leur action plus continue.

Enfin, lorsqu'il s'agit d'un enfant indocile et auquel il aura été impossible de faire garder le silence, l'opération peut aboutir à un désastre, les fils coupent la muqueuse, les points lâchent peu à peu et le malade guérit avec une fissure plus considérable qu'avant l'intervention chirurgicale ; les moignons du voile, dentelés et rétractés, ont encore perdu, en raison du tissu de cicatrice, de leur mobilité, et il peut ne plus rester dans la muqueuse voisine assez d'étoffe pour qu'il soit permis de recommencer l'opération.

Dans ce cas et dans celui, assez fréquent, où le malade adulte refuse toute intervention chirurgicale, c'est au dentiste qu'il appartient de traiter l'infirmité du sujet par des moyens prothétiques.

Quel appareil est-il indiqué de choisir parmi le trop grand nombre de voiles artificiels et d'obturateurs qui ont été imaginés ?

Il faudra s'adresser au plus simple et ne pas perdre de vue que la restauration anatomique importe peu, mais que, seule, la restauration fonctionnelle présente de l'intérêt.

Et tout d'abord il convient de répondre à la question suivante :

*A quel âge la pose d'un obturateur est-elle indiquée?* — Pour Suersen il faut attendre la 9e ou la 10e année pour pouvoir se servir comme point d'appui des premières molaires permanentes.

Plus tôt, les dents temporaires ne donnent pas un appui suffisant. Parkinson repousse à 14 ou 16 ans l'âge favorable à l'application des appareils.

Les chances de réussite sont d'autant plus grandes que l'enfant est plus développé et plus intelligent.

Les prothèses précoces donnent peu de satisfaction quant à la parole. Mais il n'en est pas de même au point de vue de l'alimentation. Les enfants n'étant pas gênés pour boire et pour manger s'alimentent normalement, et l'on voit des enfants chétifs se développer d'une façon surprenante.

La parole ne peut être améliorée que plus tard, lorsque l'enfant peut être soumis à une éducation orthophonique.

L'obturateur de Cl. Martin ou celui de Suersen sont les appareils de choix. Ils sont simples, très faciles à construire, peu coûteux, et surtout ils peuvent être modifiés par l'orthophoniste au cours même de l'éducation du sujet. C'est là une condition trop souvent négligée parmi celles qui doivent déterminer le genre d'appareil convenable.

Il ne faut pas oublier, en effet, qu'au point de vue des

résultats fonctionnels, en ce qui concerne la parole tout
au moins, le rôle du chirurgien ou celui du prothésiste
n'a pas l'importance décisive qu'on s'est plu souvent à
leur accorder.

Un enfant est atteint d'une fissure congénitale du
voile. On l'opère ; son voile est reconstitué, mais il ne
parle pas pour cela beaucoup plus correctement qu'a-
vant l'opération. Ce voile obtenu chirurgicalement est
un véritable voile artificiel. Il n'échappe pas aux lois
qui régissent tout tissu cicatriciel, il se rétracte et devient trop court. Ce voile est restauré anatomiquement,
c'est vrai, mais il ne l'est pas fonctionnellement, ce
n'est qu'une lame fibreuse, privée de souplesse et de
motilité propre. L'opéré ne tirera un bénéfice complet
et véritable de son opération que s'il est placé entre les
mains d'un orthophoniste compétent. Ce dernier, par
des massages souvent répétés, assouplira et allongera
le voile rétabli par le chirurgien, et apprendra au sujet
à s'en servir pour parler, à l'aide d'une gymnastique
patiente et progressive des muscles du pharynx et des
piliers.

De même un fissuré congénital du voile, que, pour une
raison quelconque, on aura renoncé à opérer, ne parlera
pas, parce qu'un prothésiste lui aura appliqué un voile
artificiel ou un obturateur, si ingénieux et si bien combiné soit-il. Il faudra qu'un orthophoniste apprenne au
sujet à se servir de l'appareil de prothèse qu'on lui aura
donné.

Or, la gymnastique des muscles du pharynx et des
piliers provoque leur développement ; les saillies qu'ils
déterminent sous la muqueuse vont donc en augmentant, si bien qu'au bout de quelques semaines, un

obturateur qui, au début, présentait des rapports exacts avec les parois pharyngées, cessera bientôt de s'appliquer exactement sur ces dernières. Il faut que l'orthophoniste puisse modifier cet obturateur dans sa portion pharyngée au fur et à mesure du développement musculaire qu'il obtient chez son sujet. C'est ainsi, par exemple, qu'il devra, avec l'appareil de Suersen, faire ramollir souvent dans l'eau chaude la pelote de gutta qui sert à obstruer le pharynx, afin que les muscles pharyngés puissent imprimer dans cette dernière les dépressions sans cesse plus profondes qu'ils déterminent sur sa périphérie. Lorsque l'éducation du sujet est terminée, lorsque son complet développement musculaire est obtenu, alors seulement on pourra substituer à la pelote de gutta un obturateur définitif de caoutchouc vulcanisé. Donc, là encore le prothésiste intervient au moment désigné par l'orthophoniste, car il ne peut fournir que l'instrument dont ce dernier enseigne et dirige l'utilisation. La méconnaissance de cette collaboration indispensable a entraîné bien des échecs, et c'est probablement à cette cause que l'on doit cette prodigieuse multiplicité d'appareils de types si divers. On accusait l'appareil de ne pas donner de résultats, on cherchait des modifications, des perfectionnements, des complications, alors qu'on oubliait le plus souvent d'apprendre au malade à s'en servir.

« Lorsqu'un obturateur a été placé avec tout le soin possible et qu'il remplit son but, d'une manière parfaite, c'est-à-dire l'occlusion de la perforation, le sujet qui n'a jamais parlé ne parle pas mieux : au contraire, il parle souvent plus mal. Il est nécessaire que le sujet soit soumis à une éducation spéciale, afin que toutes les parties de la cavité buccale trouvent à s'ac-

commoder de l'appareil ; car on sait que physiologi-
quement tous les muscles des parties molles concourent
à la phonation et à l'articulation des sons. Or, ils ne
peuvent pas subitement faire des mouvements qu'ils
n'ont jamais exécutés jusque-là » (Préterre).

Cela est vrai également pour les opérés de staphylorraphie.

Les méthodes employées à l'heure actuelle pour en-
seigner la parole aux sourds et muets rendent en pareils
cas d'excellents services.

Mais on les applique encore assez rarement en France
aux fissurés du voile, opérés ou porteurs d'appareils.
A l'étranger, surtout en Allemagne et en Suisse, il
existe une véritable spécialisation dans ce sens, et un
certain nombre d'écoles de sourds et muets possèdent
des classes uniquement formées de sujets opérés ou porteurs d'appareils.

L'un de nous a pu constater des résultats remarqua‑
bles obtenus ainsi à l'Institut National des Sourds et
Muets de Moudon (Suisse). L'éducation phonétique,
suivant l'âge des sujets, dure de trois à six mois.

Un enseignement semblable pourrait être obtenu dans
nos Ecoles françaises de sourds et muets, si tous les
chirurgiens et tous les prothésistes, convaincus de
l'importance primordiale de ce stage, envoyaient sys-
tématiquement leurs opérés et leurs porteurs d'appareils y faire leur éducation phonétique. Il est rare, en
effet, que le prothésiste ait à la fois le temps et les con-
naissances pratiques d'orthophonie, nécessaires pour
mener à bien cet enseignement (1).

(1) DELAIR, Principes de phonétique et d'orthologie (*Cong. dent.
nat.* Montauban, août 1902, *Odontol.*, 30, VIII-02, p. 184).

7.

# CHAPITRE IV

## PROTHÈSE LARYNGÉE

Billroth, le premier, pratiqua l'ablation totale du larynx, et son élève Gussenbauer imagina le premier larynx artificiel qui ait été substitué à l'organe enlevé. Après lui, von Bruns, Foulès, Labbé et Cadier, Julius Wolff apportèrent de nombreux perfectionnements à cette prothèse spéciale.

Aubry, au lieu d'utiliser le courant d'air expiré par les poumons, se servait d'air comprimé au moyen d'une poire exprimée par la main; Hochenegg utilisait un soufflet placé contre le thorax et pressé par le bras.

Glück, Störk conduisaient les vibrations dans la cavité pharyngienne au moyen d'un long tube pénétrant par le nez ou par la bouche. « Ces instruments, dit Cl. Martin, étaient dès lors bien plus des machines à parler que de véritables larynx artificiels, différant dans leur principe et dans leur exécution des règles tracées par Gussenbauer (1) ».

L'appareil de Glück (2) consiste en un tube de caoutchouc s'adaptant d'une part à la canule trachéale et dont l'autre extrémité pénètre par une des narines jusque dans le pharynx.

---

(1) Cl. Martin, Sur les larynx artificiels (*Odontologie*, 30 sept. et 15 oct. 1902).

(2) Glück, Extirpation totale du larynx et emploi de prothèses spéciales (*Monatschr. für Ohrenheilk.* t., XXXVIII, n° 3, *et Conq. internat. de laryngo-rhinologie*. Vienne, 21-25 avril 1908. *Presse méd.*, 6 mai 1908, p. 254).

L'appareil sonore est placé à l'ouverture de la canule ; il est constitué par un tube métallique percé d'une fenêtre obturée par un clapet très léger. Au moment où l'opéré veut parler, il fixe l'appareil sur la canule, l'inspiration soulève le clapet et laisse pénétrer l'air dans la trachée, l'expiration ferme le clapet et l'air se trouve refoulé dans le tube où il rencontre une mince bandelette de caoutchouc qu'il fait entrer en vibration. Le son produit est conduit dans le pharynx où il est transformé en langage articulé. « Cet appareil extérieur, dit M. Delair, peut rendre de grands services aux trachéotomisés, mais la phonation obtenue est forcément très faible.

« De plus, certains sons articulés qui exigent, pour être émis dans la cavité de résonnance buccale, l'occlusion normale complète du naso-pharynx, sont produits, en sortant du tube, par la seule résonnance dans l'arrière-cavité des fosses nasales et dans les sinus, car le bord postérieur du voile du palais, appliqué contre la paroi du pharynx, s'oppose à leur passage ; ils ont donc une tonalité sourde et sont peu compréhensibles (1).

C'est à Julius Wolff qu'on doit d'avoir, après von Bruns, apporté de réelles améliorations à la construction des larynx artificiels. Il a obtenu l'impossibilité presque complète de la pénétration des mucosités et de la salive dans l'appareil, ce qui en permet le fonctionnement ininterrompu pendant une journée entière. Wolf parvint à ce résultat en fermant la canule pharyngienne à l'aide d'un tamis s'opposant au passage des substances solides ou visqueuses ; mais, pendant les repas, il fallait

(1) DELAIR, Larynx et glotte artificiels (*Odontologie*, 15 sept. 1904).

obturer cette canule avec un bouchon spécial, comme
dans l'appareil de von Bruns.

## Larynx artificiel de Michaels (1).

L'appareil se compose de trois pièces : une canule
trachéale , une sonde œsophagienne et deux tubes
engainés qui les retiennent.

« La *canule* a un diamètre de 8 millimètres, elle est
longue de 10 centimètres.De chaque côté de son extrémité libre, elle porte deux petits cylindres métallique,
verticaux et parallèles, de 1 centimètre de diamètre,
longs de 3 centimètres.

L'extrémité supérieure de ces cylindres est ouverte,
l'extrémité inférieure du gauche est fermée, celle du
droit porte une fenêtre latérale par laquelle l'air extérieur peut entrer librement.

En arrière de ces petits cylindres, la canule porte
un pavillon semblable à celui des canules ordinaires à
trachéotomie, dont les extrémités latérales sont pour-
vues de fenêtres pour attacher les cordons qui servent
à la fixer en arrière du cou.

La *sonde œsophagienne* est en caoutchouc rouge,
elle est plus large à son extrémité supérieure, dont
l'embouchure infundibuliforme a 2 centimètres de
diamètre, tandis que la partie inférieure, destinée à
plonger dans l'œsophage, est cylindrique et a 1 centimètre de diamètre.

Sa longueur totale est de 30 centimètres.

La *troisième pièce,* qui est également en caoutchouc,
est destinée à relier les précédentes et à permettre de

_________

(1) MICHAELS, *Congrès dentaire international de Nancy*, août 1896.

les utiliser. Elle est construite de façon à faciliter, d'une part le passage de l'air de la trachée dans les fosses nasales, et, d'autre part, à permettre aux liquides introduits dans la bouche de traverser la sonde œsophagienne et d'arriver dans l'estomac.

Pour remplir cette double indication sur une même pièce, il fallait que cette pièce possédât elle-même deux conduits, l'un pour le passage de l'air, l'autre pour le passage des liquides.

Commençons par décrire la portion qui permet à l'air de la trachée d'arriver dans les fosses nasales.

Dans ce but, la partie inférieure de la pièce est constituée par deux tubes de caoutchouc, dont les extrémités inférieures libres s'engagent à frottement de haut en bas dans la moitié supérieure des petits cylindres placés de chaque côté de la canule trachéale; par leur autre extrémité ils viennent se souder complètement de chaque côté du gros tube que nous décrirons

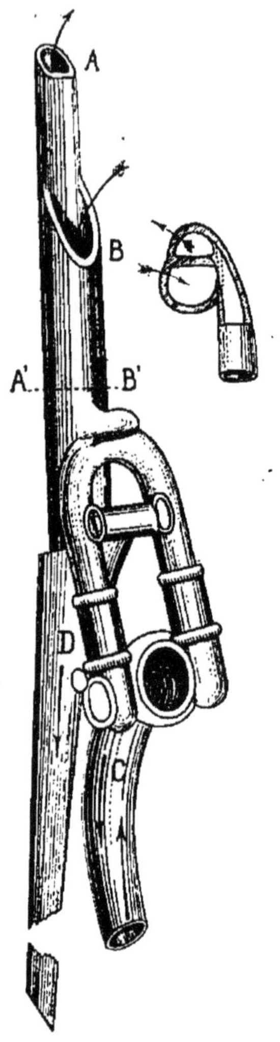



Fig. 78.— Larynx artificiel de Michaëls.

tout à l'heure. Ces deux tubes de caoutchouc sont naturellement plus écartés à leur extrémité inférieure libre qu'à leur extrémité supérieure adhérente. Comme l'extrémité inférieure s'engage de 2 centimètres dans les cylindres placés de chaque côté de la canule trachéale, il en résulte qu'ils sont ainsi solidement fixés et qu'ils servent à leur tour de point d'appui à la pièce sur laquelle ils sont greffés.

La pièce principale est composée d'un cylindre vertical, long de 20 centimètres et de 1 centimètre 1/2 de diamètre, dont l'extrémité inférieure conique plonge dans la canule œsophagienne, dont le corps porte sur sa face antérieure, au-dessus du point où sont greffés les deux petits tubes que nous avons décrits, un renflement haut et large de 1 centimètre, dont l'extrémité supérieure est taillée obliquement.

Ce grand cylindre porte dans son intérieur un tube de même grosseur que ceux qui sont accolés à ses parties latérales. Ce petit tube est lui-même vertical dans la plus grande partie de sa longueur, qui est soudée à la paroi postérieure de celui qui l'engaine. En haut, il dépasse celui-ci de 5 centimètres. En bas, il traverse sa partie gauche juste au niveau du point où a été greffé le tube latéral gauche extérieur. Comme les petits tubes sont canaliculés dans toute leur longueur et se continuent sans interruption, il en résulte qu'ils traversent le tube engainant et qu'ils sont destinés à laisser passer l'air de la trachée dans les fosses nasales, ou vice versa, tandis que le tube engainant a pour but de permettre aux liquides de la bouche de passer par la sonde œsophagienne.

Pour assurer le passage de l'air, il était nécessaire que le cylindre métallique placé au côté gauche de la canule, et dans lequel le petit tube de caoutchouc entre à frottement, soit perforé, ainsi que la canule trachéale au niveau de leurs points de contact. Cet orifice de communication a 5 millimètres de diamètre, il est oblong.

Pour que l'air des bronches pénètre dans les fosses nasales par cet orifice il faut nécessairement que l'entrée de la canule trachéale soit obturée.

Cette obturation est obtenue facilement par une soupape de caoutchouc.

L'appareil ainsi disposé permet au malade de respirer librement; mais comme le mucus bronchique expiré par la canule trachéale pourrait l'oblitérer, bien que ses dimensions soient d'une grande largeur, M. Michaëls a tiré parti du petit cylindre placé au côté droit de la canule en faisant également communiquer son intérieur avec l'extérieur de cette dernière.

Cette communication se fait grâce à une fenêtre arrondie placée sur la face externe et à une autre fenêtre placée sur la face interne de ce petit cylindre. L'air entre à ce niveau dans la canule trachéale en refoulant un clapet métallique mobile placé à l'intérieur du cylindre. Ce clapet, dont l'épaisseur est de 1 millimètre, est fixé transversalement dans le cylindre droit. Il reste dans cette position quand il est au repos, tandis qu'il se relève pendant le mouvement d'inspiration.

L'orifice supérieur du grand tube engainant correspond très exactement à la base de la langue et au niveau de l'épiglotte, de sorte qu'au moment de la déglutition, les liquides s'y introduisent sans obstacle.

L'orifice supérieur du tube engainé remonte le long de la paroi postérieure du pharynx jusqu'à la cloison médiane des fosses nasales, de sorte que le mucus sécrété par ces dernières, de même que les liquides de la bouche, ne peuvent y pénétrer.

Quant aux liquides venant des bronches, ils sortent à volonté par l'extrémité antérieure de la canule trachéale et sont recueillis dans un petit sac de caoutchouc placé en avant d'elle.

Ce petit sac est lui-même pourvu d'une ouverture spéciale. En avant, cette ouverture est taillée en forme de languette mobile, et celle-ci sert à obturer l'ouverture de la canule trachéale pendant l'inspiration, tandis qu'elle se laisse refouler par les crachats qui tombent dans le sac pendant les efforts d'expectoration et de toux. »

## Larynx artificiel de Cl. Martin.

C'est à Cl. Martin, que revient l'honneur d'avoir construit un larynx artificiel à fonctionnement continu et permettant en même temps le passage des liquides et des mucosité de la boîte phonatrice dans l'œsophage.

Le malade arrive ainsi non seulement à parler à haute voix, mais encore à boire et à manger, l'appareil restant en place, et sans qu'il y eût à retirer la canule phonétique et à obturer la pièce pharyngienne.

Appliquant heureusement au larynx sa méthode de prothèse immédiate utilisée déjà avec tant de succès pour le maxillaire inférieur, Cl. Martin fixe dans la plaie, aussitôt après l'opération, un appareil provisoire, en caoutchouc mou, de volume à peu près égal à celui du larynx enlevé.

Cet appareil, substitué en quelque sorte au larynx, s'oppose, pendant la période de réparation, à la rétraction cicatricielle, et permet d'éviter ainsi la sténose qui se produirait fatalement.

Grâce à cet appareil temporaire, véritable prothèse immédiate du larynx, il devient possible de réserver jusqu'au moment de la cicatrisation complète l'espace nécessaire à l'appareil définitif.

Ce dernier ne doit être substitué à l'appareil temporaire que lorsque l'épidermisation totale de la plaie est effectuée.

Le larynx artificiel de Cl. Martin, le premier qui mérite vraiment ce nom, est ainsi constitué (1) :

1º Une canule trachéale sur laquelle est fixé l'appareil phonateur au moyen d'un anneau dans lequel passe cette canule ;

2º L'appareil phonateur, formé de trois parties :

*a*) Une caisse de résonnance ayant à peu près le volume du larynx normal, mais aplatie d'avant en arrière. Cette caisse est fermée par en haut au moyen d'une toile métallique fine destinée à empêcher la pénétration des substances solides dans la caisse.

*b*) Une anche vibrante montée sur un tube métallique à section rectangulaire ; celui-ci présente sur ses faces antérieure et postérieure des volets de caoutchouc formant soupape, qui s'ouvrent pendant l'inspiration, et se ferment dans l'expiration, obligeant alors le courant d'air expiré à passer tout entier dans l'anche vibrante.

Celle-ci est constituée par un tube de caoutchouc mince tendu transversalement et par conséquent aplati dans le sens antéro-postérieur, et limitant, à son extrémité supérieure, une fente transversale de 25 mm. de longueur, ce qui donne au son émis une grande puissance ;

*c*) Un tube œsophagien qui se détache de la paroi postérieure de la caisse de résonnance à sa partie tout à fait inférieure et déclive, et qui, passant à cheval sur l'éperon trachéo-œsophagien, descend dans l'œsophage.

(1) CL. MARTIN, *ibid.*

A sa partie inférieure, ce tube est fendu en un double
bec de flûte qui fait valvule et s'oppose au passage des

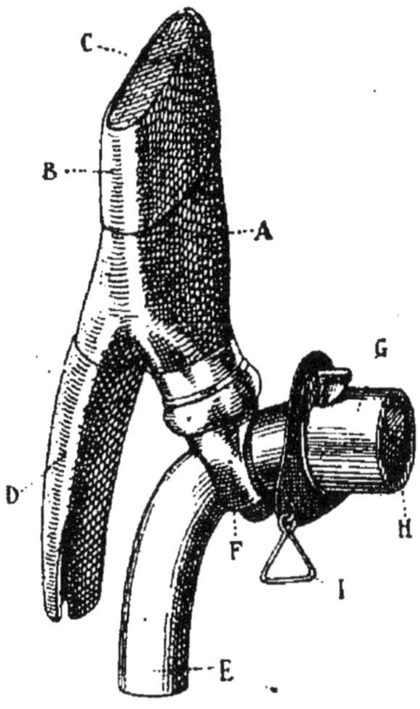

Fig. 79. — Appareil de Martin.
A, Caisse de résonnance, vue par sa
face antérieure. — B, Manchon de
fermeture. — C, Toile métallique.
— D, Tube œsophagien. — E,
Canule trachéale. — F, Bague de
raccord de la canule trachéale et du
larynx artificiel. — G, Manchon
à soupape fermant l'extrémité
antérieure de la canule trachéale.
— H, Soupape. — I, Anneau
de fixation de la canule trachéale.

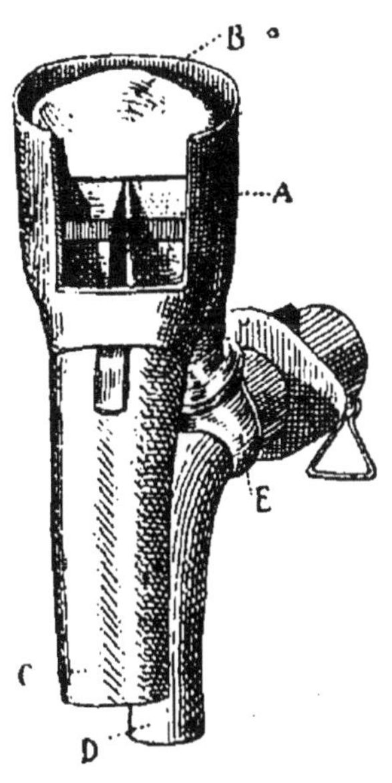

Fig. 80. — Assemblage des
différentes pièces de l'ap-
pareil. (Le manchon de
fermeture et la plaque pos-
térieure sont enlevés.) —
A, Caisse de résonnance.
— B, Anche vibrante. —
C, Tube œsophagien. —
D, Canule trachéale. —
E, Bague de raccord.

liquides dans le larynx artificiel dans les mouvements
de régurgitation ou de vomissement.

Une collerette de caoutchouc souple entoure la pièce
pharyngienne et, s'appliquant sur les parties voisines,
empêche la stagnation des liquides autour de l'appareil
et les dirige vers l'œsophage (fig. 81 à 84).

Le larynx artificiel de Cl. Martin constitue un incomparable progrès, car il offre les avantages suivants :

1° Il permet aux malades d'inspirer facilement par la bouche et par le nez. Le courant d'air inspiré traverse la toile métallique et ouvre largement les volets

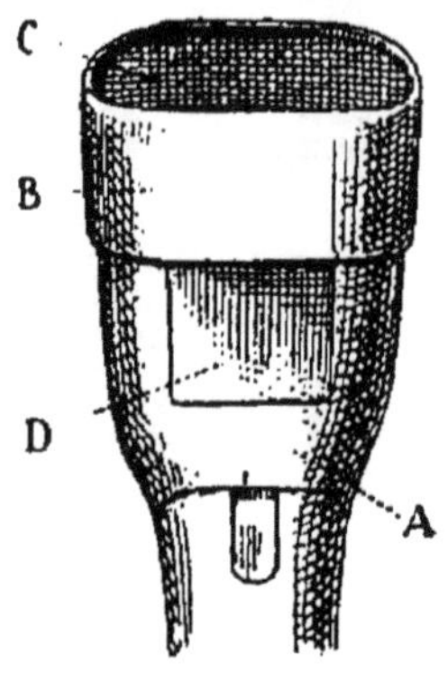

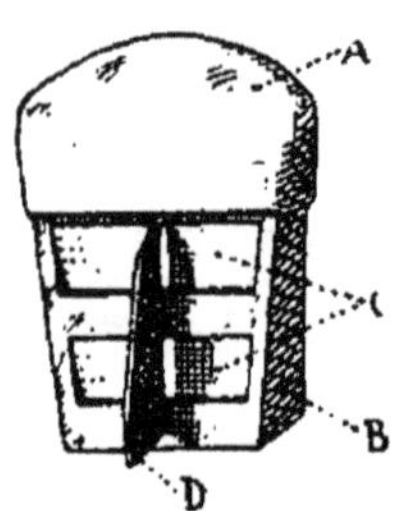

Fig. 81. — A, Caisse de résonnance vue par sa face postérieure. — B, Manchon de fermeture supérieur. — C, Toile métallique. — D, Plaque de fermeture postérieure.

Fig. 82. — A', Anche vibrante. — B, Support métallique de l'anche vibrante. — C, Volets de caoutchouc formant soupape s'ouvrant pendant l'aspiration. — D, Lame d'immobilisation.

du caoutchouc du tube rectangulaire portant l'anche vibrante.

2° Il permet au malade de boire et de manger sans toucher à son appareil, de parler, par conséquent, pendant son repas. En effet, au moment de la déglutition, les substances solides sont retenues par la toile métallique. Les liquides tombent à travers celle-ci dans la caisse de résonnance, mais non dans l'anche vibrante, dont les lèvres sont fermées, et qui, d'ailleurs, est isolée au centre de la caisse. Ils viennent donc se réunir dans la partie déclive de la caisse et là s'engagent dans le tube œsophagien qui les conduit dans l'œsophage. La trachée est par conséquent à l'abri de toute pénétration de corps étrangers.

## Appareil de Delair.

Le larynx de Cl. Martin est indiqué à la suite d'une laryngectomie, effectuée selon la méthode usuelle; auquel cas le prothésiste se trouve en présence d'une plaie

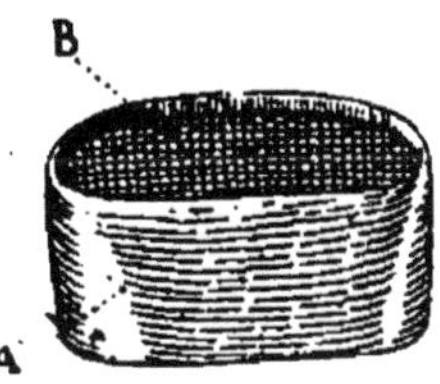


Fig. 83. — Manchon de caoutchouc fermant le larynx par en haut et supportant la toile métallique B.

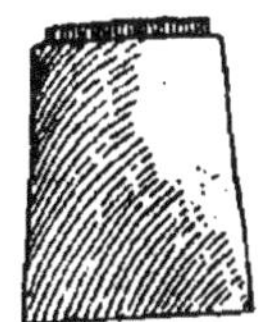

Fig. 84. — Plaque de fermeture de la face postérieure de l'enveloppe extérieure du larynx.

communiquant en haut avec le pharynx, en bas avec l'œsophage et la trachée.

Cette communication de la plaie consécutive à l'ablation du larynx avec le milieu septique du pharynx peuvent entraîner de graves accidents infectieux auxquels succombent fréquemment les malades. Pour éviter l'infection, M. Sebileau (1) a introduit dans la technique opératoire de la laryngectomie d'importantes modifications. Il s'efforce, notamment, afin de se mettre à l'abri de l'infection, d'isoler la trachée en reconstituant au pharynx une paroi antérieure.

Il n'y a donc plus lieu de songer à la prothèse immédiate afin de ménager la place d'un larynx artificiel; pareille conception étant opposée à celle de l'opération de Sebileau, qui s'efforce d'éviter au contraire et d'une

_________

(1) Sebileau, Laryngectomie totale (*Soc. de Chir.*, 20 juill. 1904).

façon définitive toute communication entre la bouche et la trachée. Le prothésiste se trouve ainsi obligé, pour conduire de la trachée dans la bouche le courant d'air expiré, d'utiliser une voie artificielle et forcément extérieure.

L'appareil de Glück pourrait rendre des services en pareil cas, mais il a le défaut de donner un son très

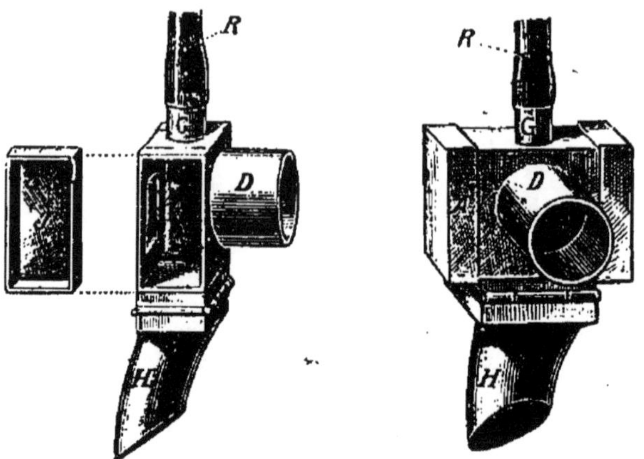

Fig. 85. — La boîte à clapet.

faible et de le conduire dans le rhino-pharynx, ce qui entraîne une articulation extrêmement défectueuse.

Delair a donné à ce problème prothétique une solution élégante, en construisant l'ingénieux appareil qu'il appelle « glotte artificielle » (1) (fig. 86).

L'appareil de Delair se compose de trois éléments principaux : un externe, la boîte à clapet trachéal, deux intrabuccaux, la pièce palatine, la glotte artificielle.

1° **La boîte à clapet** est en métal ; elle est rectangulaire et renferme un clapet en caoutchouc très mince ; à sa paroi postérieure est soudé un tube s'em-

(1) L. DELAIR, *ibid.*

boîtant exactement dans la canule trachéale pour l'introduction de l'air dans les poumons ; sur la paroi antérieure est ménagée une ouverture rectangulaire derrière
laquelle se trouve tendu, en rideau, le clapet de caoutchouc ; par cette issue l'air pénètre dans la boîte, et, de

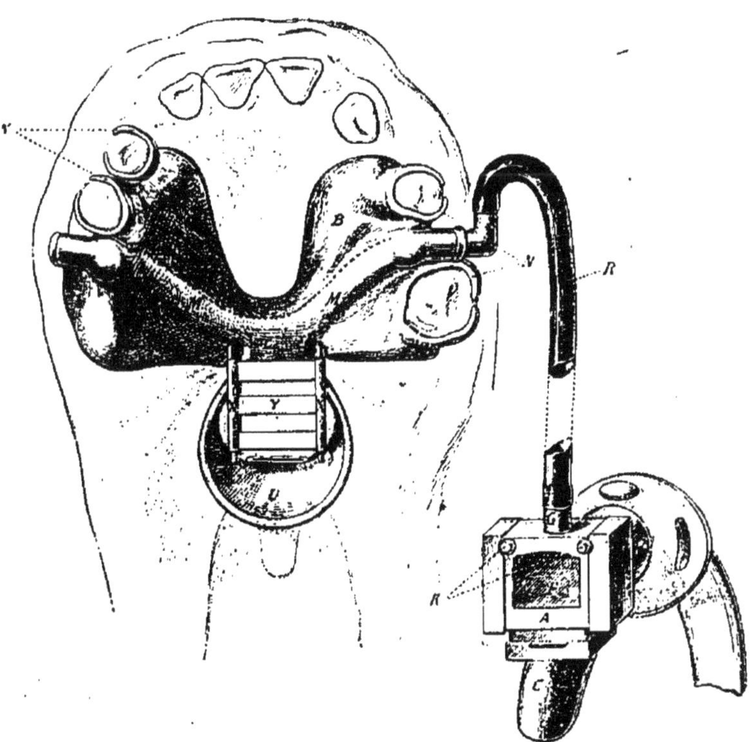

Fig. 86. — Vue d'ensemble de l'appareil de Delair.

là, dans la trachée. La paroi supérieure de cette boîte
porte un tube destiné à conduire l'air dans la pièce
palatine, la paroi inférieure est percée d'un trou, obturé
par un bouchon, dans le but de faciliter le nettoyage.

A chaque inspiration l'air soulève le clapet placé sur
la paroi antérieure de la boîte et pénètre dans la canule

trachéale ; à l'expiration le clapet obture l'ouverture
antérieure et l'air s'échappe par le tube supérieur. Ce

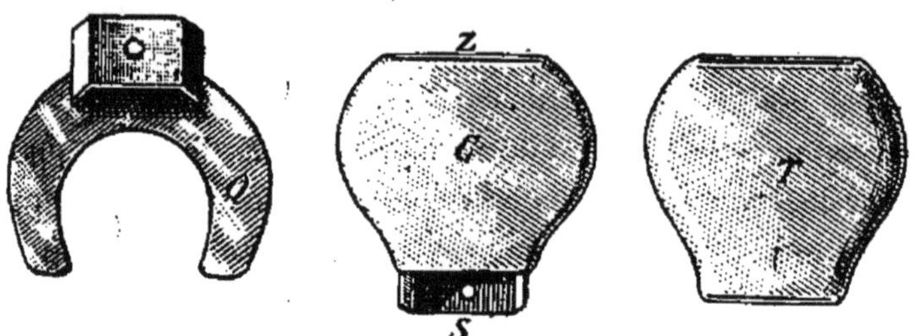

Fig. 87. — Appeau de caoutchouc.

dernier supporte un tube de caoutchouc, qui, longeant
le cou et contournant le maxillaire, vient s'adapter à

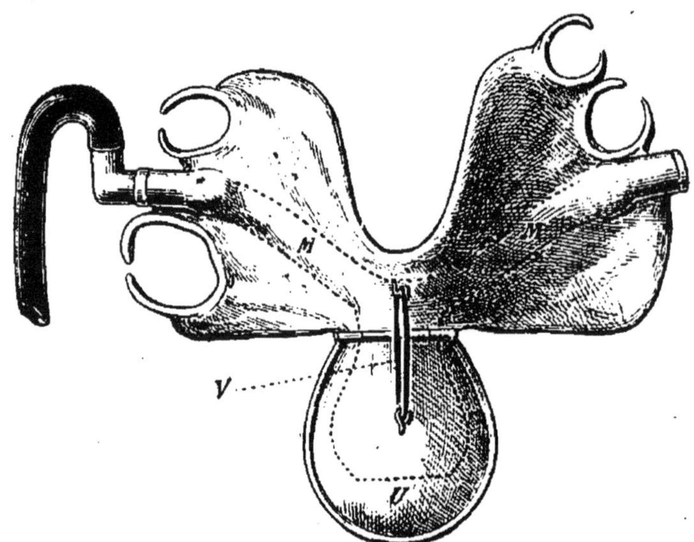

Fig. 88. — Vue d'ensemble de l'appareil palatin de Delair.

l'appareil palatin au niveau de la commissure des lèvres.
2º **L'appareil palatin** (fig. 88), également métallique,
est formé de deux plaques soudées ensemble sur leur

rebord. Entre ces plaques est ménagé un espace de section ovalaire, sorte de tube aplati qui va se terminer de chaque côté au niveau de la première molaire. Un tube soudé vient se visser à l'une de ses extrémités et s'adapte d'autre part au niveau de la commissure des lèvres avec le tube de caoutchouc qui le met en rapport avec la boîte à clapet précédemment décrite. Cette plaque métallique palatine est maintenue en place de façon classique par un certain nombre de crochets s'appliquant de chaque côté sur les dents. Le tube aplati qui la traverse en forme de V très ouvert en avant offre à son sommet une ouverture située sur le milieu du bord postérieur de l'appareil palatin. Sur cette ouverture se fixe la glotte artificielle.

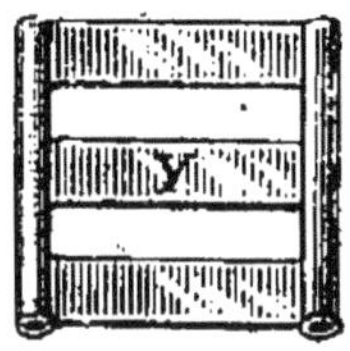

Fig. 89. — Grille de métal.

3o **La glotte artificielle** (fig. 87) est constituée par un appeau de caoutchouc. Cet appeau comprend un tuteur métallique, en forme de croissant, enveloppé d'un tronçon de tube de caoutchouc extrêmement mince.

A sa partie postérieure est soudé un tube ovale pour l'emboîtage de la pièce dans l'ouverture correspondante ménagée à l'arrière de la plaque palatine. Les deux branches du tuteur écartent l'appeau de caoutchouc, dont les deux lèvres restent intimement accolées.

Le courant d'air envoyé par l'opéré dans l'appareil écarte plus ou moins les lèvres de l'appeau de caoutchouc et les font entrer en vibration produisant ainsi un son d'intensité variable.

Le son produit est dirigé du côté du pharynx et les organes de l'articulation le transforment en parole.

Les lèvres de l'appeau étant intimement accolées s'opposent à la pénétration des aliments dans l'appareil pendant la déglutition, ce qui permet au sujet de parler et de manger sans quitter sa plaque palatine.

Mais à cet appareil producteur du son se trouve annexé un appareil de protection destiné à lui épargner les compressions dont il serait l'objet de la part du voile en arrière et de celle de la langue en avant. Cet appareil protecteur est constitué du côté du voile par une plaque métallique arrondie articulée avec le bord postérieur de la plaque palatine et maintenue appliquée contre la muqueuse par la traction d'un léger fil de caoutchouc.

Du côté de la langue la protection de l'appeau est assurée par une petite grille métallique fixée sur les bords de la plaque palatine.

Tel est l'appareil imaginé par Delair (1) pour les laryngectomisés suivant la méthode de Sebileau. Ce même appareil peut également s'appliquer aux trachéotomisés devenus aphones.

La conception de Delair présente l'énorme avantage de placer l'appareil sonore profondément, sur le bord postérieur du voile, à la limite des cavités buccales et pharyngées ; il parvient ainsi à faire articuler à ses laryngectomisés les sons *que*, *ke*, *gue*, *x*, *e,* qui ne peuvent être émis que si le son produit par la glotte éclate, après avoir été arrêté dans l'arrière-bouche, dans une cavité de résonnance limitée, en avant, par la base de la langue en contact avec le voile du palais relevé, et, en arrière, par la paroi pharyngée.

« Il était donc indispensable, dit Delair (2), de placer

(1) DELAIR, *ibid.*
(2) DELAIR, *ibid.*

la glotte artificielle le plus loin possible pour obtenir les mêmes résultats phonétiques qu'avec le larynx humain, dont le son arrive dans le pharynx de bas en haut, alors que celui de la glotte y est projeté de haut en bas et d'avant en arrière. Le son obtenu ainsi peut varier selon les dimensions données au tuteur de l'appeau ; en effet, plus les lèvres de la glotte sont longues, plus le son est grave ; c'est au prothésiste à régler la tension de l'appeau pour donner à son sujet un timbre de voix en rapport avec son âge, son sexe, sa force, ses occupations. »

Le port de l'appareil de Delair est subordonné à l'éducation des réflexes du voile. Elle s'obtient en quelques semaines à l'aide d'appareils de caoutchouc, dont le volume progressivement croissant entraîne bientôt une parfaite accoutumance.

Il est contre-indiqué chez les malades dont la trachée n'a pas été exclue du carrefour aérodigestif. En pareil cas, l'appareil de Cl. Martin rendra de meilleurs services. En d'autres termes ces deux appareils ne s'opposent pas, puisqu'ils sont destinés chacun à des opérés d'un type différent, et leurs indications respectives se tirent de la méthode qui a présidé à la laryngectomie à laquelle ils doivent remédier.

# CHAPITRE V

## PROTHÈSE LINGUALE

### ARTICLE PREMIER

### LANGUE ARTIFICIELLE

Afin de remédier en partie aux troubles fonctionnels — difficulté de la déglutition, gêne considérable de

la mastication et de la phonation, écoulement continuel de la salive hors de la bouche — résultant
d'une amputation de la langue, Martin a appliqué à
plusieurs reprises un appareil destiné à remplacer cet
organe (1).

Cet appareil comprend deux parties :

1º Un *appareil fixateur*, formé d'une plaque inférieure en vulcanite prenant point d'appui sur les dents

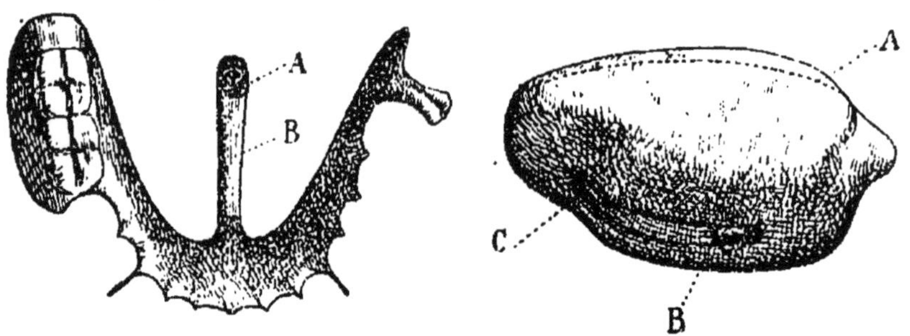



Fig. 90 .— Langue artificielle de Cl. Martin.

restantes et portant des dents artificielles qui remplacent les dents manquantes ; de la partie antérieure et
interne de cette plaque se détache un prolongement
plus ou moins long en caoutchouc vulcanisé flexible,
qui se dirige d'avant en arrière vers la langue artificielle auquel il sert de soutien.

2º Une *langue artificielle* ayant la forme et les dimensions de la langue enlevée ; cette langue est formée par une poche de caoutchouc extrêmement mou et
très mince, remplie incomplètement d'eau ou d'un
liquide aseptique. Elle est réunie au prolongement de
la plaque inférieure par une articulation très mobile.

Sous l'influence des mouvements qui lui sont impri

(1) Cl. MARTIN, Traité de prothèse immédiate. Paris, 1889, Masson,
édit., p. 374.

més par les muscles du plancher buccal et surtout par la sangle musculaire que forment les mylo-hyoïdiens, cette langue possède une grande mobilité ; elle peut être appliquée contre le palais, contre les arcades dentaires, sortir de la bouche.

Pont (1) a eu l'occasion d'appliquer une langue artificielle construite suivant les mêmes principes généraux,

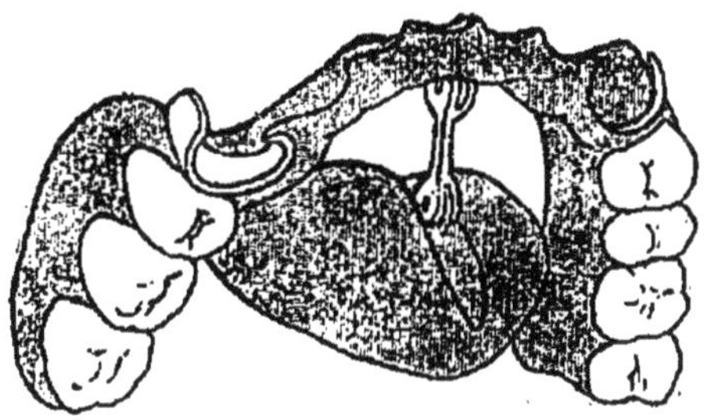

Fig. 91. — Langue artificielle de Pont.

mais il remplace la languette de caoutchouc flexible destinée à soutenir la poche d'eau par une charnière en or à double articulation. Il a obtenu les meilleurs résultats de son intervention prothétique.

Dans une leçon sur le traitement chirurgical du cancer de la langue (2), Poncet appréciait ainsi les services que rendait à un de ses opérés la langue artificielle imaginée par Cl. Martin : « Grâce à cet appareil, notre malade ne perd plus sa salive, il l'avale aisément comme tout le monde ; il n'envoie plus, suivant son expression vulgaire, des postillons lorsqu'il parle ; il mange plus facilement et peut même tendre en partie la langue en dehors, mouvements que vous expliquerez,

<hr>

(1) Pont, Quelques mots à propos de la prothèse linguale (*Odontologie*, 30,IX, 03, p. 335).
(2) Poncet, *Province Méd.*, 16 juin 1888.

si vous tenez compte de cette observation que la sangle mylo-hyoïdienne n'a pas été intéressée lors de l'opération, et que la contraction des mylo-hyoïdiens propulse en avant le plancher buccal. »

La phonation, au début, n'est guère améliorée, car il faut au malade une assez longue habitude et une édu-

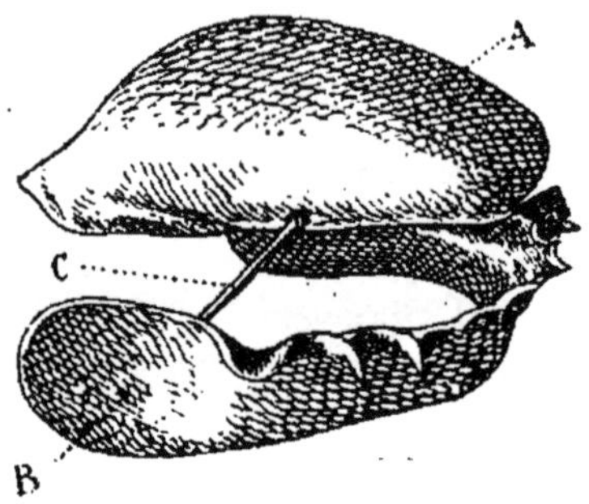

Fig. 92. — Enveloppe de langue.

A, Gaine de caoutchouc mou enveloppant la langue. — B, Pièce s'appuyant sur la face postérieure des dents de la mâchoire inférieure. — C, Anneau de caoutchouc unissant la gaine d'enveloppe à la pièce dentaire.

cation spéciale au moyen de laquelle on obtient progressivement une amélioration très sensible.

## ARTICLE II

### FOURREAU LINGUAL

Certaines ulcérations de la langue sont extrêmement rebelles à tout traitement ; cela est dû à la très grande mobilité de cet organe, qui rend impossible l'application de pansements à demeure.

Pour rendre possibles ces pansements et amener ainsi la guérison, Cl. Martin a imaginé l'appareil suivant, formé de deux parties (fig. 92) :

1o Une sorte de fourreau en caoutchouc très mou, qui engaine la langue et maintient les pansements appliqués contre elle ;

2o Une plaque base pour la mâchoire inférieure, plaque qui sert à maintenir le fourreau à sa place, au moyen d'un élastique fixé par une extrémité à la partie postérieure de la pièce de prothèse et par l'autre à la partie antérieure du fourreau. Le fourreau est ainsi tiré en arrière et maintenu par une pression douce et constante, qui permet à la langue tous ses mouvements, mais qui s'oppose à sa sortie du fourreau.

Grâce à cet appareil, une ulcération rebelle, qui durait depuis plusieurs mois, a été guérie en quelques jours.

# CHAPITRE VI

## PROTHÈSE NASALE

On distingue quatre méthodes de restauration du nez :

1o Les méthodes autoplastiques ;

2o La prothèse combinée avec l'autoplastie (Voir p. 246) :

3o La prothèse interne par injection de paraffine ;

4o La prothèse simple tardive.

C'est de cette dernière seule que nous parlerons ici.

L'application de nez artificiels remonte à une époque très ancienne. Ambroise Paré en employait déjà, fabriqués en or et en argent.

Les métaux, l'ivoire d'hippopotame et ensuite les

substances plastiques, caoutchouc, celluloïde, ont été successivement employés pour leur donner l'aspect le plus naturel ; on les peint ensuite.

La confection d'un nez artificiel nécessite le moulage de la face entière du sujet et le modelage sur ce mou-

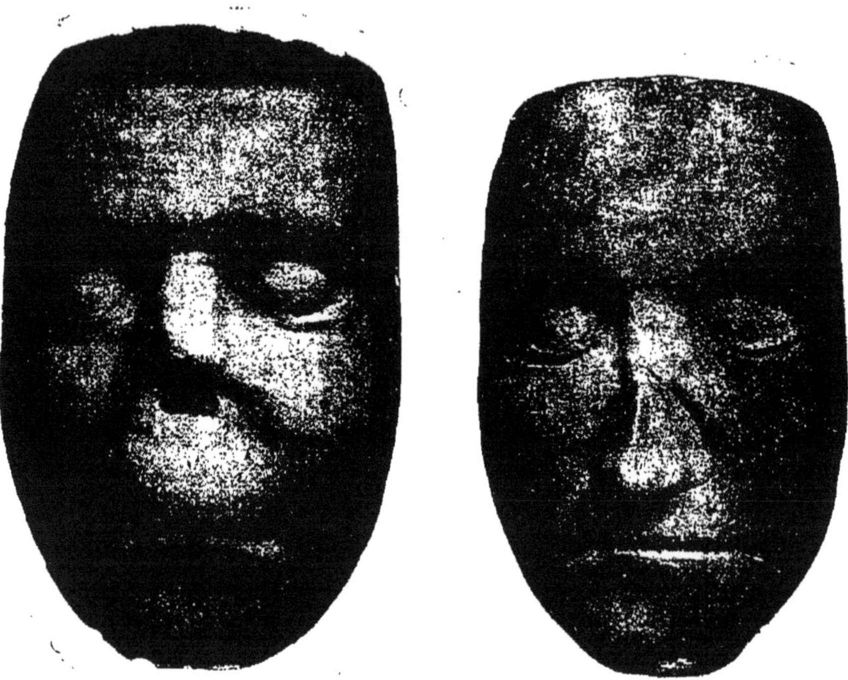

Fig. 93 et 94. — Remplacement d'un nez détruit par un lupus (Schwartz).

lage, avec de la cire, d'un nez qui s'harmonise le mieux possible avec le reste de la physionomie.

*Les substances de choix* à employer pour cette confection sont le caoutchouc dur, seul ou combiné avec du caoutchouc mou sur les bords et le caoutchouc mou maintenu par une armature métallique. Les appareils ainsi construits sont solides, légers, et la peinture y

adhère fortement. Toutefois, le caoutchouc mou exige
de l'épaisseur, il a par suite un poids plus élevé et sa
manipulation est incontestablement plus délicate que
celle du caoutchouc dur.

Sous le rapport de l'esthétique, les nez en porcelaine
donnent les meilleurs résultats, mais c'est là un travail

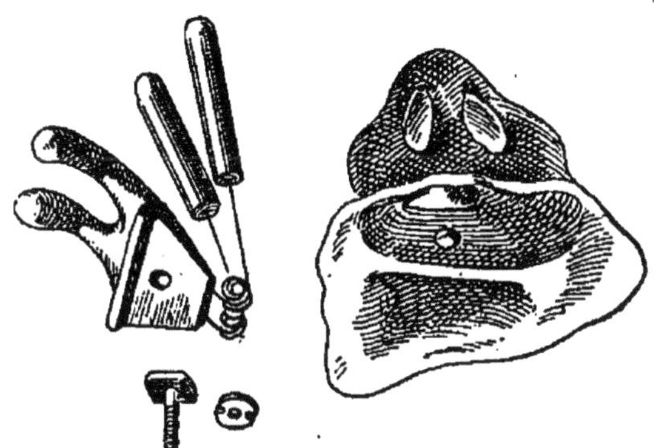

Fig. 95. — Remplacement d'un nez détruit par un lupus (Schwartz).

de céramique qui offre toujours de grandes difficultés
d'exécution. Il faut y joindre aussi l'inconvénient du
poids de cette matière qui exige des moyens de fixation solides.

*Les moyens de fixation* des nez artificiels constituent
un des points les plus intéressants et les plus difficiles
de la prothèse nasale. A l'exemple de Cl. Martin (1),
nous les diviserons en quatre groupes principaux :

1° **Les procédés externes**, tels que ressorts contournant le crâne, courroies coloriées, qui ne devraient être employés que dans les cas, d'ailleurs très
rares, où tout autre moyen est impraticable.

Les lunettes constituent un trompe-l'œil ingénieux;

(1) Cl. MARTIN, Prothèse dentaire bucco-faciale et du squelette
(*Rapport au Cong. int. de médecine*, Madrid, avril 1913).

elles ont l'avantage de pouvoir supporter un poids assez
considérable et elles peuvent être utilisées avantageusement chez les malades dont la vue exige le port habituel de ces instruments (Martin).

**2º L'utilisation des fosses nasales.** — On se
sert dans ce cas de tiges ou de ressorts prenant leur
point d'appui sur les parois externes des fosses nasales supérieures ou inférieures. Le poids du nez qui doit
être très léger, et la pression
des ressorts, qui doit être très
faible, offrent des indications
pour l'application de ce procédé.

Il semble que c'est là le
moyen de rétention qui est
le plus couramment employé
par les prothésistes actuels.

Cl. Martin l'a utilisé fréquemment depuis bien des
années et n'a jamais observé
d'accidents inflammatoires de
la muqueuse nasale.

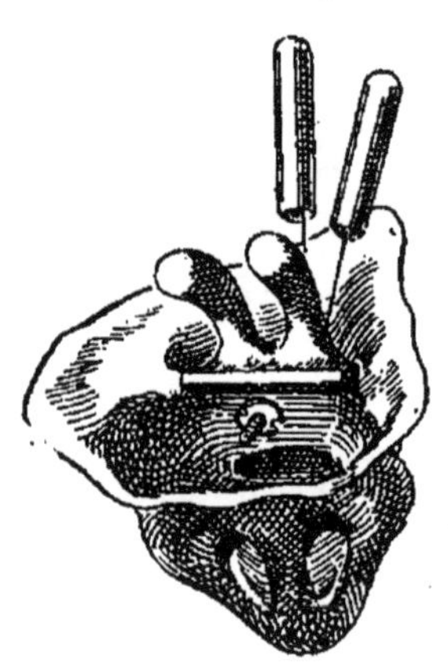

Fig. 96. — Remplacement
d'un nez détruit par un
lupus (Schwartz).

Schwartz s'est servi, pour maintenir un nez en caoutchouc dur, d'un ressort pinçant la cloison et de griffes
arrondies prenant point d'appui sur le rebord inférieur
des fosses nasales (1).

Roy (2), dans un cas de restauration partielle du nez,
a utilisé un moyen de rétention original. La perte de
substance intéressait tout le versant gauche du nez ; le

(1) SCHWARTZ, Remplacement d'un nez détruit par un lupus (*Cong.
dent. de Bordeaux, 1907*, in *Tablettes odontologiques*, déc. 1907,
p. 708).
(2) ROY, Un cas de prothèse nasale (*Odontologie*, 15-I, 1906,
p. 5).

versant fut reconstitué par une plaque métallique
estampée, maintenue en place à l'aide de deux tiges
coulissées, terminées chacune par un renflement de
caoutchouc mou. Les tiges coulissées sont soudées à la
face interne de la plaque métallique. Un anneau de
caoutchouc reliant les tiges par une de leurs extrémités

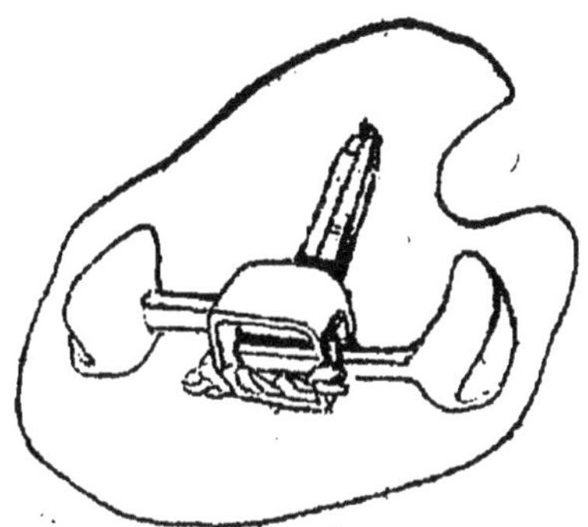

Fig. 97. — Mécanisme de rétention de l'appareil de Roy.

a tendance à les faire glisser dans leur coulisse, de façon
à ce que leur extrémité opposée, garnie de caoutchouc mou, aille s'appliquer sur les rebords de la perte
de substance, réalisant ainsi la rétention de l'appareil.

Delair, qui préconise l'usage du caoutchouc mou soutenu par une armature en aluminium, emploie comme
moyen de rétention des ressorts prenant leur point
d'appui sur les parois des fosses-nasales (1).

**3° Utilisation des dents de la mâchoire
supérieure.** — Ce moyen est indiqué quand la lèvre
supérieure a disparu en même temps que le nez. Une
pièce palatine supérieure est fixée aux dents et porte
une tige verticale passant devant l'épine nasale anté-

(1) DELAIR, Prothèse vélo-palatine, bucco-faciale et squelettique
*Rapport au XIV° Congrès internat. de méd.lég.*Madrid,avril 1903).

rieure. Sur l'extrémité de cette tige sont montés le
nez et la lèvre artificielle qui dissimule l'appareil. Ce
procédé a été appliqué (1) à plusieurs reprises par
Cl. Martin. Si la lèvre supérieure est intacte, Martin
perfore le cul-de-sac gingivo-labial jusque dans les
fosses nasales et fait passer par cet orifice la tige de
maintien qui fait saillie à un ou deux centimètres dans

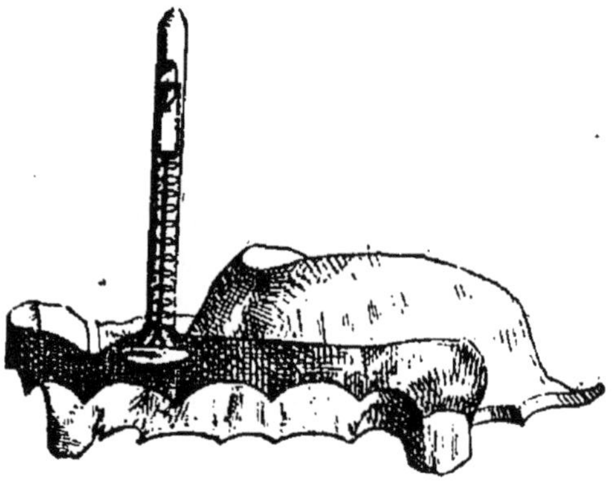

Fig. 98. — Appareil de Martin. Une tige verticale supportée par un
bandeau vestibulaire traverse le cul-de-sac gingival et pénètre dans
les fosses nasales où elle sert de support à un nez artificiel.

les fosses nasales, en passant à côté de l'épine nasale
antérieure (fig. 98).

Cette tige est elle-même supportée par un bandeau
métallique, placé dans le vestibule buccal et relié en
arrière à une plaque palatine qui en assure la fixité.

C'est là une méthode de rétention élégante, et il ne
faudrait pas hésiter dans un cas favorable à créer une
voie à la tige sustentatrice de l'appareil nasal à l'aide
d'une petite incision du cul-de-sac vestibulaire. Le trajet

(1) Voir p. 153, fig. 101. Mertens. Un cas de restauration faciale
(*Dental-Cosmos*, mars 1906 et *Odont.*, 15-V, 1907, p. 416).

établi ainsi ne tarde pas à s'épithélialiser et n'offre aucun inconvénient.

**4º Emploi d'un obturateur palatin**. — Ce moyen est le meilleur et donne le point d'appui le plus solide, mais il ne peut être employé que si une perforation palatine fait communiquer la bouche et les fosses nasales. Il est essentiel, d'après Martin, que cette fixation ne soit pas rigide, autrement elle immobiliserait le nez artificiel dans une position donnée et ne lui permettrait pas de suivre les mouvements de la face au cours de la mastication ou des divers jeux de la physionomie.

Pont (1) a construit un appareil qui se compose de 3 parties : 1º un appareil dentaire supportant la tige nasale ; 2º une pièce de raccordement ; 3º un nez artificiel en vulcanite peinte.

L'appareil dentaire et le nez n'offrent rien de bien particulier, mais la pièce de raccordement est délicate à construire et à ajuster. L'idée du mécanisme est de Cl. Martin, mais Pont en a modifié certains détails.

Les pièces principales sont composées : d'un tube écrou, d'un tube raccord, d'une détente.

La pièce de raccordement permet d'exécuter les trois mouvements suivants : un mouvement vertical, un mouvement horizontal et un mouvement de rotation.

Nous donnons ci-après la figure schématique de cet appareil, qui permettra de se rendre compte de son ingéniosité et de sa valeur. (Voir fig. 100.)

Au point de vue de la construction des nez artificiels nous sommes obligés de nous borner à quelques indi-

(1) Pont et Aveyron, A propos d'un cas de prothèse nasale (*Journal des médecins praticiens*. Lyon, mai 1910).

cations générales, étant donnée l'extrême diversité des appareils employés.

. **1º Céramique.** — Cl. Martin a fait avec la porcelaine des nez translucides, ressemblant à la peau vivante, qui laissent bien loin derrière eux les anciens nez en ivoire peint, caoutchouc blanc ou métal émaillé.

Ces nez exigent pour les soutenir une plaque pala-

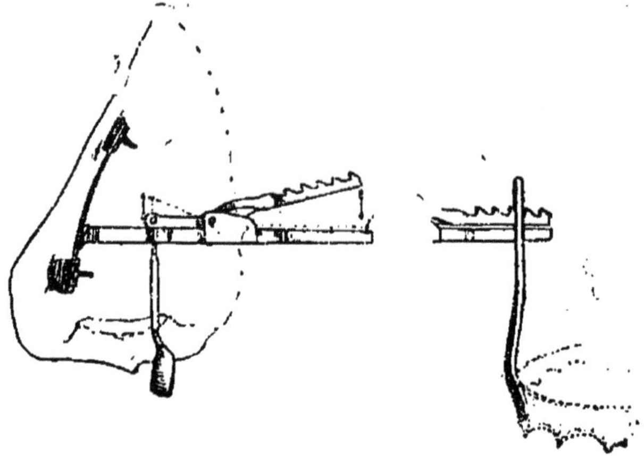

Fig. 99. — Nez en céramique (Martin).

tine ; s'il y a une perforation à la voûte palatine on en profite pour faire passer une tige verticale qui se rend dans les fosses nasales ; si cette perforation n'existe pas, on en pratique une comme nous l'avons vu plus haut, dans le sillon gingivo-labial supérieur.

L'emploi des lunettes donnant beaucoup moins de fixité doit être délaissé.

Le nez artificiel porte à sa partie postérieure une tige horizontale, fixée par une articulation sphérique, qui va s'articuler dans les fosses nasales avec la tige verticale de la plaque palatine. Au moyen d'un dispositif ingénieux, un petit ressort à boudin qui actionne la tige horizontale et appuie constamment le nez arti-

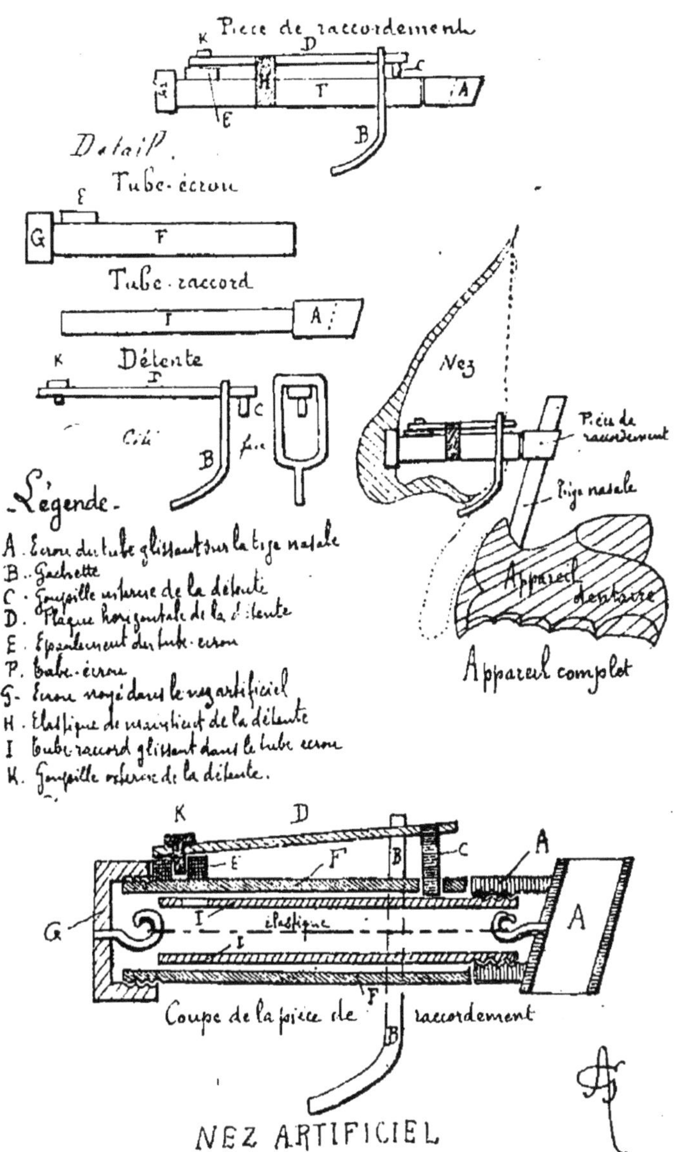


Fig. 100. — Nez artificiel et son mécanisme de Pont, de Lyon.

ficiel sur la peau, l'appareil suit les mouvements des téguments sur lesquels il est appliqué.

Au moyen d'un petit bouton dissimulé dans la narine on produit un déclanchement et on libère les parties nasale et buccale de l'appareil.

*Construction des nez en céramique.*— On estampe, d'après un moulage de la face, un nez en platine très mince, 1/10 de millimètre, qui sert de support à la pâte céramique. Pour ne pas avoir de déformation pendant la cuisson, on renforce ce nez provisoire en coulant à l'intérieur un mélange de plâtre et de poudre d'amiante. On place les vis qui serviront à fixer la branche horizontale, et on applique la matière céramique composée de kaolin, de feldspath, etc., et colorée à la pâte d'Allen, le pourpre de Cassius, la mousse de platine et surtout le précipité d'or qui donne la translucidité et l'animation de la vie au nez artificiel. On cuit plusieurs fois, on répare les fissures et l'on arrive progressivement à une épaisseur de 2 millimètres. On refroidit lentement, on enlève le plâtre, et, avec beaucoup de précautions, la feuille de platine ; les vis restent fixées dans la céramique. On détruit le brillant porcelainé et on obtient un velouté analogue à celui de la peau, en exposant la pièce aux vapeurs de l'acide fluorhydrique. Il n'y a plus qu'à y adapter la branche horizontale pour avoir la partie nasale de l'appareil.

Un détail important : il faut, afin que la ligne d'union avec les téguments soit aussi peu visible que possible, que les bords de l'appareil, très amincis, viennent s'appliquer sur la peau, pour ainsi dire, à plat, ne formant pas d'épaisseur.

S'il y a perte de substance de la lèvre supérieure,

on adjoint au nez une lèvre artificielle remplaçant la partie manquante.

Martin a obtenu, au moyen de ses nez en céramique, des résultats merveilleux, imitant à s'y méprendre les nez naturels.

2° *Le caoutchouc dur* est beaucoup plus souvent employé que la céramique en raison de sa légèreté et surtout parce que, de toutes les substances employées en prothèse, il constitue la plus facile à travailler et la plus familière aux dentistes, aussi ne nous étendrons-nous pas sur sa manipulation.

Le caoutchouc dur ou mou doit être peint lorsqu'il est utilisé pour remplacer une partie des téguments. Afin que l'imitation de la peau soit meilleure, il est utile de peindre l'appareil une fois placé sur le visage du malade ou tout au moins de procéder à des retouches, l'appareil étant en place ; on obtient ainsi une harmonie plus parfaite entre la coloration du visage et les tons du nez artificiel qu'on y adapte.

Pour la construction du nez en vulcanite, Pont a fait remarquer qu'il y a avantage à modeler la pièce en cire pour plusieurs raisons qu'il indique :

1° La cire n'offre pas la rétraction de la terre glaise séchée ;

2° On peut faire le modelage en plusieurs jours, ce qui est préférable, car les imperfections sautent mieux aux yeux ;

3° Le lissage de la cire à l'aide d'une flamme permet de donner une grande douceur aux lignes, ce que l'on obtient difficilement avec l'ébauchoir fin et le doigt ;

4° L'ajustage de la pièce de raccordement peut se faire directement sur le sujet, il en est de même du plaquage des bords ;

5º Une fois la pièce terminée, on peut couler un moule à l'aide duquel on aura des pièces *exactement semblables dans toutes leurs parties* et facilement interchangeables.

Afin de faciliter le modelage, Pont donne quelques mensurations qui permettent de faire une reconstitution à peu près exacte :

*a*) Longueur du nez (de la racine à l'extrémité) = largeur de la bouche fermée ;

*b*) Largeur d'une narine à l'autre = largeur d'une paupière fermée ;

*c*) Distance de la sous-cloison à la lèvre = diam. vertical des paupières ouvertes ;

*d*) Dimension d'une narine = largeur de la lèvre supérieure.

Si l'on trace deux ligne parallèles partant de l'angle interne de l'œil et perpendiculaires aux lèvres, on délimitera la largeur extérieure des deux narines.

*Peinture sur vulcanite*. — On peut se servir des couleurs à l'huile suivantes : blanc d'argent, laque carminée, jaune de Naples. Il est difficile d'indiquer les quantités nécessaires, car le mélange est subordonné à la teinte à obtenir.

Afin de faire sécher rapidement la couleur, il sera bon de tremper le pinceau dans de l'essence de pétrole et de délayer la teinte obtenue. En quelques heures, le séchage est complet.

Pour unifier la teinte, on passera le doigt chargé de ponce et de glycérine sur la peinture sèche. On frottera légèrement et un lavage à grande eau terminera l'opération.

3º *Le caoutchouc mou* doit être employé sous une plus grande épaisseur que le caoutchouc dur ; il a ainsi l'inconvénient de donner des appareils plus lourds La manipulation est plus difficile que celle du caoutchouc dur.

Cependant Delair s'en montre partisan convaincu. Il en diminue le poids en utilisant une armature d'aluminium, et grâce à cette ingénieuse combinaison, il a obtenu d'excellents résultats en supprimant ainsi un des principaux inconvénients du caoutchouc mou au point de vue de son emploi en prothèse nasale (1).

Pour la fabrication de ses appareils en caoutchouc mou Delair emploie toujours des moules en métal à caractères d'imprimerie. Il préfère le métal au plâtre, parce que le moule, une fois obtenu, peut servir indéfiniment pour le sujet auquel la prothèse est destinée, lorsqu'il est nécessaire de lui refaire un nouvel appareil.

Le caoutchouc mou doit être vulcanisé en plongeant les moules pendant quelques heures dans une cuve de soufre fondu, maintenu à une température uniforme par un bain de sable. Il est plus simple d'utiliser le caoutchouc employé en prothèse dentaire en procédant de la façon suivante indiquée par Delair : Le moufle ou moule étant bourré de caoutchouc blanc ou rose est placé dans le vulcanisateur, en ayant soin de le faire reposer sur un socle de porcelaine, une soucoupe renversée par exemple. Le vulcanisateur est chauffé ensuite lentement, jusqu'à ce que le thermomètre indique 155° C., ce qui correspond à 5 1/2 atmosphères. A ce moment on lâche brusquement la vapeur, on ouvre la chaudière et l'on plonge rapidement le moule dans l'eau froide jusqu'à refroidissement.

Le caoutchouc ainsi traité par cette cuisson incom-

(1) DELAIR, Rapport au Congrès de Madrid, 1903.

plète reste mou tout en conservant la forme qui lui a
été donnée, la surface de la pièce est lisse et apte à recevoir la peinture. Il est sous-entendu que l'armature métallique soutenant l'appareil y est incluse au moment du
bourrage (1).

« Tous les nez artificiels présentent un inconvénient
commun, qui est l'écoulement, dans leur concavité, des
sécrétions nasales et de l'eau provenant de la condensation de la vapeur d'eau de l'air expiré. Ces liquides
glissent parfois le long des tissus sous-jacents à l'appareil. On remédie à cet inconvénient en comblant la
concavité de celui-ci au moyen d'une poche en caoutchouc mou ou incomplètement vulcanisé. Cette poche
sera moulée sur toute la concavité et aussi sur toute la
partie antérieure et inférieure de l'ouverture, ne réser-
vant que deux trajets obliques, en haut et en arrière, qui
conduisent l'air à la partie supérieure des fosses nasales, et qui aboutissent à un niveau plus élevé que le
plancher de celles-ci.

« Grâce à ce dispositif, les produits de sécrétion sont
obligés, pour s'écouler, de suivre la voie postérieure ou
pharyngienne, et la concavité du nez étant comblée ne
pourra plus servir de chambre de condensation pour la
vapeur d'eau (2). »

***Nouveau procédé de Henning.*** — La *méthode
de Henning* paraît destinée à révolutionner la prothèse restauratrice. Warnekros a présenté un malade
traité par cette méthode à la Société d'Odontologie
dans la séance de mai 1913 et Pont, de Lyon, l'a,
depuis, le premier appliquée en France.

Les appareils construits à l'aide du nouveau pro-

_______

(1) DELAIR, Rapport, Congrès de Madrid, p. 20.
(2) Cl. MARTIN, Congrès de Madrid, p. 22.

cédé sont nettement supérieurs à tous les points de vue aux appareils construits jusqu'à ce jour avec les différentes substances que nous avons passées en revue.

Les qualités de cette nouvelle substance paraissent répondre d'une manière parfaite à toutes les exigences de la pratique.

Ses avantages principaux sont les suivants :

*a*) La simplicité et la rapidité du procédé;

*b*) L'esthétique se rapprochant de la perfection, tant au point de vue de l'aspect qu'au point de vue de la forme et de la consistance. Les nez construits d'après ce procédé se rapprochent même d'une façon parfaite des caractères des tissus humains et sont dépressibles, sans se déformer ; le toucher même donne la sensation de tissus réels ;

*c*) Leur adaptation et leur adhérence sont irréprochables, et ces nez artificiels, quels que soient leur forme, leur volume et leur étendue, tiennent, sans qu'il soit nécessaire d'employer d'appareils de contention, qui étaient généralement, avec les anciennes méthodes, difficiles à combiner et à construire et étaient souvent mal supportés par le malade.

Leur construction se résume à prendre une empreinte et à opérer comme si on voulait construire un nez en cire. On fait donc un moule se rapportant le plus possible à l'ensemble de la physionomie, et on coule sur ce moule la pâte de Henning.

Cette dernière est une substance gélatineuse, mobile, que le patient lui-même peut refondre souvent et utiliser ensuite à nouveau. Il suffit pour cela de lui donner son moule et la matière de Henning.

Un autre point original de cette méthode réside dans le moyen de fixation : le nez artificiel, une fois modelé, est simplement collé sur la peau à l'aide d'une substance spéciale.

## CHAPITRE VII

### PROTHÈSE DE L'OREILLE

Au point de vue du choix de la substance la préférence doit être donnée au caoutchouc, à cause de l'altération du celluloïde et du poids considérable de la céramique. Comme dans la plupart des prothèses chirurgicales, l'intérêt de celle-ci réside surtout dans le mode de contention.

Deux cas peuvent se présenter : 1º Le pavillon a disparu ;

2º Il reste une partie de l'oreille.

Dans le premier cas, la tige d'acier qui sert de maintien à l'appareil doit partir de l'oreille, monter verticalement sur la tête et comporter un prolongement pénétrant dans le conduit auditif externe.

Dans le deuxième cas, le rudiment d'oreille forme moignon et ce moignon est d'un grand secours.

Il peut être perforé de manière à donner passage à un ressort, ou bien emprisonné dans l'oreille artificielle ou simplement introduit dans la concavité de l'appareil.

La méthode de Henning trouverait probablement une heureuse application dans nombre de cas de prothèse de l'oreille.

## CHAPITRE VIII

### PROTHÈSE DES LÈVRES

Il convient de faire pour ces organes la même remarque que pour la prothèse de la langue. Leur mobilité

9.

constitue, au point de vue de leur restauration, un obstacle qu'il faut vaincre, si l'on veut leur donner la souplesse et la mobilité indispensables au jeu de la physionomie. On a rarement l'occasion de remplacer ces organes seulement ; dans l'immense majorité des cas leur restauration se combine à la prothèse du nez, des maxillaires, de la voûte palatine ou de la joue. Les substances employées sont la porcelaine et le caoutchouc mou plein ; l'absence de mobilité de la porcelaine et la mobilité insuffisante du caoutchouc mou plein ont déterminé Martin à préconiser théoriquement pour la confection de la lèvre le caoutchouc mou, mais creux et gonflé, sans tension, avec de l'eau. Nous disons *théoriquement*, car l'auteur n'a pas appliqué son procédé. La base de la lèvre en caoutchouc dur présente à sa partie la moins visible un petit orifice par lequel on gonfle la cavité avec de l'eau, sans toutefois la remplir complètement et en laissant un peu de vide. Ce procédé aurait pour avantage de permettre à l'organe de se déformer sous l'influence d'une pression exercée sur une de ses parties, lui donnant ainsi un aspect plus naturel. De plus, l'occlusion des lèvres serait plus parfaite et la prononciation y gagnerait considérablement. La nouvelle méthode de Henning paraît indiquée pour cette prothèse.

---

# CHAPITRE IX

## RESTAURATIONS BUCCO-FACIALES ÉTENDUES

La grande diversité des cas de ce genre, le grand nombre d'appareils imaginés pour y remédier ne per-

mettent guère d'établir de méthode pour les traitement
de ce genre.

Il est toutefois un certain nombre de principes dont
on ne doit pas se départir pour obtenir de bons résultats ; le premier peut être ainsi défini : toutes les fois
que les cavités de la face ont été intéressées et ouvertes, et qu'elles offrent une perte de substance, on doit
chercher à les obturer le plus complètement possible en

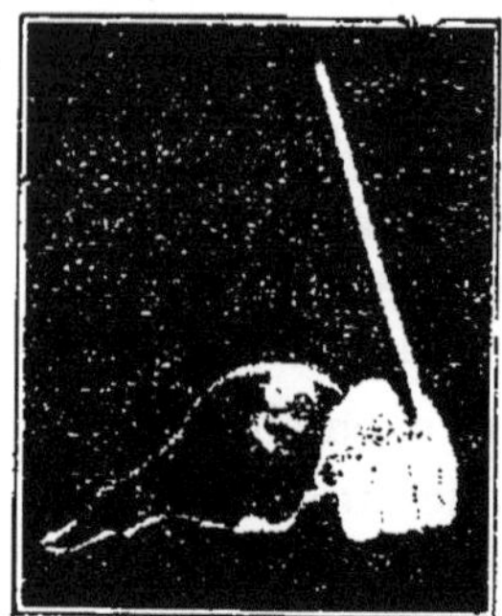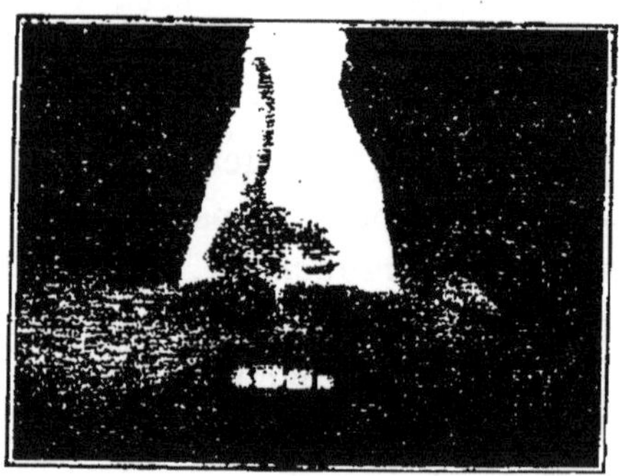

Fig. 101. — Restauration faciale (cas de Mertens).

ne laissant d'autre vide que l'espace anatomique
normal nécessaire à l'accomplissement des fonctions
physiologiques. Ce principe a pour conséquence la
nécessité de construire des appareils volumineux.

Ces derniers doivent donc être légers. Pour répondre à
cette qualité de légèreté il est utile de construire autant
que possible des appareils creux en associant l'aluminium et le caoutchouc qui constituent en pareil cas les
substances de choix.

Il est difficile de décrire ces restaurations faciales ;
chaque cas se présente dans des conditions particu-
lières. Citons les appareils primitifs de Delalain, puis

ceux de Lecaudey, de Dejardin, de Preterre et de Goldenstein enfin, les appareils plus modernes imaginés par Gunning, Kingsley, Haupmann, Michaëls, Ronnet, Martin et Delair.

Le point le plus intéressant à étudier au sujet de ces grands appareils de restauration c'est le moyen de contention qui peut varier avec les modalités de chacun des cas qui s'offre au prothésiste.

C'est généralement sur le maxillaire supérieur ou ce qui en subsiste que se prend le point d'appui par l'intermédiaire d'un large appareil palatin. Lorsque le massif nasal est détruit, ainsi que la lèvre supérieure, le mécanisme par lequel le masque prothétique est rattaché à la plaque palatine passe facilement par la brèche nasale. Citons l'exemple très simple de Mertens (1) (fig. 101). Il s'agit d'un malade auquel il faut remplacer le nez, la lèvre supérieure et la région incisive. L'appareil est ainsi conçu :

1º Plaque palatine restaurant la région incisive et servant de point d'appui ;

2º Tige métallique verticale insérée sur l'appareil buccal et passant par la brèche nasale.

Sur cette tige métallique un ressort en spirale semblable à ceux des dentiers et dont l'extrémité est laissée libre ;

3º Un masque en caoutchouc peint reconstituant le nez et la lèvre supérieure et portant une moustache artificielle.

Le masque est accroché par un anneau à l'extrémité du ressort supporté par la pièce palatine. La traction

---

(1) Mertens, Un cas de restauration faciale (*Dental Cosmos*, mars 1906 et *Odontologie*, 15, V. 1907, p. 146).

de ce ressort en arrière applique exactement l'appareil
sur la face.

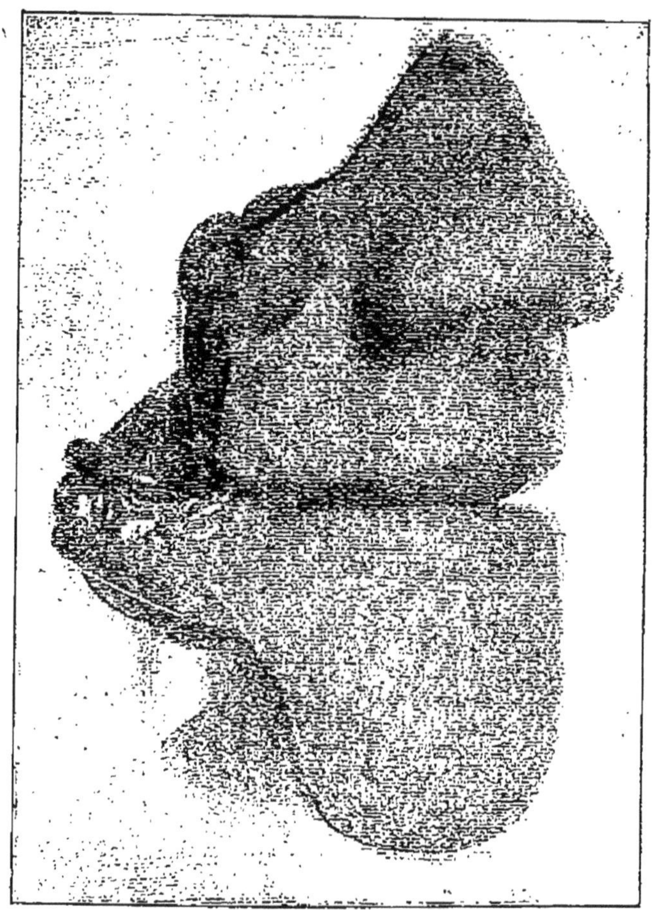

Fig. 102.— Prothèse bucco-faciale (cas de Delair).

Mais le plus souvent le délabrement facial est tel
qu'il faut recourir à des procédés de rétention beau-

coup plus compliqués. Delair (1) en a fait connaître plusieurs que nous ne pouvons décrire ici en détail. Parmi les plus ingénieux nous citerons :

1° La rétention par accrochage à cliquet. Deux leviers à cliquets opposés ferment par un cran d'arrêt

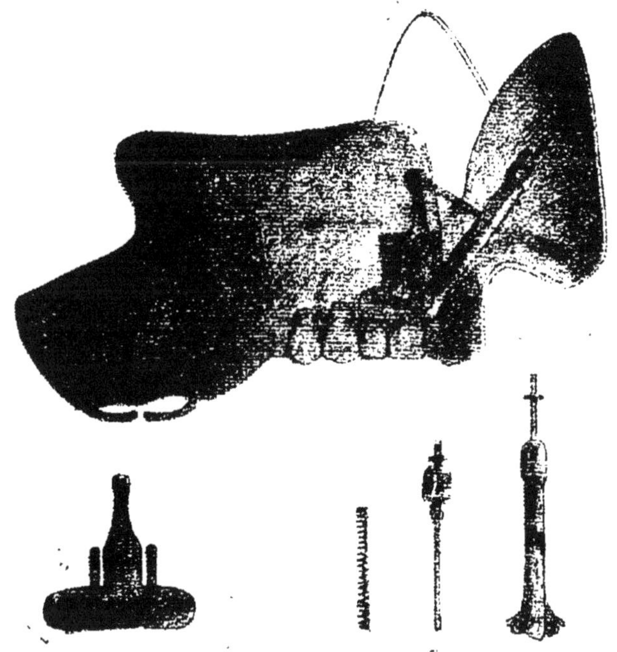

Fig. 103. — Appareil de prothèse bucco-faciale (cas de Delair).

l'ouverture de deux tronçons de tube ; dans ces derniers s'introduisent deux tiges d'or, parallèles, fixées en arrière du masque et maintenant celui-ci.

2° La rétention par traction élastique dans le sens antéro-postérieur ; sur la région incisive d'un appareil

(1) DELAIR, Un cas de prothèse bucco-faciale. Nouveau mécanisme de fixation (*Journ. odontologique de France;* octobre 1909, p. 247). — Voir également DELAIR, Rapport sur la prothèse bucco-faciale (*Cong. de Madrid*, 1903).

palatin est fixé, par une charnière, un levier métallique.

L'extrémité de ce levier supporte le masque facial. Par sa partie moyenne il est relié à l'appareil palatin par une anse de caoutchouc. La traction élastique a tendance à relever et à porter en arrière le levier, et ce dernier applique d'autant plus étroitement sur la face le masque en caoutchouc peint qu'il supporte.

Souvent on a cherché à utiliser les oreilles comme point d'appui pour assurer la rétention de grands appareils de restauration bucco-faciale. On se sert en pareil cas de lunettes qui dissimulent ainsi leur véritable rôle. Mais la pression, parfois assez forte, qui s'exerce ainsi sur le sillon retro-auriculaire, devient parfois douloureuse et les malades s'en plaignent fréquemment.

Dans d'autres cas, enfin, l'absence de communication entre la bouche et la région faciale à restaurer rend le problème de la rétention assez difficile à résoudre. L'un de nous (1) s'est trouvé devant le cas suivant : opérée d'un épithelioma de la joue par M. Sébileau, une malade guérit avec une large brèche de la région malaire. L'os malaire avait été réséqué et le sinus maxillaire communiquait avec l'extérieur. L'intervention n'avait créé aucune communication entre la bouche et le sinus maxillaire, utilisable pour livrer passage à un mécanisme de rétention qui aurait appliqué sur les téguments un masque destiné à combler cette large brèche jugo-malaire. La malade, très âgée, étant complètement édentée, nous utilisâmes avec notre confrère Geoffroy le moyen suivant :

(1) Lemerle et Geoffroy, Prothèse restauratrice tardive de la région jugo-malaire (*Odontologie*, 30, VIII, 08, p. 145).

1º Point d'appui fourni par un appareil dentaire complet supérieur ;

2º Masque en aluminium estampé et peint, recouvrant la brèche faciale et reconstituant les contours de la région malaire.

3º Ressort coudé en V contournant la commissure de la lèvre : une de ses extrémités prenait point d'appui sur l'appareil dentaire en s'enfonçant dans une douille préparée à cet effet, l'autre extrémité, fixée à la face interne du masque jugal, le portait fortement en arrière en l'appliquant solidement sur les téguments voisins.

On voit donc qu'en matière de restauration bucco-faciale le point le plus important est constitué par la construction d'un bon moyen de rétention de l'appareil prothétique.

Chaque malade qui se présente au prothésiste lui offre un problème nouveau à résoudre, et presque toujours ce problème réside dans le moyen de rétention à adopter et qui varie avec chaque cas. Il nous est donc impossible d'indiquer aucune règle à ce sujet ; c'est pourquoi nous nous sommes bornés à citer simplement quelques exemples généraux.

# DEUXIÈME SECTION

# PROTHÈSE IMMÉDIATE

Les méthodes de prothèse immédiate peuvent se diviser en deux groupes présentant tous deux ce caractère commun de placer des appareils dans les tissus à titre provisoire et de ne tenir compte que de la tolérance relative de ces derniers :

La prothèse immédiate pour résection sous-périostique et la prothèse immédiate proprement dite destinée à s'opposer à la rétraction cicatricielle.

## CHAPITRE PREMIER

### PROTHÈSE IMMÉDIATE PROVISOIRE APPLIQUÉE DANS LES RÉSECTIONS SOUS PÉRIOSTIQUES

Elle est destinée à servir de tuteur aux lambeaux de périoste et au tissu osseux de nouvelle formation pour obtenir la régénération de la portion de squelette réséquée. Cette méthode a été peu employée en raison de ses difficultés.

Cependant Cl. Martin, dès 1878, en a obtenu de bons résultats dans deux observations remarquables. Il s'agissait de deux cas de nécrose étendue du maxillaire inférieur. Les sequestres avaient été enlevés et la gouttière périostique respectée. Martin, plaçant son appareil dans cette gouttière, le diminua peu à peu jusqu'à ce que l'os nouveau soit assez résistant pour que ce soutien artificiel des parties molles puisse être enlevé sans danger de déformation. Son appareil a servi ainsi à éviter immédiatement les troubles fonctionnels consécutifs à la nécrose et la néoformation osseuse, certainement vicieuse, qui se serait produite à la suite de l'affaissement des parties molles et de la rétraction cicatricielle.

Appliquée plus tard par Péan et Michaëls, ces auteurs ont publié des observations intéressantes où ce genre de prothèse semble leur avoir donné des résultats tout à fait remarquables (1), surtout étant donnée l'étendue de la résection et la région sur laquelle elle avait porté (il s'agissait de la résection des deux tiers supérieurs de l'humerus).

Il faut bien retenir que, dans leur méthode, l'appareil prothétique est placé provisoirement ; lorsque la régénération osseuse est obtenue, l'appareil, au cours d'une seconde intervention, est enlevé.

C'est du moins de cette façon que nous comprenons la raison d'être de cette intervention, puisque le périoste, respecté au cours de l'intervention, fut fixé par le chirurgien à l'appareil prothétique dans le but d'obtenir une régénération osseuse.

(1) Michaels, Présentation d'appareils destinés à réparer les pertes de substance du squelette (*Cong. dent. nat. Nancy*, 1896, p. 22).

# CHAPITRE II

## PROTHÈSE IMMÉDIATE PROVISOIRE DESTINÉE A S'OPPOSER A LA RÉTRACTION CICATRICIELLE

Par cette méthode, on conserve au sein d'une plaie en voie d'épidermisation l'espace que comblera plus tard un appareil mobile destiné à remplacer la portion de squelette réséqué.

Cette méthode a été appliquée pour la première fois et avec succès par Cl. Martin (1), le 13 avril 1878, sur une malade à laquelle Letiévant réséqua la portion horizontale du maxillaire inférieur. Certains chirurgiens, frappés des troubles résultant des résections portant sur le maxillaire inférieur, ont essayé d'y remédier soit en plaçant dans la plaie un morceau de plomb, comme Rigal de Gaillac, soit une plaque d'ivoire comme Stanley, soit une masse de gutta comme Ollier. Mais ces diverses tentatives ne donnèrent que de médiocres résultats. Verneuil, en 1874, fixa entre les fragments un arc métallique afin de maintenir la langue et d'éviter sa chute après une résection de la région maxillaire médiane.

C'était là son seul but et cette intervention ne remédiait pas aux autres troubles fonctionnels et à la déformation faciale. On peut, par conséquent, dire à juste titre que Cl. Martin a inventé la prothèse immédiate quant à son principe, et a été le premier à en régler la technique. C'est donc sa méthode que nous nous proposons d'étu-

_______

(1) Cl. Martin, De la prothèse immédiate appliquée à la résection des maxillaires. Paris, 1889.

dier particulièrement en raison de son application pratique relativement très fréquente.

La prothèse immédiate (1) comprend essentiellement deux stades :

1o Remplacement immédiat du segment squelettique réséqué par un appareil fixé au sein des tissus avant la suture des parties molles ;

2o Lorsque la cicatrisation est complète, l'appareil provisoire est enlevé et remplacé par un appareil définitif et mobile.

La prothèse immédiate a donc pour but de s'opposer d'une façon préventive à la rétraction cicatricielle des tissus qui suit une résection osseuse.

Cette rétraction peut causer au niveau du maxillaire inférieur des accidents graves.

C'est pourquoi la prothèse immédiate constitue une méthode presque exclusivement destinée aux résections du maxillaire inférieur qui peuvent être suivies d'accidents multiples que nous allons rapidement énumérer.

# CHAPITRE III

## ACCIDENTS CONSÉCUTIFS AUX RÉSECTIONS DU MAXILLAIRE INFÉRIEUR NON SUIVIES DE PROTHÈSE

Ces accidents peuvent être divisés en : 1o *Accidents primitifs* survenant pendant les 15 premiers jours qui suivent l'opération ; 2o *Accidents secondaires.*

1o **Accidents primitifs.** — Dans les jours qui

(1) Martin, De la prothèse immédiate, 1889. Paris, Masson, édit.

suivent la résection, le malade se plaint de ne pouvoir mastiquer, car ses dents ne sont plus en contact, le segment restant du maxillaire inférieur étant attiré en dedans et en arrière. Bientôt cette déviation, uniquement causée au début par la rupture de l'équilibre musculaire, s'accentue de plus en plus sous l'influence de la rétraction cicatricielle (1).

La masse des parties molles sus-hyoïdiennes cessant d'être maintenues par le fer à cheval mandibulaire s'affaisse et glisse en bas et en arrière. Il en résulte une gêne considérable de la déglutition et des troubles de la phonation. Lorsque la résection a intéressé la partie antérieure du maxillaire et supprimé les attaches osseuses des muscles génio-glosses, la langue, n'étant plus retenue en avant par ces muscles, se renverse en arrière et oblitère le conduit laryngien en empêchant l'épiglotte de se soulever, d'où asphyxie.

2o **Accidents secondaires.** — Sous l'influence de la rétraction cicatricielle, les fragments osseux se rapprochent. La déformation de la face est considérable et la situation du malheureux opéré est pitoyable : les troubles de la phonation se sont accentués, la parole est remplacée par des grognements incompréhensibles ; les arcades dentaires ne se correspondent plus et toute alimentation solide est impossible ; la déglutition est difficile et les aliments liquides, les seuls que le malade puisse prendre, s'échappent de la bouche et souillent la figure et les vêtements ; au repos la salive s'écoule en un filet continu hors des lèvres impuissantes à la contenir.

(1) BILLING a publié une étude intéressante sur la pathogénie des déviations secondaires aux résections partielles du maxillaire inférieur. Voir BILLING, Von der Unterkiefer-résektions prothese. Stockholm, 1910

Ces accidents, et particulièrement les accidents secondaires, sont graves et difficilement curables. Les appareils réducteurs des brides cicatricielles employés en prothèse tardive ne peuvent permettre d'éviter les accidents primitifs. La prothèse immédiate a pour but de les empêcher de se produire : c'est une méthode préventive.

Le but de la prothèse immédiate est de remplacer immédiatement les parties osseuses réséquées par un appareil reproduisant grossièrement la forme des parties enlevées. Il n'est pas nécessaire, en effet, de reproduire exactement les détails du squelette. Il faut surtout s'attacher à copier la forme générale de l'os tout en prenant soin de construire une pièce prothétique qui soit bien de *dépouille,* suivant le terme de moulage consacré.

Ce premier appareil est fixé aux portions d'os restantes, il s'oppose à la rétraction, il dirige la cicatrisation, il évite les accidents primitifs dont nous venons de parler. Au bout d'un certain temps, le moins longtemps possible, dit Martin, lorsque la cicatrisation est terminée, cet appareil primitif est remplacé par un appareil mobile plus perfectionné muni de dents artificielles; c'est le second appareil ou appareil définitif, il évite les accidents secondaires déjà énumérés.

---

# CHAPITRE IV

## CONDITIONS QUE DOIT REMPLIR UN APPAREIL DE PROTHÈSE IMMÉDIATE

L'appareil qui doit remplacer une portion quelconque du maxillaire doit toujours être plus volumineux et plus grand que la portion que l'on doit réséquer. Il est préférable de faire toujours un maxillaire complet auquel on retranche les parties correspondant aux parties osseuses que le chirurgien a respectées, car ce dernier peut être entraîné à des résections plus étendues qu'il ne le supposait primitivement, et, si l'on se contentait de

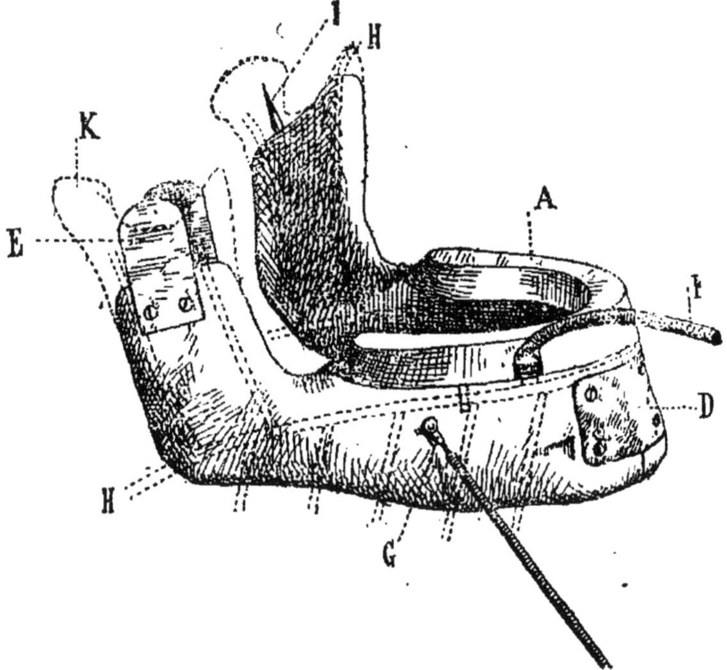

Fig. 104. — Appareil de prothèse immédiate pour résection presque totale du maxillaire inférieur (Martin).

construire un appareil sur les premières données, il pourrait être insuffisant et deviendrait alors inutile.

Il faut, d'autre part, qu'il soit uni à ce qui reste du squelette primitif d'une façon assez intime pour que celui-ci et l'appareil, dans ses grandes lignes, représentent ensemble la même forme et qu'ils remplissent le même but que le maxillaire en entier, avant l'apparition des phénomènes pathologiques.

L'appareil doit présenter assez de solidité pour résister au tissu cicatriciel.

Enfin, il ne doit pas être altéré par son contact ou par celui du pus auquel ils peuvent donner naissance. La matière employée pour sa confection doit donc remplir deux conditions très importantes : elle doit être *aseptique* et *incorruptible*.

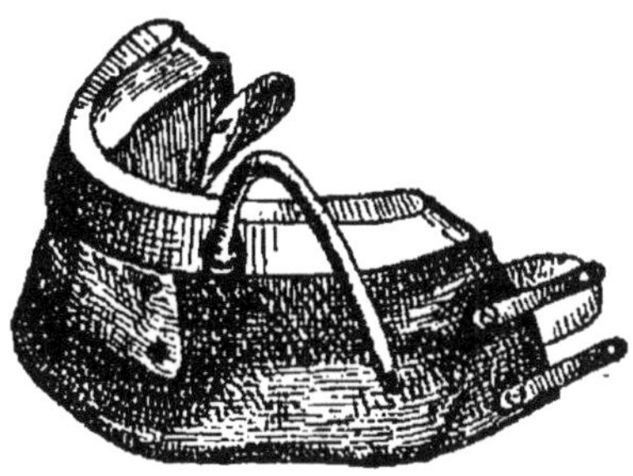

Fig. 105. — Appareil de prothèse immédiate pour résection partielle du maxillaire inférieur.

La substance qui remplit le mieux ces conditions est le caoutchouc pur, durci, sans addition de matières étrangères autres que le soufre qui sert à sa vulcanisation.

Le *premier appareil* qui doit rester en place pendant toute la durée de la cicatrisation doit permettre l'antisepsie la plus rigoureuse du champ opératoire. A cet effet, les appareils de Martin sont pourvus d'un système de canalisation très étendu destiné à rendre possible le lavage facile et souvent répété des surfaces cruentées, de manière à hâter leur cicatrisation ; mais l'expérience a paru démontrer que son fonctionnement était surtout théorique et qu'au contraire il offrait à la suppuration, aux débris alimentaires et aux sels calcaires contenus dans la salive, un abri dont il était bien difficile de les déloger. Aussi a-t-on renoncé à l'employer depuis plusieurs années déjà.

Comme l'appareil primitif est remplacé, au bout d'un certain temps, par un *appareil définitif*, plus perfectionné, il faut qu'il puisse se retirer facilement. Pour obtenir ce résultat, les appareils doivent être divisés en deux parties pour le maxillaire inférieur et en trois parties pour le maxillaire supérieur.

Une des précautions les plus utiles pour aider à la sortie des appareils est de les faire bien *dépouiller*, comme nous l'avons dit plus haut, c'est-à-dire d'avoir soin de ne pas laisser de parties étranglées ; il ne faut pas, par exemple, imiter l'étranglement naturel du col du condyle, car les tissus cicatriciels enserrent le col d'une gaine résistante et s'opposent à la sortie du condyle plus large. Pour cela, au lieu d'imiter le condyle naturel, il vaut mieux ne laisser qu'un petit moignon cylindrique qui sortira aisément de la gaine cicatricielle (1).

L'appareil définitif doit avoir la même forme que le premier appareil, excepté pour la face postérieure de la pièce représentant le maxillaire supérieur.

Si la méthode de Cl. Martin a été accueillie avec faveur en France, il n'en a pas été de même en Allemagne. Les chirurgiens et les dentistes de l'Ecole allemande, en effet, sauf quelques exceptions, ou bien semblent ignorer jusqu'à son existence, ou bien, comme

_______

(1) Maurice Roy, Contribution à l'étude de la prothèse immédiate et de la prothèse tardive dans les résections du maxillaire inférieur. Thèse de Paris, 1894.

Bœnnecken (de Berlin), ont dirigé contre elle les critiques les plus violentes.

L'idée de placer au sein même des tissus cruentés un
volumineux corps étranger allait à l'encontre de toutes
les données admises sur  le traitement des plaies chirurgicales.

La méthode de Martin a donc été condamnée d'abord
au nom d'une idée  purement dogmatique : Un corps
étranger dans une plaie ne peut amener qu'infection et
complications diverses. Martin a répondu à cette con-
damnation par des faits, et depuis trente ans que sa méthode est appliquée par  lui et par  ses élèves, elle n'a
donné que des succès.En réalité, il n'y a aucun  danger
à appliquer un  appareil aseptique sur  une plaie bien
drainée.

On a également  reproché à  la méthode de prothèse
immédiate de Martin le volume des appareils employés.
Cependant, un appareil volumineux est nécessaire pour
conserver,après l'intervention, l'intégrité des formes de
la région. Si l'appareil n'a pas la  forme de la portion
d'os enlevé et un volume  au moins égal, sinon supérieur, il se produira une déformation secondaire  qu'on
aura ensuite la plus grande peine à corriger.

Ce principe est  d'autant  plus indispensable qu'on a
affaire à des résections plus étendues, surtout si celles-
ci comprennent la branche montante.Ces déformations,
que seuls des appareils volumineux permettent d'éviter,
sont plus faciles à prévenir qu'à corriger.

On a fait à la méthode de prothèse immédiate le
grave reproche de favoriser l'infection de la plaie opératoire, surtout dans un milieu aussi septique que la
cavité buccale.

Cependant, les appareils de prothèse immédiate étant

pourvus de canaux multiples permettent de faire sur toute la surface de la plaie des lavages fréquents et d'en déterger toutes les anfractuosités, *à la condition d'injecter les solutions antiseptiques sous une forte pression.*

On a accusé ces lavages de favoriser les hémorragies secondaires. Cela est peu probable, si l'on a soin de ne pratiquer les irrigations que vingt-quatre heures après l'opération.

Sur environ 150 observations lui appartenant Martin n'a observé qu'une seule fois cet accident, qui semble bien plutôt imputable à des causes dyscrasiques.

Enfin on a formulé contre la prothèse immédiate une dernière critique, et ce serait certainement la plus sérieuse, si elle était justifiée. L'irritation prolongée des tissus étant regardée comme une des causes occasionnelles des tumeurs malignes, on a reproché aux appareils de prothèse immédiate de favoriser la récidive des néoplasmes par irritation de la plaie au sein de laquelle ils sont fixés. L'expérience ne semble pas corroborer cette conception, et, pour notre part, dans notre pratique personnelle, nous n'avons jamais observé de récidives nettement imputables à la prothèse. C'est à juste titre que Cl. Martin s'élève avec force contre cette idée :

« J'ai fait justice de ces accusations en montrant, par des faits, que, lorsque la récidive s'est produite, elle ne s'est pas manifestée plus tôt que dans le cas où l'on n'avait pas placé de prothèse, et que la prothèse immédiate, appliquée après deux, trois, et même quatre récidives, l'a été avec un plein succès, puisque la tumeur, dans ces cas, n'a plus récidivé. Ce qui provoque la récidive, c'est la résection insuffisamment étendue et n'allant pas très au delà des limites apparentes de la tumeur. Aujourd'hui, nombre de chirurgiens lyonnais, que j'ai pu convaincre des avantages et de l'innocuité de la méthode, sont persuadés que, grâce à elle, on peut, sans inconvénient, augmenter l'étendue de la perte de substance, et ne craignent pas de dépasser très largement les limites de la tumeur. Et l'expérience a montré qu'avec ces résections larges les récidives

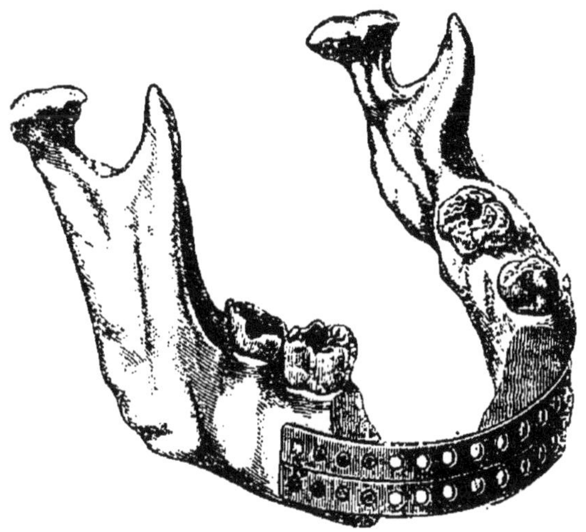

Fig. 106. — Appareil de Haussmansche.

sont bien moins fréquentes. Ainsi donc les appareils de prothèse non seulement ne favorisent pas la récidive, mais, au contraire, aident souvent à l'éviter, en permettant de faire sans inconvénients de larges brèches osseuses (1). »

En Allemagne la prothèse immédiate utilisée après les résections portant sur le maxillaire inférieur ne présente le plus souvent aucun rapport avec la méthode de Martin et repose sur un principe tout différent.

(1) Cf. MARTIN, Rapport au Congrès de Madrid, 1903, p. 82.

Au lieu de remplacer la portion d'os réséquée par
un corps étranger de même volume et de même forme
en laissant la plaie ouverte, on s'est efforcé, au con-

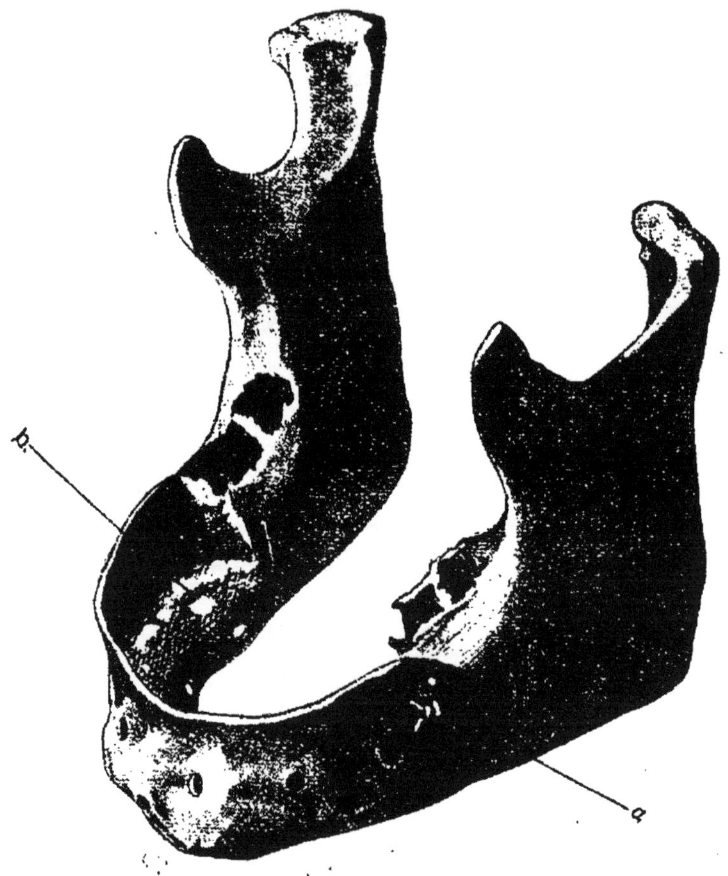

Fig. 107. — Appareil de Stoppany.

traire, en Allemagne, de maintenir les fragments à l'aide
d'appareils les plus réduits possible, auxquels on a donné
le nom de bandages. Ces attelles constituent bien plutôt
des appareils de contention que de la prothèse de rem-

10.

placement. La crainte de l'infection qui domine à juste titre dans la pratique des chirurgiens Allemands,mais qui se trouve peu justifiée dans le cas particulier, les entraîne à priver leurs malades des avantages de la prothèse immédiate suivant la méthode de Cl. Martin.

L'appareil de Sauer est le premier dont l'application ait été publiée en Allemagne.

Il est constitué par un arc métallique interposé entre

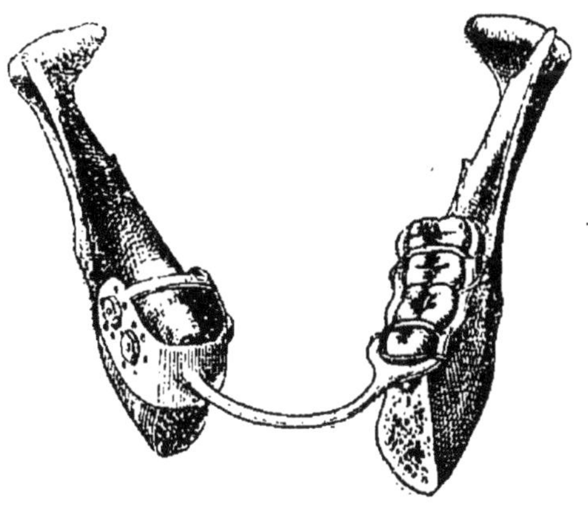

Fig. 108. — Appareil de Bœnnecken.

les fragments et fixé par chacune de ses extrémités aux dents restantes. Lorsque les dents sont absentes, les extrémités de cette attelle, modifiées en forme de fourches, viennent se placer à cheval sur les sections osseuses, les deux branches répondant aux faces antérieure et postérieure des fragments auxquels elles sont fixées par des fils métalliques. La plaie est ensuite tamponnée jusqu'à cicatrisation complète. A ce moment le bandage métallique est enlevé et remplacé par un appareil définitif. S'il ne reste qu'un fragment, Sauer utilise le port d'un plan incliné (voir volume d'*Ortho-dontie*), pour éviter sa déviation. Kahl, Bœnnecken,

Tenison-Lyons utilisent des attelles analogues à celle de Sauer et formées, comme pièce principale, d'un simple fil de métal. Leur fixation aux dents ne peut avoir lieu lorsqu'il n'en reste qu'un petit nombre ; une molaire, par exemple, servant de point d'appui sur chaque fragment, ne peut résister à la traction exercée par le tissu cicatriciel. Mais le reproche le plus grave que l'on puisse faire à ces appareils c'est de n'opposer aucun obstacle à l'affaissement des parties molles entre les deux fragments osseux maintenus à distance par un simple fil métallique.

La déformation est inévitable, car la gaze iodoformée bourrée dans la plaie ne peut y remédier que dans une bien faible mesure.

D'autre part les tamponnements prolongés des cavités opératoires en communication avec la bouche ou le nez constituent un mode de traitement détestable, car rien n'est plus capable de favoriser l'infection et d'éterniser l'épidermisation d'une plaie. L'utilisation d'attelles provisoires à la place des appareils volumineux, bien loin d'être une garantie contre l'infection, aboutit donc à un résultat opposé, si on emploie en même temps les tamponnements prolongés de la plaie à la gaze, iodoformée ou non.

L'appareil de Haussmannsche est constitué non plus par un fil, mais par une bande de métal percée de trous et fixée aux fragments par des ligatures au fil d'argent. Il est évident que la bande de Haussmannsche est supérieure au fil de Sauer, car elle offre aux parties molles un soutien dans le sens sagittal (fig. 106).

Dans le but de soutenir les tissus également dans le sens axial, Partsch a modifié l'attelle de Haussmannche en garnissant ses bords avec du caoutchouc vulcanisé.

Stoppany a construit un appareil constitué par une gouttière métallique du volume et de la forme du maxillaire et percée de trous. Cette gouttière ouverte en haut est fixée par ses extrémités aux fragments osseux et sa concavité est bourrée de gaze iodoformée (fig. 107).

Il s'agit donc d'un appareil volumineux, mais présentant tous les désavantages occasionnés par le tamponnement prolongé des plaies buccales.

Fritzsche (1) utilise une pièce en étain coulé fixée au maxillaire par l'intermédiaire de supports implantés dans l'os. Bloc d'étain et support sont réunis par des goupilles, ce qui permet d'enlever et de replacer le morceau d'étain à volonté pour pratiquer des lavages.

Cette mobilisation de l'appareil, nécessaire dès les premiers jours qui suivent l'intervention, doit être, au début assez douloureuse pour le malade.

Quoi qu'il en soit, Fritzsche se rapproche ainsi des principes généraux de la méthode de Cl. Martin.

Delair a préconisé l'utilisation de la porcelaine pour la construction des appareils de prothèse immédiate du maxillaire (2). Le bloc de porcelaine de Delair a le double inconvénient d'interdire les lavages de la plaie (car la pièce n'est pas creusée de canaux et n'est pas non plus mobile comme le bloc d'étain de Fritzsche) et de ne pouvoir être retouché aussi facilement qu'un bloc de caoutchouc vulcanisé (la porcelaine étant incomparablement plus dure que la vulcanite).

De plus Delair fixe son appareil avec des boulons,

(1) Curt Fritzsche, Etude sur les diverses prothèses du maxillaire inférieur et description d'un nouveau maxillaire artificiel (*Rapport à la XVII<sup>e</sup> assemblée des dentistes de Saxe* à Leipsig, 16 juin 1901. *Deutsche Monatschrift fur Zahnh*, p. 262, juin 1902, et *Deutsche Zeitschrift fur Chirurgie*, 1901. LXI).

(2) Delair, Prothèse squelettique en porcelaine (*Odontol.*, 30 janv. 1903, p. 49).

mode de rétention excellent en prothèse interne, à cause de sa très grande solidité, mais peu recommandable en prothèse immédiate, puisque l'appareil doit être enlevé au bout de quelques semaines pour faire place à un appareil définitif. Or une pièce placée avec des boulons est infiniment plus difficile à enlever qu'une pièce maintenue par des vis sur une seule face du maxillaire.

Enfin nous terminerons cette rapide revue des diverses tentatives de prothèse immédiate en citant l'opinion de Martin sur l'un des plus récents, la gouttière de Schrœder (1) : « L'appareil le plus récemment décrit en Allemagne, et un des meilleurs à mon avis, est celui qui a été publié en 1901 par H. Schroeder. Il présente de nombreuses analogies avec celui de Stoppany, mais, au lieu d'être en métal, il est en gomme dure. Il a la forme d'une gouttière ouverte, non plus en haut, mais en arrière, et sa concavité est bourrée de gaze iodoformée.

« Il forme une sorte de coque dont la surface externe et inférieure seule reproduit la forme du maxillaire et soutient les téguments. Le bord supérieur de la pièce est percé de trous pour la fixation de la pièce alvéolaire, dont Schroeder reste partisan. L'appareil est maintenu en place par des ligatures bilatérales. Schroeder, dans la construction de son appareil, a été dominé comme ses collègues allemands par l'idée de pouvoir surveiller la surface de la plaie, en vue d'une récidive possible.

« Or, celle-ci ne se produit généralement ou n'est

(1) SCHROEDER, Prothèse de la face. Mode d'application de la prothèse dentaire dans le visage, avec étude spéciale de la prothèse immédiate des maxillaires après résection (*Correspondenz Blatt für Zaharzte*, juillet 1901).

reconnaissable qu'au bout de quelques semaines, c'est-à-dire à une époque où les appareils provisoires sont ordinairement enlevés. Les appareils définitifs donnent toute garantie au point de vue de cette surveillance. La prudence de l'Ecole allemande sur ce point me paraît donc exagérée, de même que la crainte du contact des appareils avec les surfaces de section, car cette condition se trouve bien rarement réalisée (1). »

En résumé les appareils de prothèse immédiate pour le maxillaire inférieur peuvent être divisés en trois groupes :

1º Appareils constitués par un arc maintenant les fragments écartés mais n'offrant aucun soutien aux parties molles. (Sauer, Boennecken, Tenison-Lyons.)

Ils ont le défaut de corriger médiocrement la déformation et de ne pas s'opposer à la rétraction cicatricielle ;

2º Appareils constitués par une lame plus ou moins épaisse (Hahl, Hausmannsche, Partsch). Ils ont sur les premiers l'avantage de mieux soutenir les parties molles, mais leur volume est insuffisant pour réserver la place nécessaire à l'appareil définitif ;

3º Appareils constitués par une gouttière perforée (Stoppany, Schroeder) ou par une substance compacte : étain (Fritzsche), porcelaine (Delair), caoutchouc (Martin). Ils ont l'avantage de remplacer la portion d'os enlevée aussi exactement que possible, comme volume et comme forme, et de réserver ainsi la place nécessaire à l'appareil définitif.

Parmi ces derniers, les appareils construits suivant les principes de Cl. Martin constituent certainement les plus parfaits. Ils ont donné au cours d'une longue

(1) Cl. Martin, Rapport au Congrès de Madrid, 1903, p. 90.

expérience des résultats des plus constants, car ils satisfont aux conditions suivantes, qui doivent être toujours recherchées en prothèse immédiate :

1° L'appareil doit répondre comme forme et comme volume à la portion d'os réséquée ;

2° Il doit être fixé assez solidement pour éviter toute mobilisation spontanée, mais cependant assez légèrement pour en permettre l'enlèvement facile.

En ce cas le meilleur mode de rétention est constitué par des vis appliquées sur la table externe du maxillaire ;

3° L'appareil doit être construit avec une substance aussi compacte que possible, facile à stériliser, et assez résistante pour s'opposer à la rétraction cicatricielle. Cette substance doit être tolérée par les tissus et indifférente à l'action des liquides organiques ; sa consistance doit permettre de rogner et de modifier la pièce rapidement et sans difficulté au moment même de l'opération, afin que sa fixation n'entraîne pas pour le malade les inconvénients et le danger d'une intervention prolongée.

Le caoutchouc vulcanisé en satisfaisant à toutes ces conditions constitue à l'heure actuelle la substance de choix pour la prothèse immédiate.

---

# CHAPITRE V

## APPAREILS DE PROTHÈSE IMMÉDIATE POUR LE MAXILLAIRE INFÉRIEUR

§ 1er. **Description des appareils.** — Selon les cas, et d'après les intentions du chirurgien, il restera, l'opération faite :

1° La plus grande partie de l'os, y compris les parties postérieures et les branches montantes;

2° Une branche montante seulement;

3° Le maxillaire inférieur tout entier a été sacrifié et l'appareil ne repose plus que sur les parties molles.

*Premier cas. Résection partielle.* — L'appareil n'a que deux parties, le corps et le rebord alvéolaire. La fixation sur l'os restant se fait à l'aide de *lames métalliques* (acier laminé, platine); l'interne, assez large, n'est pas vissée ; elle sert à empêcher le déplacement en dedans des fragments ; l'externe, plus étroite, reçoit de petites vis insérées dans le corps de l'os.

*Deuxième cas. Résection étendue.* — Les parties postérieures de l'os, les branches montantes, ou au moins les condyles, restent. L'appareil construit en entier est diminué des parties osseuses respectées. Les ressorts deviennent indispensables ; ils sont placés en tenant compte des mouvements irréguliers de la mâchoire inférieure. Une pointe entrant dans les condyles, des lamelles enchâssant les parties de la branche montante sont nécessaires.

Pour les appareils d'une certaine étendue, afin de pouvoir les retirer, on divise le maxillaire artificiel à la symphyse du menton, une fois qu'il est vulcanisé. Pour assurer la réunion des parties séparées, on place à la partie antérieure de la pièce une plaque métallique qui est fixée dans le caoutchouc à l'aide de vis.

Si l'insertion des génio-glosses a été supprimée, pour éviter la rétrocession linguale on passe un fil métallique dans la langue et on l'attache à l'appareil.

*Troisième cas. Résection complète.* — Il n'a jamais été appliqué de prothèse immédiate après résection complète du maxillaire inférieur. Cependant Martin, se basant sur une observation qu'il publie et qui comporte la presque totalité du maxillaire (moins un condyle et une apophyse coronoïde), pense que la pose d'un appareil de ce genre ne présenterait pas de difficultés beaucoup plus grandes que dans les autres cas.

Le rebord alvéolaire de l'appareil primitif ne porte

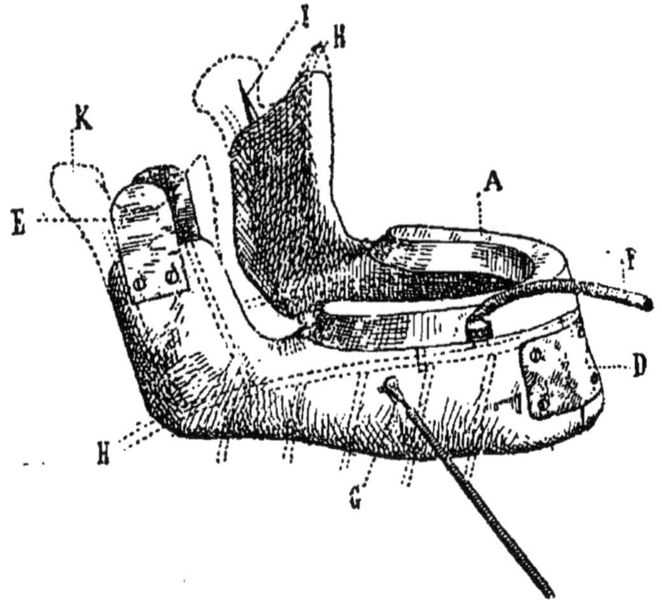


Fig. 109.— Appareil de prothèse immédiate pour maxillaire inférieur
(Martin).

pas de dents. Dans l'appareil définitif il en est au contraire pourvu. Il est en caoutchouc durci et porte à son bord inférieur deux tiges pénétrant à frottement doux dans le maxillaire artificiel. Il peut donc s'enlever facilement et être modifié selon les besoins de l'articulation.

**Moyens de rétention.** — Ils varient selon les cas et les portions intéressées.

On peut les diviser en :

a) *Moyens de fixation* immobilisant l'appareil : vis, pointes, tiges de platine ;

b) *Moyens de rétention* proprement dits apportant leur force adjuvante (crochets, ailettes, ressorts).

Les vis, les pointes et les tiges de platine avec tête traversant de part en part le maxillaire et recourbées ou fixées à l'aide d'un écrou à leur sortie ont été employées.

Nous venons de voir que les appareils doivent porter deux lames externes percées de trous dans lesquelles viennent passer les vis fixées dans le tissu osseux, et une lame interne qui vient se placer contre la partie interne du fragment.

Pour assurer le bon fonctionnement de la mâchoire et maintenir l'appareil plus solidement, on se sert aussi de ressorts, et une plaque palatine est alors nécessaire ; ce sont des ressorts en spirale dont nous nous servons pour la prothèse ordinaire, fixés par des porte-ressorts. Martin a modifié certains points de leur fonctionnement. Dans l'application de ces ressorts aux dentiers on les place généralement en un point formant le centre de gravité de l'appareil ; leur rôle consiste à maintenir les appareils en place pendant les mouvements nécessités par la parole et la mastication. Martin s'en sert en immobilisant son extrémité supérieure, pour limiter les mouvements d'abaissement du maxillaire et projeter l'appareil en arrière et en haut dans ce mouvement.

Lorsque le fragment laissé intact par la résection supporte des dents, il est bon de s'en servir comme points d'attache, en y adaptant des crochets, lames ou coiffes.

Dans certains cas il est possible que l'appareil, ne reposant que sur des tissus mous, soit insuffisant pour s'opposer au déplacement latéral du fragment restant. On y remédie à l'aide de deux ailes verticales fixées l'une à l'appareil supérieur, l'autre à l'inférieur. Ces ailes affectent généralement la forme d'un quart de cercle et sont disposées de manière à glisser l'une sur l'autre dans les mouvements de haut en bas du maxillaire inférieur ; l'inférieure passant en dehors de la supérieure, sa surface interne est en contact avec la face externe de l'autre (Voir fig. 22, 23 et 24). Leur hauteur doit être assez grande, car, lorsque la bouche est ouverte, il faut que la juxtaposition des deux ailes, dans la partie voisine de leur extrémité, empêche tout mouvement de déplacement latéral et guide le mouvement d'abaissement. On peut, pour éviter un frottement trop fort sur toute la surface du plan, estamper sur l'aile ou le plan supérieur une saillie curviligne, dont la courbe a pour centre l'articulation temporo-maxillaire, de sorte que le frottement ne se fait que sur la surface de cette saillie d'environ 1 millimètre (Gillard). Martin a fait connaître récemment un nouveau procédé qu'il emploie lorsque la résection porte sur le corps du maxillaire, tout en comprenant une partie ou la totalité de la branche montante.

Dans ce cas, une seule extrémité pouvait être fixée au fragment restant ; l'autre partie libre était gênante et pouvait même former obstacle aux mouvements fonctionnels du maxillaire inférieur.

Voici comment il a modifié ses moyens de fixation : à la partie de l'appareil qui doit s'appliquer contre le fragment restant on fixe à sa partie interne une plaque qui doit s'appliquer simplement sur le fragment osseux, puis deux lames ordinaires sont fixées à la partie externe de l'appareil.

La plaque qui est vissée à la partie supérieure de l'os doit être vissée à la partie inférieure de l'appareil, tandis que celle fixée à la partie inférieure de l'os doit venir se fixer à la partie supérieure de l'appareil ; cette simple disposition des lames croisées permet de supprimer la gouttière qui emboîtait les dents restantes sur le fragment, qui était autrefois employée, et elle donne à la rétention de l'appareil une plus grande solidité.

Comme dans tous les cas où les appareils de ce genre ne sont pas placés entre deux fragments et où ils ne sont maintenus que par un seul fragment, il sera bon d'employer les ailettes précédemment décrites qui sont destinées à empêcher le déplacement du fragment et à le maintenir dans sa position normale.

Dès que l'on trouve dans les moyens d'attache des soutiens assez fermes, il faut supprimer les *moyens de fixation*, car il n'est pas toujours facile de retirer les vis à cause de la condensation du tissu osseux. Il ne faut pas songer à les dévisser, il faut les faire sauter en exerçant au niveau des bandes métalliques quelques pesées avec un instrument introduit sous la muqueuse, une forte rugine, par exemple (Maurice Roy).

Lorsque le chirurgien a respecté le périoste et l'a laissé adhérent au tissu musculaire, il faut ménager dans l'appareil une sorte de gaine pour ce périoste et la formation de tissu osseux nouveau qui se produira.

L'appareil doit également être modifié au fur et à mesure de la formation nouvelle.

### Construction des appareils.

La construction des appareils de prothèse immédiate

comporte un certain nombre de points communs avec la construction de tous les appareils prothétiques dentaires. Il est toutefois certains détails originaux qu'il est utile de signaler.

A. *Premier appareil ou appareil provisoire.* — Prise des empreintes. — Il ne s'agit à proprement parler que de prendre des mesures, car il est impossible de prendre l'empreinte d'une partie qui n'est pas encore à découvert. Les mensurations doivent donner approximativement la forme de l'appareil, qui remplacera la partie osseuse enlevée.

Pour cela, on se procure un maxillaire naturel ayant à peu près la même forme et la même grandeur que celui du sujet.

On mesure ensuite la largeur de l'arcade dentaire supérieure du malade et la hauteur de la partie saine de son maxillaire inférieur. On obtient ainsi des données suffisantes pour la construction du premier appareil.

Moulage en cire. — Sur ces mesures on confectionne, en cire, un maxillaire analogue au maxillaire choisi comme type.

On moule, en plusieurs parties, le maxillaire naturel, ces parties donnent le moule en creux. On coule de la cire dans ce moule et on obtient ainsi un maxillaire choisi comme type.

Modifications. — Ce maxillaire en cire est ensuite modifié selon les besoins et les mesures. Le bord alvéolaire, qui, par suite du moulage, est muni de dents, est transformé en bord uni. En séparant le bord alvéolaire du corps du maxillaire avec une spatule en acier, préalablement chauffée, on obtient les deux pièces du maxillaire inférieur.

CANAUX INTÉRIEURS. — Si l'on veut munir l'appareil de canaux intérieurs, afin de faire des irrigations, on procède de la manière suivante : le corps du maxillaire est traversé dans toute sa longueur, alors qu'il est en cire, par un tube de zinc placé au milieu de son épaisseur, qui vient ressortir aux deux extrémités de la pièce ; il doit même les déborder de 2 centimètres environ. Ces deux extrémités du tube doivent être noyées dans le plâtre, afin de maintenir dans une position fixe le tube tout entier pendant l'enlèvement de la cire et son remplacement par du caoutchouc.

Au niveau des branches montantes on ajoute au tube central deux prolongements verticaux, également tubulaires, qui, dans le même but, vont émerger aux extrémités du condyle et de l'apophyse coronoïde.

Le tube en zinc doit être garni à l'intérieur de blanc d'Espagne pour empêcher la pénétration du caoutchouc pendant la vulcanisation, ce qui rendrait impossibles les irrigations en oblitérant le tube.

MISE EN MOUFLE. — La pièce ainsi préparée, on la met en moufle comme pour les appareils ordinaires. Seulement, vu le volume de l'appareil, il faut des moufles spéciaux. Martin se sert d'une série de rondelles de 2 centimètres et demi de hauteur, qui se superposent ; selon la grandeur de l'appareil, on en met un plus ou moins grand nombre. M. Roy a employé un moufle plus simple, composé d'une boîte métallique assez grande avec un couvercle analogue à celui d'un moufle ordinaire.

BOURRAGE. — Pour éviter la porosité de l'appareil, on fait pénétrer le plus possible de morceaux de caoutchouc, préalablement durci, nettoyés avec soin, afin

qu'ils puissent se souder intimement avec le caoutchouc qui doit subir la vulcanisation.

Vulcanisation. — Opération très importante dans
la confection de ces appareils. Comme ils sont de
grandes dimensions et entourés de beaucoup de plâtre, il faut faire monter la machine lentement et mettre
une heure pour arriver à 145°. Ce point atteint, ne pas
le dépasser et maintenir la cuisson à ce degré pendant
quatre on cinq heures.

La vulcanisation terminée, laisser refroidir le moufle
dans la machine.

Réparation. — La pièce est réparée, puis on la divise
en deux sur la ligne médiane. On enlève ensuite les
tubes de zinc en plaçant la pièce dans de l'eau additionnée d'acide sulfurique.

Il reste alors, à la place occupée par les tubes, un
canal traversant l'appareil d'une extrémité à l'autre.

Les deux segments sont ensuite réunis au moyen
d'une plaque d'acier vissée dans l'appareil. On rétablit
la continuité du canal à irrigation séparée avant par
le trait de scie vertical, au moyen d'un tube métallique
qui réunit ses deux extrémités et en même temps aide
au maintien des deux parties de la pièce.

A la partie supérieure de l'appareil, dans un point qui
correspond à peu près à l'une des canines où le canal
central est plus rapproché du bord alvéolaire, on place
un petit tube métallique légèrement oblique de haut en
bas et de dehors en dedans, qui, en son extrémité inférieure, pénètre dans la pièce et correspond au canal
central. A son extrémité libre vient s'adapter le tube
de caoutchouc qui doit émerger de la bouche et faciliter
les irrigations.

Sur le bord inférieur de l'appareil on pratique, avec

un foret, une série de trous communiquant avec le canal principal ; c'est par ces orifices que les surfaces cruentées correspondantes recevront les lavages antiseptiques.

Plus tard, lorsque les canaux à irrigations deviennent inutiles, on peut les obturer en y injectant un peu de cire iodoformée.

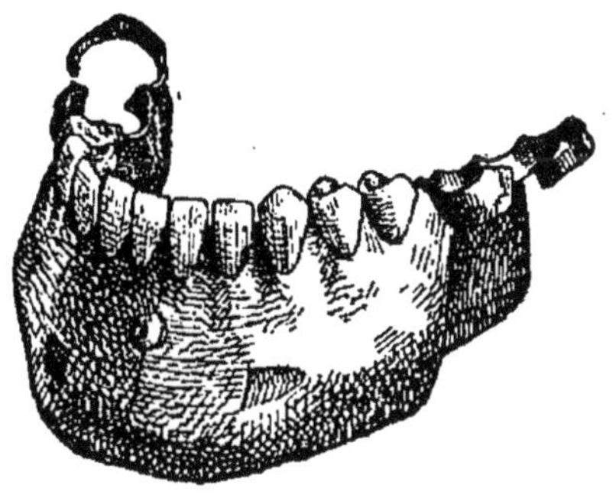

Fig. 110. — Appareil définitif pour maxillaire inférieur (Martin).

B. *Deuxième appareil ou appareil définitif.* — Quel qu'il soit, il comporte moins de difficultés que l'appareil primitif.

Il doit avoir les mêmes dimensions, basées sur le moule qui a servi à l'appareil primitif. Mais la cicatrisation ayant modifié le plancher buccal, il est utile de prendre l'empreinte en maintenant les fragments à l'aide d'un appareil destiné à leur écartement.

Il n'y a plus de canaux à irrigation, puisque l'appareil est mobile et peut se nettoyer. Il n'y a plus de division verticale, du moins dans les appareils peu importants. Mais si la pièce est volumineuse il est utile de pratiquer une division verticale médiane, qui est fermée par un ressort anologue aux fermoirs de bracelets.

Les points d'attache osseux sont supprimés. Les prolongements internes sont conservés, mais ils ont la même composition que l'appareil.

Au lieu de caoutchouc brun naturel on peut employer des caoutchoucs diversement colorés, de façon à harmoniser les couleurs au point de vue esthétique.

Le rebord alvéolaire est muni de dents articulées avec les dents du maxillaire supérieur (fig. 110).

# CHAPITRE VI

## APPAREILS DE PROTHÈSE IMMÉDIATE POUR LE MAXILLAIRE SUPÉRIEUR

### ARTICLE PREMIER

### CONSIDÉRATIONS GÉNÉRALES

Les avantages de la prothèse immédiate du maxillaire supérieur sont moins nombreux et moins importants que pour le maxillaire inférieur. Cependant, en donnant un point d'appui aux parties molles, l'appareil évite la déformation consécutive à la cicatrisation. Il permet l'alimentation immédiatement après la cicatrisation et facilite la phonation. On devrait donc pratiquer la prothèse immédiate dans tous les cas de résection du maxillaire supérieur.

On procède comme pour le maxillaire inférieur, c'est-à-dire qu'immédiatement après la résection, on applique un appareil fabriqué à l'avance d'après certaines données fournies par le moulage des parties à remplacer, quelles que soient leurs difformités, prises avant l'opération.

Ce moulage ne donne généralement que des indications vagues sur les dimensions exactes que devra avoir l'appareil, mais dans les résections ne comportant qu'un seul côté, l'arcade dentaire inférieure et les dents du côté sain sont utilisées pour obtenir les dimensions nécessaires.

Si le maxillaire supérieur ne comporte pas de dents, l'arcade dentaire seule suffit à indiquer les dimensions de l'appareil. La hauteur est indiquée par une ligne partant du collet des dents ou du bord alvéolaire du côté opposé et aboutissant au rebord orbitaire, sans se préoccuper des parties molles.

## ARTICLE II

### DESCRIPTION DES APPAREILS

Ils sont moins nombreux et réclament moins de modifications que les appareils décrits pour le maxillaire inférieur.

Les points d'attache sont moins compliqués et ne présentent pas autant d'importance, car l'appareil est fixé dans des masses immobiles, ce qui permet un assujettissement plus facile.

A cause de la hauteur que peuvent avoir les appareils, une division transversale en deux parties est parfois nécessaire.

On peut également les munir d'un système de canalisation centrale avec ouvertures multiples, qui permet, au moins dans les premiers temps, une antisepsie rigoureuse et supprime les pansements.

L'appareil est en caoutchouc durci et représente une portion plus ou moins grande du massif maxillaire, il est divisé en deux parties : l'une constitue le voile du palais, la voûte palatine et l'arcade dentaire — elle est horizontale ; — l'autre, verticale, embrasse toute la face antérieure du maxillaire supérieur y compris l'os propre du nez du même côté, l'os malaire et le plancher de l'orbite.

La portion correspondant aux arcades dentaires est

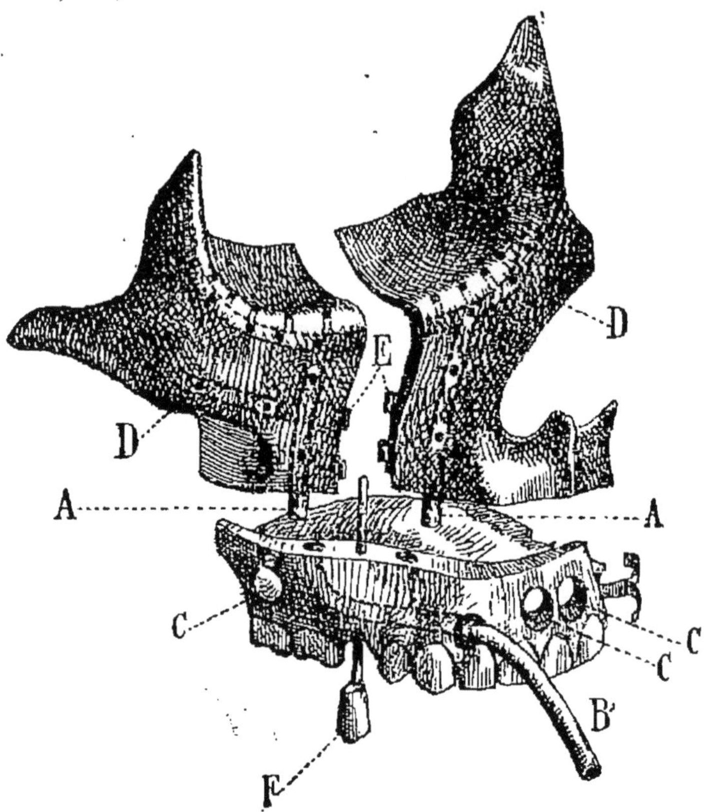

Fig. 111. — Appareil provisoire pour maxillaire supérieur (Martin).

en caoutchouc durci, afin de pouvoir être modifiée suivant les besoins de l'articulation.

La voûte palatine et le voile du palais, lorsque celui-ci est intéressé, sont, dans tous les cas, complets. Cette partie horizontale est destinée à remplacer d'un côté la portion enlevée et de l'autre à s'appliquer sur ce qui est resté, de manière à ne pas avoir de solution de continuité.

D'autre part, le bord correspondant au côté sain est muni de crochets pour fixer l'appareil aux dents restantes (voir page 3o, fig. 9 et 10, le genre de crochets à employer); si elles sont insuffisantes, on ajoutera des ressorts prenant point d'appui sur le maxillaire inférieur.

La partie postérieure de la portion horizontale de l'appareil est toujours terminée par une lame de caoutchouc mou, qui se prête mieux que le caoutchouc dur aux mouvements du voile du palais.

A la partie antérieure de la portion horizontale, représentant l'arcade dentaire, on ménage un orifice, auquel vient s'adapter le tube qui doit servir aux irrigations, si l'appareil possède un système de canalisation analogue à celui décrit pour le maxillaire inférieur. De grandes ouvertures latérales permettent la sortie des liquides.

La partie horizontale vient s'adapter sur la portion verticale de la pièce qui représente la face externe de l'os. Deux tubes servent à réunir les canaux des deux pièces, tout en contribuant à leur solidité.

Les parties correspondant à la branche montante du maxillaire et à l'os malaire étant plus larges que la portion située en dessous, et par suite ne pouvant être retirées facilement, on divise en deux cette portion supérieure par un trait de scie vertical partant du milieu du plancher orbitaire pour descendre jusqu'à la première ou deuxième petite molaire.

Ces deux parties de la pièce supérieure portent sur leur ligne d'intersection un système de charnière qui permet, par l'intermédiaire d'une tige métallique passée dans leur intérieur, de les maintenir intimement unies, non seulement entre elles, mais avec la pièce inférieure.

Cette tige retirée, rien n'est plus simple que d'enlever les trois parties de l'appareil.

Toute la partie de l'appareil qui correspond à la portion postérieure de l'os est laissée vide, car il suffit de maintenir en place les parties molles, tout en laissant les parties profondes se cicatriser à leur aise.

Il ne faut donc pas, comme pour la prothèse du maxillaire inférieur, construire un appareil égal en volume à la portion d'os réséquée.

« Les conditions anatomiques qui se présentent à nous, décrit Martin, après la résection du maxillaire supérieur, sont bien différentes de celles qui existent après les résections du maxillaire inférieur.

« Tandis que ce dernier, très mobile, tend à se dévier sous l'influence des tractions musculaires et des rétractions cicatricielles, le maxillaire supérieur, profondément enclavé dans les os de la face et de la base du crâne, laisse après son ablation une vaste cavité dont les parois osseuses et immobiles ne peuvent se rapprocher et se cicatrisent en surface. Cette cavité ne peut se rétrécir que par la dépression des téguments de la face. D'autre part, la communication large entre la cavité buccale, les fosses nasales et le pharynx entraîne, à sa suite, un cortège de troubles fonctionnels sérieux : troubles de la mastication, de la déglutition, de la phonation ; souvent la déformation esthétique est peu accentuée, et ce sont surtout les altérations fonctionnelles qui prédominent. De là l'importance et la nécessité de la prothèse chez ces malades. »

« La disposition en façade de la partie verticale laisse libre la cavité créée par l'ablation de l'os. Celle-ci peut alors se cicatriser librement sans qu'aucun obstacle s'oppose à son rétablissement. D'autre part, les téguments de la face sont suffisamment soutenus pour que la difformité soit parfaitement corrigée.

« La partie horizontale de l'appareil permet de reconstituer immédiatement la mastication et la prononciation (1). »

FIXATION.— L'appareil est fixé dans sa cavité à l'aide de ressorts ou bien encore par des anneaux ajustés sur les dents restantes. Si ces moyens sont insuffisants, on peut avoir recours à des pointes enfoncées dans les portions osseuses voisines.

## ARTICLE III
### CONSTRUCTION DES APPAREILS

A. *Appareil primitif.* — Comme pour le maxillaire inférieur, il faut se procurer un maxillaire naturel se rapportant à peu près à l'âge et au développement du maxillaire du sujet.

On prend le moulage des parties à remplacer ; mais on prend aussi l'empreinte des dents du côté opposé de l'arcade et de la mâchoire inférieure. La hauteur est fournie par une ligne partant du sommet des dents ou du rebord alvéolaire du côté opposé au milieu du *rebord orbitaire,* abstraction faite des parties molles.

Si l'on a à faire un appareil destiné à remplacer les deux maxillaires supérieurs, on construit, d'après les moulages, toute la masse antérieure du maxillaire en y adjoignant une partie des os voisins.

Cette portion de l'appareil doit être faite en caoutchouc durci pur, mais ne doit pas dépasser 1 millimètre à 1 millimètre et demi d'épaisseur, sauf sur les points qui doivent recouvrir les canaux d'irrigation obtenus

(1) CL. MARTIN, *Congrès de Madrid,* 1903, p. 96.

par le même procédé que pour le maxillaire inférieur.

La fosse canine doit être moins accusée que normalement pour faire l'appareil un peu plus volumineux.

CHARNIÈRES. — Les charnières sont placées dans la pièce de cire de façon à ce qu'elles prennent exactement la place qu'elles occuperont dans la pièce en vulcanite. Les maintenir en place par des fils de zinc pour qu'elles ne se déplacent pas pendant le bourrage.

L'appareil est fait en **deux parties** en cire : l'inférieure et la supérieure. Ce n'est que la cuisson opérée que la portion supérieure est **séparée** en deux parties par un trait de scie **vertical**.

L'épaisseur étant minime il n'y a pas de précautions à prendre contre la porosité.

B. *Appareil définitif.* — L'appareil, contrairement au premier, est d'une seule pièce et présente une paroi postérieure ; la cavité est entièrement comblée.

Toute la partie buccale, à l'exception du voile du palais, est en caoutchouc durci. Tout le reste de l'appareil destiné à combler la cavité laissée par l'ablation de l'os est en caoutchouc mou. Ceci a pour but de ne pas irriter les parties profondes, tout en oblitérant complètement la cavité, sans cela on aurait une prononciation nasillarde, défectueuse. Dès la pose de l'appareil définitif qui obstrue complètement toutes les cavités, la prononciation devient normale.

Afin de diminuer son poids, on fait cet appareil complètement creux.

Si la résection a porté sur les deux os maxillaires et a détruit le vomer, on en construit un artificiel, sur les parties latérales duquel sont ménagées des fentes destinées à imiter autant qu'il est possible la disposition des fosses nasales.

L'appareil définitif est fixé aux dents voisines par des lames en or ou par des ressorts. Dans certains cas, grâce aux irrégularités de la cavité, la pièce tient spontanément.

**Empreinte composée.** — Le moulage est ingrat à cause de la profondeur de la cavité. On se sert de pré-

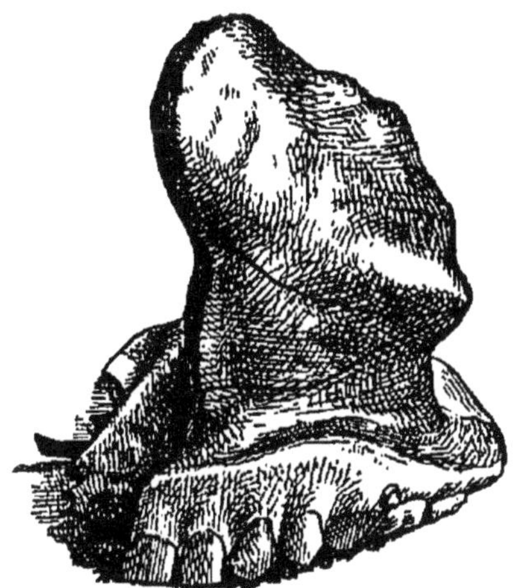

Fig. 112.— Appareil définitif pour maxillaire supérieur (Martin).

férence de stent ou de godiva. *On commence à mouler les parties les plus profondes* et on laisse refroidir ; cette empreinte partielle sortie et réparée, on y fait des points de repère ; on huile pour empêcher l'adhérence, et on applique de nouveau une couche de godiva. *Trois ou quatre empreintes partielles superposées constituent le moulage complet de la dépression.*

Lorsque les couches successives sont arrivées jusqu'au rebord du palais, on prend l'empreinte de la voûte palatine avec le godiva le plus mou pour ne pas ramollir les autres empreintes, et on procède comme pour un modèle ordinaire. On peut également et même se servir de préférence de plâtre pour la dernière empreinte.

Au moyen des points de repère, après avoir retiré séparément les empreintes partielles, on reconstitue l'empreinte totale et on coule le modèle en plâtre.

Ce modèle devra être construit, lui aussi, en plusieurs fragments, de façon à faciliter la fabrication de la pièce et la sortie du moule.

Pont (1) ayant reconnu la difficulté de maintenir les empreintes partielles sans déplacement a indiqué tout récemment un procédé pour les maintenir à leur place. « Après avoir moulé la cavité buccale au moyen de blocs de stent, on perfore chaque bloc à son centre. On tâche de faire cette perforation dans le même sens pour chaque cylindre, de façon à établir à travers les blocs une lumière, un véritable petit tunnel occupant le centre de gravité de la masse et présentant une direction oblique, de haut en bas et d'avant en arrière, ceci fait, avant de remettre les blocs en place dans la cavité nasale, on introduit une sonde de Belloc, ou, au besoin, une simple sonde molle en caoutchouc, dans une narine, et on l'enfonce jusqu'à ce que l'extrémité de la sonde soit nettement visible dans la cavité buccale. Cette petite manœuvre est d'autant plus facile à exécuter que la fissure vélo-palatine est plus grande ; on introduit dans l'œillet qui termine la sonde un petit fil de soie ou une ficelle, et on ramène la sonde dehors. On a donc un fil qui sort par la bouche, et, passant par la cavité nasale, vient ressortir par la narine. Pendant que le malade maintient le bout de fil qui sort

_______

(1) PONT, Procédé pour faciliter la prise d'empreinte en prothèse chirurgicale. (*La Province dentaire*, 1913).

par le nez, l'opérateur passe l'autre extrémité dans le trou creusé dans les blocs de stent. Ceux-ci sont alors remis bien à leur place, et lorsque le dernier occupe sa position normale, on fixe à l'extrémité de la ficelle une petite tige de bois qui fera cran d'arrêt et empêchera la ficelle d'être ramenée au dehors, lorsqu'on la retirera par les narines. »

Base. — On fabrique en premier lieu la partie horizontale de l'appareil en caoutchouc durci de couleur rose comme un dentier ordinaire. Cette partie est munie de dents.

« A sa face supérieure, au pourtour de l'orifice, on construit un petit rebord toujours en caoutchouc dur avec une hauteur de 5 millimètres, qui viendra s'appliquer exactement au pourtour de cette cavité et se souder avec la partie supérieure de l'appareil.

« La face inférieure de cette pièce, qui doit être en contact avec la langue, représente le palais et le rebord alvéolaire.

« On met en moufle, on cuit et l'on répare, et à la partie supérieure non polie on adapte la portion supérieure de l'appareil. » (Martin.)

Partie supérieure. — Elle doit combler toute la cavité laissée par l'ablation du maxillaire. Elle est très mince et en caoutchouc mou sur presque toute son étendue.

Pour l'obtenir on bouche dans le moule tous les points que l'on veut réserver, et on place sur les points correspondant aux fosses nasales des épaisseurs, afin de ménager l'orifice nécessaire à la respiration.

On tapisse ensuite toutes les surfaces internes avec une lame de cire de 1 millimètre et demi d'épaisseur. On obtient ainsi la forme de toute la cavité. On l'ajuste ensuite avec le bord de la pièce palatine correspondant. On la met en moufle et on la cuit séparément. Il faut prendre garde de la déformer. Il est nécessaire de se servir de plâtre tamisé, extrêmement fin, pour obtenir une surface lisse et de prendre toutes les précautions, afin de ne pas avoir de bulles d'air. On peut aussi recouvrir les surfaces du plâtre avec des feuilles d'étain.

Le bourrage se fait avec du caoutchouc mou. Seules les parties devant offrir un obstacle à la cicatrisation seront en caoutchouc dur. Ce sont surtout les surfaces antérieures et antéro-latérales.

Toutefois, vers son bord inférieur, au niveau de son point de jonction avec la partie horizontale, il est bon de mettre 2 ou 3 millimètres de caoutchouc dur pour assurer davantage la réunion des deux parties de l'appareil tout en s'opposant aux déformations qui pourraient survenir sur ce point (Martin).

Cuisson. — Cuisson lente ; la pièce est sortie. A l'aide du modèle, on ajuste et on soude les deux parties au moyen de caoutchouc que l'on fait dissoudre légèrement dans du chloroforme et que l'on rabat sur les bords avec une spatule. On perce un petit trou avec un foret dans le caoutchouc dur correspondant au vide de la pièce, et on remplit ce vide avec de l'eau, puis on obture ce conduit avec une cheville en caoutchouc.

La pièce est remise en moufle et cuite à nouveau.

Le caoutchouc mou qui entre dans ce genre de travail doit toujours être du Para pur avec 6 p. 100 de soufre ; il doit être vulcanisé quatre ou cinq heures à 145°.

On peut ensuite cacher sa couleur noire en le recouvrant d'une légère couche de caoutchouc rouge ou rose dissous.

La pièce refroidie dans le moufle et retirée, on enlève la cheville et on fait évacuer l'eau. La pièce a conservé sa forme. On oblitère le conduit avec du caoutchouc ou une vis. Si la pièce comporte des ressorts, on choisit pour ce conduit la place des porte-ressorts. Le caoutchouc mou est réparé à l'aide d'une spatule chauffée et appliquée sur les points irréguliers; on le nettoie en le lavant au chloroforme.

# CHAPITRE VII

## POSE DE L'APPAREIL PROVISOIRE
## TRAITEMENT
## POSE DE L'APPAREIL DÉFINITIF

Pour effectuer la pose de l'appareil provisoire le prothésiste devra se munir des instruments suivants :

Un tour dentaire ;

Un slip-joint et des forets ;

Des limes à caoutchouc et à métal ;

Un porte-scie et des scies ;

Un tournevis et des vis ;

Un maillet et des coins ;

Des boulons et une clef pour les écrous, suivant le mode de fixation que l'on aura cru devoir choisir.

Tous les instruments destinés à entrer en contact avec la plaie ou les mains de l'opérateur devront être stérilisés. C'est pourquoi il faut se servir d'un slip-joint, qui seul peut être stérilisé, tandis qu'une pièce à main faisant corps avec le bras de tour ne pourra l'être que d'une façon douteuse. Il faut rejeter pour ces mêmes raisons tout instrument non pourvu d'un manche métallique.

L'appareil prothétique en caoutchouc vulcanisé sera stérilisé par l'ébullition.

Ces préparatifs étant effectués, l'intervention aura lieu selon trois temps bien tranchés, au cours desquels le chirurgien et le prothésiste s'aident mutuellement tour à tour.

*1*er *temps*. Le chirurgien, aidé du prothésiste, pratique la résection mandibulaire projetée et assure l'hémostase de la plaie ;

*2*e *temps*. Le prothésiste, aidé par le chirurgien, ajuste l'appareil entre les fragments osseux.

A l'aide de la scie et de la lime il retranche l'excès de caoutchouc, qu'il aura eu la prévoyance de laisser, afin de faciliter cet ajustement.

*Il s'assure que ce dernier est bien exact en vérifiant la correction de l'articulation interdentaire du maxillaire du côté opposé.* L'appareil, une fois réduit à des proportions convenables, il pratiquera dans les fragments osseux des trous à l'aide d'un foret et du tour dentaire ou du foret à main que nous avons décrit p. 254, fig. 121.

S'il se sert de vis ou de coins, ces trous n'intéresseront que la table externe de l'os, s'il se sert de boulons, le maxillaire sera perforé de part en part. Ces points de rétention étant effectués, il procède ensuite à la pose des vis, des coins ou des boulons.

*3*e *temps*. Le chirurgien termine l'opération par la suture des parties molles.

Le deuxième temps, celui qui appartient au dentiste, est de beaucoup le plus long. L'ajustement de l'appareil et surtout sa fixation sont toujours assez difficiles, car les choses doivent être menées tout à la fois avec rapidité et de façon précise.

Le prothésiste devra toujours s'armer d'un calme à toute épreuve et de beaucoup de patience pour mener à bien pareille intervention.

*Soins consécutifs.* — Les fragments osseux solidement réunis et l'arc maxillaire reconstitué, l'incision cutanée se réunit généralement par première intention. (Parfois, cependant, il subsiste une fistule entretenue par la présence de la pièce prothétique.) La plaie buccale persiste, et tous les soins du chirurgien doivent dès lors avoir pour but d'obtenir non pas qu'elle se comble, mais qu'elle s'épithélialise le plus vite possible.

Une suppuration plus ou moins abondante s'établit, et cela n'a rien qui doive surprendre au niveau d'une plaie en communication avec le milieu buccal septique.

On doit faire tous ses efforts pour drainer cette plaie anfractueuse par la bouche, afin d'éviter que le pus ne s'ouvre une voie par les points les plus déclives et ne vienne provoquer une ou plusieurs fistules cutanées. Afin d'obtenir ce drainage, des lavages incessants devront être faits dans la profondeur de la brèche mandibulaire à l'aide des canaux qui parcourent en tous sens l'appareil prothétique. On porte ainsi sur toutes ses faces des solutions faiblement antiseptiques destinées à les déterger. Ce drainage devra être rendu permanent ; il faudra donc multiplier les lavages, et en effectuer environ toutes les heures ; si on ne les pratique pas régulièrement, on voit tout de suite se produire des phénomènes d'infection.

A mesure que la cicatrisation s'avance, on diminue

progressivement le nombre des irrigations, et on arrive à les cesser presque totalement lorsqu'elle est complète.

Cette cicatrisation est très longue, car la plaie doit se recouvrir d'un revêtement épithélial, malgré les conditions défavorables créées par la présence d'un corps étranger septique. On sait les difficultés que rencontrent les otologistes pour empêcher les évidements petro-mastoïdiens de se combler et pour en obtenir une bonne épidermisation. Il leur faut en moyenne deux mois, souvent trois mois de pansements méthodiques. En prothèse immédiate l'épidermisation est au moins aussi longue à obtenir.

Peut-être, cependant, pourrait-on hâter la guérison en empruntant à l'oto-rhinologie quelques-unes de ses méthodes d'épidermisation, notamment des pansements avec de la poudre d'acide borique ou de peroxyde de zinc, glissé entre l'appareil et la surface bourgeonnante de la plaie.

L'appareil primitif doit rester longtemps en place, huit mois au moins (Martin), ce qui facilite l'application de l'appareil définitif ; la cicatrice étant plus ancienne a moins de tendance à la rétraction. Toutefois il vaut mieux *mobiliser l'appareil le plus tôt possible, dès les premières semaines*, afin de faciliter les lavages de la plaie et de hâter ainsi son épidermisation ; on mobilise l'appareil en supprimant les vis qui le fixent au maxillaire, et on bouche avec de la cire iodoformée les canaux intérieurs ; mais ce n'est que longtemps après que l'appareil définitif est appliqué.

Il faut que la substitution du second appareil au premier se fasse presque immédiatement ; sinon, si on laisse la bouche sans appareil quelques jours, l'appareil définitif, par suite de la rétraction cicatricielle, ne peut être placé et doit être parfois considérablement modifié.

L'appareil définitif ne possédant pas de canaux d'irrigation doit être enlevé fréquemment pour le nettoyage; mais il doit être remis aussitôt, afin qu'il n'y ait pas de rétraction. Pour cette même raison le malade le porte constamment et ne l'enlève pas la nuit.

# CHAPITRE VIII

## CONCLUSIONS

AVANTAGES DE LA MÉTHODE. — Grâce à la prothèse on peut facilement s'opposer à la rétrocession linguale en passant un fil métallique dans la langue et en l'attachant au maxillaire artificiel, au lieu de le fixer, comme auparavant, aux fragments restants du maxillaire, à la peau ou aux pièces de pansement, ce qui ne donnait pas une grande solidité et qui ne mettait pas le malade à l'abri de l'asphyxie.

Au moyen de la prothèse immédiate, on dirige la cicatrisation. L'appareil s'oppose à toute déformation des parties molles et au rapprochement des parties osseuses restantes. Comme il a le même volume et la même forme que le maxillaire enlevé, le résultat, au point de vue esthétique, est parfait; le malade a la même physionomie qu'avant l'opération, au lieu des hideuses déformations qui suivent les résections du maxillaire inférieur non suivies de prothèse immédiate.

La déglutition est facilitée, l'appareil donne à la langue un point d'appui suffisant pour faire progresser le bol vers le pharynx.

Au moyen de cet appareil, la mastication des aliments

demi-solides est possible quelques jours après l'opération, et peu à peu celle des aliments solides le devient à
son tour. Aussitôt après l'opération l'alimentation liquide par le malade lui-même est possible ; la sonde
œsophagienne est inutile.

La phonation est également facilitée ; le malade s'ex-
prime d'une façon intelligible, presque correcte, qui
n'est nullement comparable au bredouillement incompréhensible qui accompagne les résections du maxillaire
non suivies de prothèse.

Enfin, grâce à la reconstitution de la digue naturelle
que forme le maxillaire inférieur à l'écoulement de la
salive, le malade peut, au bout de deux ou trois jours,
garder sa salive et n'est plus épuisé par la salivation
continuelle.

Ces résultats fonctionnels ne font que, s'améliorer avec
le temps ; à mesure que l'adaptation se fait, l'appareil
rend des services de plus en plus grands et ne pourrait
être supprimé sans troubler considérablement les conditions de vie du malade.

INCONVÉNIENTS. — Boennecken a formulé contre la prothèse immédiate de Martin quelques objections que l'on
peut ainsi résumer :

1° L'appareil de Martin est une faute contre l'asepsie,
car il constitue une cause d'infection ;

2° Les corps étrangers ne sont bien supportés que s'ils
sont petits ; or les appareils de Martin sont volumineux
et occasionnent de l'irritation des tissus ;

3° L'appareil de Martin favorise la récidive des
tumeurs pour lesquelles on est intervenu ;

4° Les appareils sont compliqués et difficiles à construire.

De ces critiques opposées à la méthode de Martin un certain nombre sont à rejeter.

Le volume d'un corps étranger n'a pas d'influence sur sa tolérance par les tissus.

Des recherches expérimentales effectuées par l'un de nous nous permettent de considérer le volume comme un facteur indifférent à la tolérance (1).

D'ailleurs, dans le cas de la méthode de Martin, la question ne doit pas être posée, puisque l'appareil vient remplacer une partie osseuse déjà existante et non se faire une place au milieu des tissus.

Cette observation a paru néanmoins rencontrer l'approbation d'un certain nombre de praticiens qui se sont occupés de prothèse immédiate et semblent d'accord pour chercher à diminuer le plus possible le volume des appareils et à remplacer le caoutchouc vulcanisé par le métal.

L'appareil que Bœnnecken propose est une arcade métallique maintenant les deux fragments écartés. Verneuil l'avait déjà employé ; Michaels s'en est aussi servi. L'appareil imaginé par ce dernier est un pont métallique en platine iridié, formé par deux fils placés parallèlement, de la longueur de la partie réséquée. Des anneaux métalliques y sont soudés et relient les deux tiges de platine, la tige inférieure étant deux fois plus forte que la supérieure. Ce pont métallique est fixé par des vis aux fragments du maxillaire naturel, la pièce étant combinée dans le but de permettre l'occlusion facile des tissus sectionnés et de rétablir les mouvements musculaires par la réunion des parties molles à travers les anneaux de l'appareil. Au milieu de l'appareil se

(1) G. Lemerle, Contribution à l'étude expérimentale de la prothèse interne. — Thèse Paris, 1907.

trouve un écrou taraudé, traversé par une vis de deux centimètres de longueur destinée dans l'avenir à servir de point d'appui pour l'application d'un dentier artificiel. Cet appareil a été très très bien supporté pendant sept ou huit mois, époque à laquelle une récidive de la tumeur compromit le succès définitif (1).

Gillard a employé, lui aussi, un appareil métallique composé d'une tige avec crampons et attaches appliqué sur les fragments restants ; il en *modifie les dimensions* au moment de la pose, à l'aide d'un système de réglage d'une grande simplicité.

Enfin Partsch (de Breslau) (2), afin de maintenir les fragments osseux écartés, tout en ne gênant pas la guérison, applique à la face interne des fragments du maxillaire deux bandes en bronze d'aluminium munies d'ouvertures.

Ces diverses conceptions ont amené une regrettable confusion entre les méthodes prothétiques.

En effet, autant la méthode imaginée par Martin est logique avec le but qu'elle cherche à atteindre, autant les auteurs qui lui ont succédé ont travaillé à côté de ses idées et ont exécuté des tentatives prothétiques qui ne ressortent à la fois ni de la prothèse immédiate, ni de la prothèse interne.

Par sa méthode immédiate Martin cherche à empêcher une plaie de se combler et à en obtenir l'épidermisation, afin de restaurer tardivement la perte de substance à l'aide d'un appareil mobile reçu dans la brèche garnie de muqueuse comme dans un alvéole.

En fixant aux extrémités osseuses des arcs métalliques,

(1) Michaels, *Odontologie* et *Revue internationale d'Odontologie*, mai 1894.
(2) *Congrès de la Société allemande de chirurgie*, avril 1897.

les auteurs que nous venons de citer ont cessé de faire de la prothèse immédiate, car ces arcs métalliques maintiennent les fragments en place, mais n'empêchent point la plaie de se combler. Ces attelles métalliques ne doivent donc pas céder la place plus tard à des appareils mobiles et définitifs, comme dans la méthode de Martin. Elles sont placées à demeure définitivement ; il s'agit donc de prothèse interne et non pas de prothèse immédiate provisoire. Ces tentatives de prothèse interne appliquées au maxillaire inférieur sont vouées à un échec inévitable, car elles sont faites immédiatement après la résection et par conséquent en milieu septique. La première règle à observer, pour obtenir la tolérance d'un corps étranger, c'est une asepsie absolue. Tel n'est pas le cas des essais prothétiques que nous avons énumérés plus haut. Michaëls, par exemple, fait pénétrer dans la bouche une tige métallique destinée à supporter plus tard un appareil dentaire. Cette tige fait communiquer le foyer maxillaire avec le milieu buccal septique ; l'infection est inévitable, l'intolérance est certaine.

La méthode de Martin ne dépend pas du principe de l'asepsie. Son appareil immédiat entretient une suppuration plus ou moins longue, il peut causer des fistules cutanées, mais ces inconvénients sont passagers, puisque l'appareil immédiat est provisoire et que tous ces accidents disparaissent aussitôt après son enlèvement. Les méthodes de prothèse interne immédiate appliquées après résection du maxillaire inférieur constituent également une faute contre l'asepsie ; elles entretiennent également de la suppuration et des fistules, mais ces accidents sont aussi définitifs que l'appareil, et ils persistent jusqu'à ce que ce dernier soit enlevé ou qu'il soit expulsé par les tissus.

Dans tout milieu infecté, la prothèse interne immédiate donne des insuccès, seule la prothèse immédiate provisoire de Martin ou la prothèse interne tardive peuvent réussir. La prothèse immédiate est indiquée dans les cas de résection dépassant la portion horizontale du maxillaire. La prothèse interne tardive trouve au contraire ses indications après les résections partielles de la portion horizontale, car il est impossible de fixer solidement un appareil interne au delà de l'angle maxillaire. (Voir p. 253.)

Bœnnecken reproche aux appareils de Martin d'être compliqués et difficiles à construire, mais c'est là une objection de bien peu de valeur, si les résultats obtenus sont favorables.

Plus sérieuse est l'accusation qu'il porte sur cette méthode de favoriser la récidive des tumeurs pour lesquelles a été faite l'intervention. Nous citerons à ce sujet les paroles d'Ollier(1).« C'est dans les lésions traumatiques récentes ou anciennes, dans les nécroses des maxillaires, dans les néoplasmes bénins que la nouvelle méthode de prothèse rendra les plus grands services. Pour les néoplasmes malins, il en est autrement, surtout dans les cas où la diffusion des lésions n'aurait pas permis de faire une très large ablation des tissus suspects : toute irritation locale ne pourra alors que favoriser les néoplasies dont les germes auront été laissés au milieu des tissus. »

Plusieurs auteurs rejettent absolument cette critique, qu'ils estiment mal fondée (2). Mieux vaut dire, peut-être,

(1) Ollier, Préface, p. 5, in Traité de prothèse immédiate, par Cl. Martin. Paris, 1889, chez Masson, édit.
(2) Martin, Des résultats éloignés de la prothèse immédiate dans les résections du maxillaire inférieur. Thèse Lyon, 1893.

qu'on ignore l'influence que peut avoir la prothèse immédiate sur la récidive des néoplasmes.

On pense, d'une façon générale, qu'une irritation lon-gue et continue peut devenir en un point une cause prédisposante locale à l'évolution d'un épithélioma.

Cette idée est ancienne. On appelait cancer des fumeurs l'épithélioma de la lèvre et celui de la langue, laissant entendre ainsi le rôle considérable que l'on accordait à l'irritation produite par la fumée du tabac ou le con-act répété du tuyau de la pipe.

Cette cause prédisposante locale est passée aujourd'hui au second plan, et on a tendance à donner beaucoup moins d'importance aux facteurs d'irritation locale dans l'étiologie du cancer.

Quoi qu'il en soit, on ne peut pas encore affirmer que l'irritation due à une suppuration d'origine prothétique, prolongée pendant plusieurs mois, ne joue aucun rôle dans la récidive des tumeurs malignes des maxillaires. Mais ce rôle, s'il existe, doit être probablement minime, car il ne semble pas que les récidives soient beaucoup plus fréquentes dans les résections mandibulaires pour épithélioma suivies de prothèse immédiate, que dans celles où cette méthode n'a pas été appliquée.

Les avantages de la prothèse immédiate ne peuvent être niés; ils sont affirmés par les observations de Mar-tin, dont plusieurs datent de dix et quinze ans (1). Il faut surtout employer la prothèse immédiate dans les résections du maxillaire inférieur s'étendant au delà de la portion horizontale; en pareil cas elle est tout à fait indispensable, car la prothèse interne tardive est inapplicable au niveau des branches montantes.

(1) AMOEDO, Contribution à l'étude de la prothèse immédiate des maxillaires (*Cong. Dent. internat.*, Paris, 1900, t. IV, p. 477).

Les résultats obtenus récompensent amplement des peines et des difficultés de l'exécution (1).

« Seulement, mettons en garde ceux qui entreprennent un travail semblable contre sa simplicité à la lecture. Au cours de l'exécution, on s'aperçoit que cette opération, et nous n'entendons pas seulement par là la pose de l'appareil, n'est pas toujours aussi simple qu'elle le paraît (2). »

(1) Cl. Martin, Des résultats éloignés de la prothèse immédiate, 1893.

(2) Maurice Roy, Thèse de Paris, 189 .

# DEUXIÈME PARTIE

# PROTHÈSE INTERNE

La prothèse interne s'éloigne profondément des méthodes de prothèse tardive ou de prothèse immédiate provisoire. Ces dernières ont pour but de remplacer des pertes de tissus, le plus souvent des portions de squelette avec des appareils restant en communication avec l'extérieur. La prothèse interne, au contraire, enfouit au sein des tissus vivants des appareils destinés à y demeurer définitivement pendant toute la vie du sujet.

Dans une série d'expériences Cl. Martin, a cherché à obtenir des régénérations osseuses en se servant, comme tuteurs pour les lambeaux de périoste, d'appareils métalliques qu'il abandonnait dans les tissus. Cl. Martin a donné à sa méthode le nom de prothèse interne, par opposition à la prothèse immédiate provisoire, qui pourrait être appelée prothèse externe, puisque, dans ces cas, les appareils restent en rapport avec l'extérieur.

Ce nom de prothèse interne nous paraissant clair et précis, nous le conservons, mais pour lui donner une plus grande extension et l'appliquer à toutes les méthodes ayant pour but de remplacer une perte de substance, à l'aide d'un appareil fixé définitivement dans les tissus et destiné à une suppléance fonctionnelle indéfinie.

La prothèse interne comprend deux méthodes : 1º la prothèse interne tutrice de la régénération osseuse et 2º la prothèse interne remplaçant les tissus absents.

# PREMIÈRE SECTION

## PROTHÈSE INTERNE
### DESTINÉE A CONDUIRE
### LA RÉGÉNÉRATION OSSEUSE,
### SOIT PAR RÉSECTION SOUS-PÉRIOSTIQUE,
### SOIT PAR GREFFE

Un appareil est abandonné définitivement au sein des tissus ; il s'agit d'une cage métallique fixée sur les extrémités de deux segments osseux et destinée à contenir des fragments d'os garnis de périoste et à servir de tuteur à l'os nouveau résultant de cette greffe.

Ce procédé appartient à M. Cl. Martin, qui en a publié une étude expérimentale faite sur des chiens (1).

Michaëls a appliqué sur l'homme une articulation énarthroïdiale artificielle servant de soutien au périoste, après résection sous-périostique.

« Il s'agit d'un malade âgé de 30 ans, ayant des antécédents bacillaires très caractéristiques. En mai 1891, il entre à l'hôpital dans le service de Péan pour un abcès froid du tiers antérieur et supérieur du bras. En juin une incision fit évacuer du pus. Il y eut formation de fistule. Ses mouvements de l'épaule étaient limités. En février 1893, on trouve un trajet fistuleux conduisant sur l'humérus. L'articulation de l'épaule est globuleuse, empâtée. Les mouvements sont impossibles. Le malade ayant refusé la désarticulation, et Péan, s'étant préalablement entendu avec Michaëls,

(1) Cl. Martin, De la régénération osseuse sur appareil prothétique interne. Paris, 1899 (*Institut internat. de bibliogr. scientif*).
Cl. Martin, Appareil prothétique après symphyséotomie (*Cong. de Chir.*, Paris, 1900, *Sect. d'obstétrique*).

reprit, le 11 mars, la première incision, divisa les parties molles et tomba sur le foyer purulent qu'il évacua. Il fit ensuite la désarticulation scapulo-humérale et la résection du tiers supérieur de l'humérus, en s'efforçant *de conserver le plus de périoste possible*. Puis, la toilette de la plaie ayant été faite, Michaels posa son appareil prothétique. L'appareil est composé de trois pièces principales : 1º une tige droite, longue de 8 centimètres, destinée à représenter la portion réséquée de l'humérus ; 2º une autre tige, qui la continue à sa partie supérieure longue de 2 à 3 centimètres, remplaçant le col ; 3º une sphère irrégulière de 3 centimètres 1/2 de diamètre, qui figure la tête de l'humérus.

La première pièce est un peu plus mince que l'humérus qu'elle remplace. Elle est coupée transversalement au niveau de son extrémité inférieure, qui est fixée sur la portion restante de l'humérus par quatre petits prolongements, qui sont apposés deux par deux. Les plus longs ont 1 centimètre 1/2, les deux autres 7 millimètres.

Ils sont en fils métalliques de platine iridié et ont 1 millimètre 1/2 d'épaisseur. Ils sont libres à la partie inférieure, où ils forment une petite anse, tandis qu'à la partie supérieure ils sont juxtaposés et soudés à un anneau métallique qui entoure à demeure la partie inférieure de l'appareil prothétique. La petite anse qui forme ce fil est destinée à laisser passer une vis de platine qui traverse l'os en totalité et passe à travers la petite anse du prolongement opposé, et même la dépasse assez, pour qu'on puisse placer autour d'elle, sur son extrémité terminale, devenue exubérante, un petit boulon qui permet d'accoler, aussi intimement que possible, la surface externe de l'humérus et la face

interne des deux prolongements opposés. Une deuxième
vis et un deuxième boulon fixent de la même manière
les deux autres prolongements.

A l'extrémité supérieure de cette première pièce
s'accole la seconde, qui s'élargit un peu de bas en haut
dans le sens tranversal. La partie inférieure de cette
seconde pièce est coupée transversalement, comme
celle de la première, tandis que sa partie supérieure
est concave. Cette pièce est en outre creusée à son
centre d'un canal de 4 millimètres de diamètre, dans
lequel se trouve engagée une vis, dont l'extrémité inférieure s'enfonce de 4 centimètres dans la tige sous-
jacente. De cette façon l'extrémité inférieure de la vis
perd toute mobilité, tandis que sa partie supérieure
permet à la seconde pièce de tourner autour d'elle en
opérant un mouvement de rotation presque complet.

Et, comme la tête de cette vis est plus large que la
vis elle-même, le canal de la pièce qui la loge a été
élargi à son niveau pour que le mouvement de rotation
en soit facilité.

C'est même la tête de la vis qui, grâce à son élargissement, empêche les deux tiges de caoutchouc durci
de s'éloigner l'une de l'autre dans le sens vertical.

La partie supérieure concave de la petite tige de
caoutchouc est destinée à entrer au contact de la troisième pièce, qui figure la tête humérale. Toutefois, au
lieu d'être sphérique, cette pièce est creusée dans le
sens antéro-postérieur de 1 centimètre, l'antéro-externe
de 1 centimètre 1/2 ; ces cannelures logent des fils de
platine iridié de 3 millimètres de diamètre, qui sont destinés à relier la tête artificielle en bas à la deuxième
pièce de l'appareil, en haut à l'omoplate. Le fil qui
entoure la tête l'engaine de haut en bas, en suivant la

cannelure latérale, tandis que ses extrémités libres descendant au-dessous d'elle, en se coudant légèrement, s'engagent à frottement, et avec un peu de force excentrique, à une profondeur de 3 centimètres dans deux petits canaux pratiqués à leur intention dans la pièce sous-jacente, de chaque côté de la tête de la vis. Il résulte de cette disposition que la tête se trouve solidement reliée à la seconde pièce, tout en restant mobile sur elle.

Il était plus facile de fixer la tête à la surface glénoïdienne, tout en conservant ses mouvements dans le sens antéro-postérieur.

Dans ce but, une seconde anse de platine iridié engaine la cannelure antéro-postérieure, qui est plus profonde que la précédente d'un demi-centimètre, de façon qu'elle passe au-dessous de la première. Tandis que le milieu de cette nouvelle anse engaine la tête, ses extrémités libres se dirigent vers la cavité glénoïde ; là, une d'elles, disposée en forme de vis, s'enfonce dans le centre de cette cavité et dans le col de l'omoplate à une profondeur de 3 centimètres.

Elle sert de point d'appui à un fil de platine beaucoup plus fin, qui va en s'élargissant, s'applique dans la fosse sous-épineuse, en dedans et le long du bord axillaire de l'omoplate. L'autre extrémité libre s'incurve à partir du centre de la cavité glénoïde pour contourner le col et se diviser en deux petites anses qui embrassent l'épine de l'omoplate, l'une s'appliquant sur la face supérieure, l'autre sur la face inférieure de cette épine au niveau de sa base.

Grâce à cette disposition, la tête artificielle conserve tous les mouvements de l'articulation normale par rapport à l'omoplate.

Ajoutons que, pour faciliter la soudure du périoste

et des insertions musculaires avec cet humérus artificiel, j'ai fait établir sur celui-ci de petites crêtes perforées de distance en distance, qui lui ont permis, à l'aide de fils de catgut, de fixer le périoste par suture. De même, pour fixer la capsule articulaire, deux petits anneaux en platine ont été placés sur la partie externe de la tête, de façon à retenir la capsule et les ligaments dans leurs rapports normaux.

Dans la construction de cet appareil le caoutchouc durci, et le platine iridié sont les seuls substances dont on se soit servi. Et pour rendre le caoutchouc inaltérable au contact des liquides de l'organisme, les pièces qui en sont formées ont bouilli pendant vingt-quatre heures dans la paraffine. »

Il a été possible d'observer les résultats éloignés de cette tentative de prothèse interne, tutrice du périoste (1).

Michaels a présenté au congrès dentaire international de 1900 un certain nombre de malades sur lesquels des intervention chirurgicales et prothétiques avaient été tentées. Parmi ceux-ci il presenta le malade auquel on avait appliqué l'articulation énarthroïdiale, dont nous avons parlé précédemment, et il a été permis de constater que l'appareil avait été suffisamment bien toléré par les tissus, malgré une fistule persistante au niveau de la plaie, deux ans et demi après la pose de l'appareil. « En juillet 1895 on pratiqua le cathétérisme de cette fistule, qui conduisit à constater la mobilité de l'extrémité inférieure de l'appareil. La peau fut sectionnée, de manière à permettre d'arriver jusqu'à l'appareil, et l'on sectionna les fils métalliques le fixant à l'ancien humérus. Après une traction énergique on

(1) Michaels, De la prothèse restauratrice (*Congrès dentaire international de 1900*)

enleva l'appareil. Les bourgeons charnus furent cure-
tés. Au-dessous d'eux *on trouva un os semi-lunaire
de néoformation.* La guérison de la plaie demanda
deux mois et demi pour être obtenue. Depuis cette époque, c'est-à-dire *depuis cinq ans,* 7 ans après la première intervention où l'on plaça l'appareil — le malade se sert fort bien de son bras, qui a conservé sa
longueur normale. L'articulation de l'épaule peut exécuter tous ses mouvements, sauf celui de l'élévation.
Le malade utilise son bras droit comme son bras gauche et se livre journellement à des travaux manuels
très pénibles sans fatigue.

La radioscopie permet de se rendre compte *que l'os
a l'apparence de l'os normal* en le regardant par sa
face postérieure, tandis qu'il apparaît moins net sur
l'autre face. Grâce aux résultats de la radiographie et
de la radioscopie on ne peut contester : 1º la légitimité de l'intervention et 2º les résultats et les services rendus par la prothèse chirurgicale. »

Michaels ajoutait ces indications essentielles pour
les appareils de ce genre :

« La pièce de prothèse doit être la reproduction de
l'os ou du fragment osseux qu'elle remplace. Les dimensions doivent être rigoureusement les mêmes. La coaptation de la pièce doit être parfaite; il faut, à ce sujet,
veiller, afin d'éviter la mortification, à ce que les attaches du corps étranger serrent, sans l'étreindre trop
violemment, l'os avec lequel ce dernier va concourir à
la réformation de l'os définitif.

« Il faut que les attaches soient filiformes et jamais
en plaques, parce que toute partie d'os recouverte par
une plaque et privée par ce fait de son contact périostique tend à se nécroser. Or, l'espace osseux recouvert

par un fil est négligeable : il n'en est pas de même de l'espace recouvert par une plaque, qui est d'autant plus considérable que la plaque est plus large. C'est ce qui explique que sur les radiographies que j'ai l'honneur de vous présenter mes attaches en platine affectent la forme de cages. Enfin la pièce prothétique n'est, comme je vous l'ai dit au début, qu'un tuteur appelé à diriger le développement de l'os nouveau que va sécréter le périoste (1).»

« Nous devons présumer la possibilité de retirer cette pièce le jour où l'os de néoformation sera assez fort pour le permettre, et, dans ce but, il ne faut pas entourer la pièce prothétique de la gaine périostique, il faut l'y placer à la manière d'un coin, c'est-à-dire en laissant une face de l'appareil prothétique non recouverte de périoste, afin que l'appareil, n'étant pas enclavé dans l'os nouveau, permette le libre développement de ce dernier et puisse être enlevé en temps utile. C'est ce qui explique d'une part la forme semilunaire qui affecte l'os nouveau, d'autre part l'absence de canal médullaire à la radioscopie; en regardant la face postérieure à bras, l'os a l'apparence de l'os normal. Vu sur une autre face, il nous apparaît un peu moins nettement.

« Grâce aux résultats combinés de la radiographie et de la radioscopie, on ne peut plus contester la légitimité de notre intervention, on ne peut que constater les services rendus par la prothèse chirurgicale. »

A l'appui de ses théories Michaëls a montré des sujets, qui permirent de constater que ses appareils furent bien tolérés et qu'au bout de six à sept ans son opéré de l'humérus se servait facilement de son bras.

(1) MICHAELS, Congrès dentaire de 1900.

# DEUXIÈME SECTION

# PROTHÈSE INTERNE PROPREMENT DITE

## REMPLAÇANT LES TISSUS ABSENTS ET CONSERVÉE AU SEIN DE L'ORGANISME

Au point de vue squelettique, l'appareil prothétique est destiné à accomplir entièrement les fonctions de la portion de tissus osseux réséquée dont il tiendra lieu et place.

Avec cette méthode aucune régénération osseuse n'est escomptée; elle est basée entièrement sur la tolérance définitive que peut offrir l'organisme au corps étranger fixé dans son sein.

Elle suppose donc la possibilité de la part des tissus d'une tolérance absolue et la connaissance des conditions nécessaires pour obtenir cette tolérance.

Il faut avouer qu'on ne connaît encore que fort peu de chose sur ce sujet, et la plupart des tentatives d'application de cette méthode ont été suivies d'insuccès. Cl. Martin, lui-même (1), l'initiateur hardi de la prothèse immédiate provisoire, lui accorde peu de crédit. Nous croyons devoir citer tout au long les propres paroles du maître lyonnais, dont le nom domine la prothèse restauratrice moderne : « J'ai fait le premier essai de ce genre de prothèse en 1878 sur un malade du service de Letiévant. Chez cet homme, âgé d'une trentaine d'années, je fixai une articulation phalangienne artificielle au petit doigt de la main gauche, et, la réunion s'étant faite par première intention, j'eus la satisfaction de

_____

(1) Cl. MARTIN, De la régénération osseuse sur appareil prothétique interne. Paris, 1899.

voir le malade quitter l'hôpital avec une articulation en platine qui fonctionnait admirablement.

Le résultat se maintint excellent pendant deux mois et les tissus montrèrent une tolérance parfaite vis-à-vis du corps étranger. Malheureusement, cet homme, qui était manœuvre, exécutait souvent des travaux de force, et, un jour, en soulevant un lourd fardeau, son articulation se détacha et vint faire issue en partie à travers la peau.

Plus tard, dans une résection du maxillaire inférieur, faite par M. le professeur Polosson, je tentai de laisser à demeure un appareil prothétique volumineux en caoutchouc durci; le malade le garda dix-huit mois; mais, malgré tous mes efforts, ils persista une fistule; ce qui m'obligea à l'enlever.

D'autres tentatives du même ordre ont été faites depuis par Gluck, qui présenta ses observations au Congrès de Berlin, puis par Péan en 1894. Mais les résultats démontrent que, si l'application de cette méthode a constitué, en somme, un notable progrès, elle n'en est pas moins très imparfaite. Le plus souvent, en effet, ces pièces sont mal tolérées par les tissus; il persiste des fistules; les appareils se déplacent et doivent être enlevés, quand ils ne sont pas spontanément éliminés.

Il est donc évident que les appareils prothétiques, volumineux et massifs, jusqu'ici employés, ne peuvent jouer leur rôle de remplacement squelettique que pendant un certain temps, et que, d'autre part, ils ne sont jamais tolérés par les tissus d'une façon parfaite, puisqu'il persiste toujours des fistules. Je ne crois pas qu'on puisse arriver, avec ce type d'appareils, à des résultats sensiblement meilleurs que ceux qui ont été publiés pendant ces dernières années. Ces pièces sont trop massives, trop volumineuses, pour être bien tolérées, et elles ne remplissent que bien imparfaitement le rôle d'organe squelettique que l'on espérait d'elles ».

Cependant, déjà, en 1893, Weinlechner et Eiselberg restaurent des pertes de substance cranienne à l'aide de plaques de celluloïd. Sur quatre cas l'infection leur cause deux insuccès, mais ils publient deux guérisons (1).

En 1904, Hermann applique une prothèse interne pour perte de substance cranienne ; il publie une guérison (2). En réalité il eut un insuccès prothétique, puisqu'il fut obligé par la suppuration d'enlever la plaque d'aluminium qu'il avait placée.

En 1903, Sébileau et Delair appliquent une prothèse interne de la face après résection totale de la paroi antérieure du sinus frontal.

Ils obtiennent un succès qui s'est maintenu jusqu'à ce jour.

En 1904, pour une perte de substance cranienne, ils fixent une plaque métallique selon la même méthode de prothèse interne. Ils obtiennent un nouveau succès, qui s'est maintenu jusqu'à présent de façon satisfaisante (3).

(1) WEINLECHNER, Restauration de pertes de substance cranienne à l'aide de plaques de celluloïd (1 cas. guérison.)

EISELBERG, id. (3 cas, 2 insuccès par infection). Soc. Imperio-royale de Vienne (*Deutsche medicinal Zeitung*, mars 1893. *Odontologie*, avril, 1893).

(2) HERMANN, Fracture du crâne. Disjonction des sutures médio-frontale, sagittale et coronale. Trépanation. Prothèse métallique. Guérison (*Annales de la Soc. belge de chir. et Annales de la Soc. méd. d'Anvers*, oct.-déc. 1904, p. 120).

(3) SÉBILEAU. Prothèse métallique de la face après résection totale de la paroi antérieure du sinus frontal (*Revue de stomatologie*, 11 nov. 1903, p. 514).

DELAIR, Un cas de prothèse squelettique (*Odontol.*, juin 1903, p.529).

SÉBILEAU, Prothèse cranienne métallique. Résultats éloignés (*Soc. de Chir.*, 25 mai 1904 ; *Presse méd.*, 1904, n° 35, p. 345).

En 1907, Delorme et Delair, dans un cas de large perte de substance osseuse de la région temporale, appliquent un appareil de prothèse interne avec le même succès (1).

Plus récemment, Sebileau et G. Lemerle réparent avec succès une large perte de substance de la région pariétale à l'aide d'une plaque métallique, le métal choisi dans ce cas étant l'argent, pour des raisons que nous verrons plus loin.

L'usage des injections de paraffine comme moyen prothétique est venu consolider encore les espérances qu'il est permis de fonder sur la prothèse interne, et diviser cette méthode en deux systèmes, dont la technique est bien différente :

1° La prothèse interne à l'aide d'appareils ;

2° La prothèse interne à l'aide de substances plastiques injectées dans les tissus ou foulées dans des cavités osseuses normales ou pathologiques.

Pour différencier ces deux systèmes nous désignerons le dernier sous le nom de prothèse plastique.

Seule la prothèse plastique à l'aide de la paraffine est devenue aujourd'hui d'application usuelle.

L'usage d'autres corps plastiques et d'appareils est encore peu connu, et l'on peut dire que la prothèse interne est encore à sa naissance.

Le succès de cette méthode séduisante implique la possibilité de la tolérance indéfinie des tissus pour un corps étranger ; la tolérance et les réactions de chaque tissu en particulier, périoste, os, tissus circonvoisins, la nature, la forme, les moyens de fixation, le volume du corps étranger sont autant de questions dont il fau-

______

(1) DELAIR. Cas de prothèse crânienne (*Soc. d'Odontol.*, nov. 1907).

drait posséder la solution définitive avant de conclure sur la valeur pratique de ce genre de prothèse.

Comme nous le disions tout à l'heure, on ne sait presque rien sur ce sujet ; les règles qui devraient régir la prothèse interne ne sont pas encore exactement définies.

Cependant quelques-unes des conditions nécessaires pour obtenir la tolérance des tissus pour les corps étrangers commencent déjà à se dégager.

L'un de nous en a tenté une étude expérimentale (1).

Nous ne pouvons dans un manuel nous étendre longuement sur une question qui est encore l'objet de vives discussions. Toutefois nous nous proposons d'exposer rapidement quelques-unes des règles générales qui semblent devoir régir la prothèse interne. Nous aborderons ensuite l'étude de l'application de cette méthode.

1 Georges Lemerle, Contribution à l'étude expérimentale de prothèse interne. Thèse de Paris, 1907.

# CHAPITRE PREMIER

## TOLÉRANCE DES TISSUS A L'ÉGARD DES CORPS ÉTRANGERS

### ARTICLE PREMIER

### RÉACTIONS DU PÉRIOSTE ET DE L'OS EN PRÉSENCE DE CORPS ÉTRANGERS

Nicolas définit le périoste : « Une membrane fibro-élastique, riche en éléments cellulaires, en vaisseaux et en nerfs, qui recouvre toute la surface des os, sauf les endroits revêtus de cartilage. Cette membrane joue un rôle capital dans le développement : par les vaisseaux qu'elle renferme, destinés presque tous à la substance osseuse, elle assure la nutrition de celle-ci (1). »

On pourrait conclure théoriquement que toute portion d'os dépourvue de son périoste, pour l'application d'un appareil prothétique, est frappée de nécrose. On pourrait conclure également qu'un appareil appliqué par-dessus le périoste et exerçant sur lui une certaine compression entraînera l'atrophie de cette membrane et les conséquences qui doivent en découler logiquement au point de vue de la vitalité de l'os sous-jacent.

Pratiquement il n'en est pas ainsi. Des plaques métalliques appliquées sur le périoste, et sous cette membrane suturée par dessus, après un séjour d'une année, n'ont déterminé chez les animaux sur lesquels ces

_______

1. P. Poirier, Traité d'anatomie humaine, T. I. Structure des os, par A. Nicolas, p. 101.

expériences ont été exécutées, aucun trouble fonctionnel et aucun phénomène trophique au niveau du périoste ou de l'os.

Pour obtenir la fixation d'un corps étranger dans l'os, la meilleure réaction du tissu que puisse espérer la prothésiste est l'ostéite condensante d'emblée.

La principale cause d'échec qu'il puisse redouter est la formation d'ostéite raréfiante au contact des moyens de rétention fixés dans l'os.

S'il peut arriver parfois qu'une heureuse phase d'ostéite condensante succède à l'ostéite raréfiante du début, il est beaucoup plus fréquent de voir cette dernière entraîner le déplacement et l'élimination de l'appareil prothétique.

En présence d'un corps étranger l'ostéite raréfiante peut être due à trois causes principales :

*a*) La plus importante est constituée par l'infection : un corps étranger infecté, fixé dans l'os, entraînera toujours de l'ostéite raréfiante et sera le plus souvent éliminé avec quelques séquestres;

*b*) Dans tous les cas où l'os n'est pas sectionné nettement, où il est machuré, écrasé, comme dans une trépanation mal faite destinée à la fixation d'un appareil prothétique, la zone traumatisée aseptiquement se résorbe, cessant de prêter un point d'appui à l'appareil qui s'y trouvait fixé ;

*c*) Lorsque le corps étranger fixé dans l'os n'est pas rigoureusement immobilisé, il entraîne bientôt une zone d'ostéite raréfiante au niveau de ses points de rétention qui se trouvent éliminés en même temps.

Les expériences de Martin sont très concluantes à ce sujet ; en étudiant la régénération osseuse, chez le chien, sur appareil prothétique interne, il a retrouvé plusieurs de ses appareils avec des déplacements considérables dus à une immobilisation défectueuse.

Des faits que nous venons d'exposer nous pouvons tirer quelques conclusions pratiques.

1º Le périoste offrant la plus large tolérance pour les corps étrangers, il n'est pas à craindre de provoquer des points de nécrose osseuse par l'application d'appareils prothétiques. Au point de vue pratique il est également inutile de dénuder un os de son périoste au niveau de ses points de contact avec un appareil prothétique, lors de l'application de ce dernier, non que cela soit dangereux si la dénudation ne s'étend pas sur une surface exagérée, mais parce que c'est du temps de perdu au cours d'une intervention déjà longue ;

2º L'os tolère parfaitement un corps étranger, à condition qu'il soit aseptique, absolument immobile et fixé par des moyens qui n'aient intéressé le tissu osseux que suivant des sections très nettes, sans écrasement.

On doit donc se servir, pour établir ses points de trépanation, de forets bien tranchants.

C'est à ces conditions que l'on obtiendra l'ostéite condensante d'emblée à laquelle est subordonnée la parfaite fixation d'un appareil de prothèse interne.

## ARTICLE II

### RÉACTIONS DES TISSUS SELON LA NATURE DES CORPS ÉTRANGERS

a) *Caoutchoucs vulcanisés.* — Le caoutchouc dont on se sert ordinairement pour la construction des appareils de prothèse immédiate est du caoutchouc brun. Il est utilisé de préférence aux autres caoutchoucs teintés, ordinairement employés pour la fabrication des appareils dentaires, parce que, considéré comme pur, on le regarde comme inaltérable au contact des liquides organiques. C'est d'ailleurs là un fait exact. Mais les autres caoutchoucs teintés par le vermillon et par l'oxyde de zinc en rouge, en rose et en blanc, ne sont pas moins résistants. Si tous ces caoutchoucs employés usuellement en prothèse dentaire ne possèdent pas les qualités mécaniques du caoutchouc noir, il sont, en tout cas, au point de vue chimique, parfaitement tolérés par les tissus qui n'en déterminent aucune altération.

b) *Métaux*. — Sauf le platine, l'or, l'étain et l'aluminium, les métaux s'altèrent au contact des humeurs de l'organisme, mais les altérations sont très légères et les divers sels qui se forment ainsi au contact des tissus paraissent n'influer en rien sur leur vitalité. Le fer et le cuivre, par exemple, sont parfaitement tolérés, tous les métaux employés usuellement en prothèse dentaire sont bien tolérés par les tissus. Les uns restent inaltérables, les autres présentent des points d'oxydation, mais toujours très légers et qui ne diminuent en aucune façon la tolérance.

Peut-être ces oxydations sont-elles même favorables dans certains cas.

L'argent mérite une attention toute spéciale à ce point de vue.

On sait déjà, par les derniers travaux qui ont porté sur l'emploi des sels d'argent en thérapeutique, combien ce métal est bien supporté par l'organisme.

Les recherches exécutées à propos du collargol en sont une nouvelle preuve.

L'utilisation de l'argent pour la construction des appareils de prothèse interne présente un intérêt particulier. En effet, si tous les métaux dont nous avons parlé, ainsi que tous les caoutchoucs vulcanisés, sont bien tolérés, l'argent semble jouir de quelque chose de plus que d'une tolérance ; il devient, si l'on peut s'exprimer ainsi, l'objet d'une adoption en quelque sorte de la part du tissu au sein duquel il est fixé. Le tissu cellulaire enveloppe de toutes parts, pénètre dans les moindres infractuosités une plaque d'argent ; si cette dernière est percée de trous, des travées cellulaires les traversent. Quand une plaque d'argent a séjourné plusieurs mois dans l'organisme d'un chien, lorsqu'on dissèque la région, on constate que le tissu conjonctif l'entoure si étroitement qu'il semble adhérer à la surface du métal.

Les autres métaux et les caoutchoucs vulcanisés, également bien tolérés, ne présentent pas cette particularité remarquable ; le tissu conjonctif les environne de moins près, et s'il s'agit d'une plaque percée de trous, il ne les traverse pas toujours. Seul l'argent jouit de ce privilège (1).

A ce seul tissu conjonctif semblent d'ailleurs se borner ces qualités d'extrême tolérance, et l'os ne présente aucune réaction différente avec l'argent plutôt qu'avec les autres métaux.

Le fait n'en a pas moins une grande importance, puisqu'en pratique la tolérance d'une pièce prothétique n'intéresse que deux tissus : l'os et le tissu conjonctif.

En effet, un corps étranger placé, par exemple, primitivement dans du tissu musculaire est retrouvé plus tard

---

(1) BILLING, de Stockholm, préconise, pour les mêmes raison, l'emploi de l'argent pur pour la confection des appareils internes. Voir J. BILLING, *Von der Unterkieffer, reseklions prothèse.* Stockholm 1912, Isaac Marcus, éditeur.

à la même place, mais entouré, emballé en quelque sorte par le tissu conjonctif. Ce dernier joue un rôle de protection en venant entourer tout appareil fixé dans l'organisme, si bien que l'on peut ramener le problème de la tolérance par les tissus en général, poue la prothèse interne, au problème plus simple de la tolérance par les seuls tissus osseux et conjonctif.

## ARTICLE III

### TOLÉRANCE SELON LA FORME DU CORPS ÉTRANGER

Weiss déclare dans son mémoire sur la tolérance des corps étrangers par les tissus (1) que les corps de forme irrégulière, et garnis d'aspérités, sont moins bien tolérés que les objets lisses à contours arrondis.

Mais Weiss étudie la tolérance pour des corps généralement septiques. S'il existe une différence de tolérance entre les corps lisses et les corps rugueux, cela est dû sans doute à ce que ces derniers, s'ils sont septiques, entraînent avec eux dans les tissus un plus grand nombre de germes que des corps à surface lisse.

Un corps étranger, garni de fortes aspérités mais aseptique, est parfaitement toléré, car du tissu conjonctif vient de bonne heure l'entourer et protéger contre ses rugosités les organes voisins.

On peut toutefois observer de l'intolérance, malgré l'asepsie, dans certaines conditions nettement déterminées :

*a*) Si le corps étranger oppose des arêtes vives à des tissus en voie de rétraction cicatricielle, ces derniers

(1) Weiss, De la tolérance des tissus pour les corps étrangers. Thèse d'agrégat. Paris, 1880.

se couperont à leur contact, et le corps étranger se trouvera éliminé par ce mécanisme. Un bel exemple de ce genre d'intolérance a été publié par Sebileau (1), à propos d'un malade ayant subi une rhinoplastie faite sur charpente métallique fixée sur le pourtour du squelette nasal.

Cette charpente, en forme de trépied, était constituée par trois branches non réunies par des surfaces arrondies, et offrant ainsi des arêtes relativement assez vives. Ayant été placé dans de bonnes conditions d'asepsie, cet appareil de prothèse interne fut parfaitement toléré par le tissu osseux, au sein duquel il était implanté et solidement retenu. Mais le lambeau qui recouvrait la charpente subit au cours de la cicatrisation une lente rétraction, et, se coupant sur les arêtes du squelette métallique, il s'enfonça en quelque sorte entre ses trois branches qui vinrent bientôt faire saillie à l'extérieur. L'appareil dut être enlevé, non sans quelque peine, d'ailleurs, car il était solidement implanté dans l'os.

L'intolérance n'était donc pas due au tissu osseux ; elle n'était pas imputable non plus à l'infection, mais, de cause purement mécanique, elle se bornait aux tissus mous. C'est un cas remarquable d'intolérance due à la forme du corps étranger.

*b)* Si un corps étranger garni d'aspérités est mobile, il ne sera pas toléré à cause des lésions mécaniques qu'il occasionne autour de lui. Mais si le même corps est immobilisé contre un os par une ligature, le tissu conjonctif qui vient l'entourer aussitôt de ses mailles défend les organes voisins contre ses arêtes tranchantes.

(1) Sebileau, Prothèse nasale métallique : mécanisme de l'élimination de l'appareil (*Bull. et Mém. Soc. de Chir. de Paris*, 1903, n. 3, XXIV, p. 546-549).

Semblable en effet à la mousse qui ne recouvre pas une pierre roulante, le tissu conjonctif n'enveloppe point le corps étranger mobile. Si ce dernier présente des angles vifs et des bords tranchants, il peut susciter alors par sa présence une vive réaction qui entraîne son élimination rapide.

## ARTICLE IV

### TOLÉRANCE SELON LA MOBILITÉ DU CORPS ÉTRANGER

Nous avons dit, à propos des corps étrangers garnis d'aspérités, que, seule, leur mobilité en provoquait l'intolérance de la part des tissus. On peut étendre cette remarque à tous les corps étrangers, quelle que soit leur forme.

L'étude de l'évolution des plaies par armes à feu présente d'intéressantes observations au sujet de la tolérance des balles par les tissus. Une balle n'ayant lésé aucun organe important et n'ayant occasionné aucune suppuration se trouve abandonnée dans une masse musculaire par exemple.

Ce corps étranger, non fixé au sein des tissus, chemine au milieu d'eux, obéissant à divers facteurs de migration, dont le plus important est constitué par la pesanteur. Après une période variable qui peut durer plusieurs années, la balle parvient sous la peau et finit toujours par être éliminée en une région souvent très éloignée du point initial où elle s'était arrêtée dans les tissus (1). La seule cause de cette élimination réside

(1) WEISS, *ibid.*

dans la mobilité du corps étranger ; solidement fixé au squelette il aurait persisté à être toléré indéfiniment.

L'un de nous a pu étudier expérimentalement cette migration des corps étrangers laissés mobiles dans l'organisme (1).

Deux plaques d'argent incluses au niveau de la région pariétale d'un chien ont été retrouvées un an plus tard, l'une dans la région portale, l'autre à l'entrée de la fosse temporale. Elles avaient émigré selon les plans inclinés que leur offrait la disposition anatomique de la région.

Quatre plaques de métaux différents placées dans les fosses sus et sous-épineuses de l'omoplate d'un chien furent retrouvées un an après aux environ de l'articulation de l'épaule. Elles avaient suivi les plans inclinés qui leur étaient offerts par les surfaces osseuses.

L'épine de l'omoplate étant dirigée, chez le chien, de haut en bas et d'arrière en avant, les corps étrangers glissant dans les gouttières que forme cette apophyse avec le scapulum avaient émigré dans la même direction.

Il semble donc bien que les corps étrangers mobiles émigrent selon les lois de la pesanteur en suivant les plans inclinés que leur fournissent les dispositions anatomiques de la région dans laquelle ils sont inclus.

A cette cause passive d'émigration de beaucoup la plus importante doit probablement se joindre, en tant que cause active, la mobilisation du corps étranger provoquée par les contractions des muscles au voisinage desquels il se trouve.

Dans une fosse sus-épineuse, par exemple, nous

(1) GEORGES LEMERLE, *ibid.*

pensons qu'un corps étranger libre, placé entre l'os et le muscle, émigrera suivant le plan incliné offert par le squelette, passivement sous l'influence de la pesanteur, et activement sous l'influence des contractions du muscle sus-épineux. Il est probable que le poids du corps étranger doit avoir une influence sur la vitesse de l'émigration.

Si un corps fixé dans le squelette est mobilisé secondairement, il sera également éliminé par l'os comme il le serait, s'il était abandonné librement dans les tissus mous.

Ce sont là des faits extrêmement importants au point de vue pratique pour formuler les conceptions générales qui doivent présider à la construction d'un appareil de prothèse interne et au choix de ses moyens de rétention.

---

# CHAPITRE II

## LES DIVERS MOYENS DE RÉTENTION DES APPAREILS DE PROTHÈSE INTERNE ET LEUR TOLÉRANCE PAR LE TISSU OSSEUX

Une des principales causes d'échec rencontrée souvent en prothèse interne est constituée par le mode de rétention choisi pour maintenir en place les appareils.

Ces moyens de rétention sont assez nombreux ; on emploie surtout la vis, la griffe, le coin, le boulon, la ligature et l'agrafe.

1° **La vis.** — C'est le mode de rétention employé

le plus souvent par Cl. Martin pour la fixation de
ses appareils de prothèse immédiate provisoire. Il lui
a donné de beaux succès ; cependant la vis ne satisfait
pas à toutes les conditions que nous avons énoncées
tout à l'heure. En effet, un os étant préalablement trépané, lorsqu'on y enfonce une vis, son taraudage s'imprime de force dans le tissu qu'il déchire, créant ainsi
cette zone contuse, dont nous avons parlé, et dont la
résorption peut devenir une cause d'élimination.

Toutefois, outre la prothèse immédiate, les vis ont
donné de bons résultats dans le **traitement de certaines
fractures** pour assurer le maintien des fragments (1).
Leur application, au point de vue opératoire, est toujours beaucoup plus facile que celle des boulons.

2º **La griffe.** — Elle est constituée essentiellement
par une tige barbelée enfoncée à frottement dur dans
l'os préalablement trépané.

Ces barbelures sont destinées théoriquement à retenir la tige métallique dans l'os.

3º **Le coin.** — Ce moyen de rétention est réalisé
par le coincement dans un trou foré dans la table osseuse, de deux tiges métalliques lisses, que l'on enfonce
à frottement dur. Ces chevilles métalliques présentent
une section demi-circulaire ; elles sont arrondies selon
la face qui regarde l'os, et plates selon la face sur laquelle elles glissent l'une sur l'autre ; elles sont généralement séparées, et c'est là le modèle employé par
Delair (voir fig. 114).

Nous trouvons plus commode de les employer réunies
par leur extrémité. On obtient facilement ces coins à
la pince, en recourbant en forme d'U à branches très

(1) Lambotte, Intervention opératoire dans les fractures récentes et
anciennes, 1 vol., 1906.

rapprochées, du fil métallique dit « demi-jonc » (voir fig. 116).

Quel que soit le genre de coins employés, cette méthode de rétention est excellente par la rapidité de son application et la parfaite tolérance dont elle est l'objet, car elle ne lèse jamais le tissu osseux.

4° **La ligature** est un mode de fixation médiocre. Il a le mérite de la simplicité, car il ne nécessite

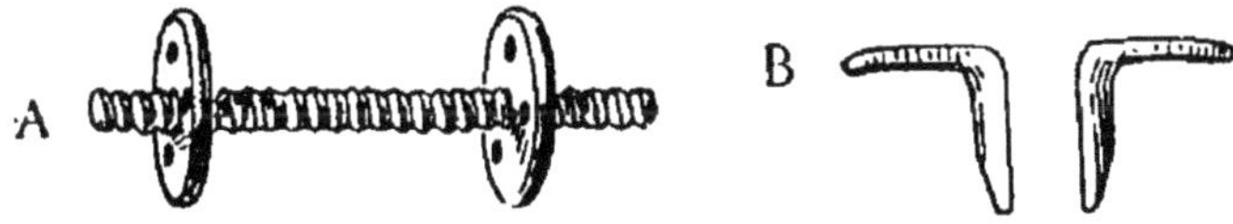

Fig. 113. — Boulon de Delair.

Fig. 114. — Coins séparés de Delair.

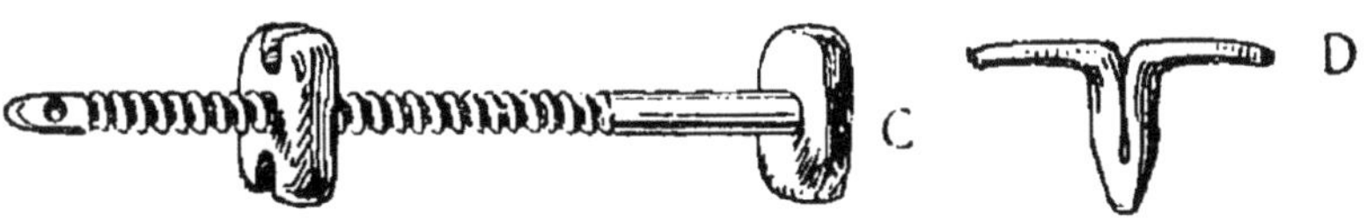

Fig. 115.— Boulon muni de gros écrous (G. Lemerle).

Fig. 116. — Coin obtenu en tordant un fil demi-jonc sur lui-même. (Lemerle).

aucune manœuvre préparatoire, et il n'exige pas un outillage spécial.

Le défaut de la ligature réside dans son manque de solidité. Une ligature est sujette à glisser, à se déplacer. C'est un mode de fixation facile et bien toléré, mais son manque de précision et de solidité en fait un moyen infidèle qui ne doit être employé que par exception en prothèse interne.

5° **Le boulon** a l'avantage de ne pas nécessiter le taraudage de l'os, et ce dernier, n'étant point lésé, le tolère parfaitement.

Prenant son point d'appui sur les tables opposées de l'os qu'il traverse, le boulon, par ce double point d'appui, présente une fixité remarquable jointe à une précision extrême.

Il résiste ainsi admirablement à toute mobilisation et constitue le meilleur moyen de rétention que nous puissions employer en prothèse interne.

Mais, pour l'utiliser convenablement, il faut se soumettre à certaines conditions.

Ainsi il sera toujours préférable d'employer deux incisions opposées pour placer commodément un boulon sur une diaphyse.

On pourra de cette façon utiliser des boulons dont une des têtes sera fixe, ce qui est bien préférable au point de vue de la solidité de l'appareil. En effet, la difficulté que l'on rencontre pour placer un boulon à l'aide d'une seule voie d'accès sur l'os a engagé le prothésiste a visser successivement les deux écrous une fois la tige mise en place.

Ce procédé, tout en rendant possible l'utilisation d'une seule incision, présente encore de nombreuses difficultés, car le vissage de l'écrou dans la profondeur à l'aide d'une clé courbe, et sans y voir, est toujours lent et pénible.

La crainte de voir les boulons mal tolérés par les tissus voisins, en raison de la saillie trop accentuée que peuvent déterminer les écrous à la surface de l'os, a toujours amené les auteurs qui se sont occupés de cette question à diminuer le plus possible l'épaisseur des écrous. Ces derniers ont fini par être découpés dans une plaque métallique fort mince et par ne plus présenter ainsi qu'un ou deux tours de vis. La solidité du boulon s'en trouve considérablement affaiblie, et c'est, à notre avis, enlever à ce moyen de rétention une de ses meilleures qualités.

Nous avons parlé au début de ce chapitre de la tolérance dont jouissaient les corps étrangers irréguliers, à condition qu'ils fussent immobiles.

Il en est de même pour les écrous qui font une saillie relative à la surface des os. Il n'y a donc aucune raison pour diminuer le volume des écrous. On affaiblit ainsi considérablement leur solidité, ce qui les rend plus susceptibles de mobilisation. Car c'est là un facteur réel d'intolérance, tandis que l'influence de la forme et du volume des écrous est incapable d'en constituer aucun.

Le boulon est donc un excellent moyen de fixation à condition : 1o d'être placé à l'aide d'un jour suffisant, c'est-à-dire avec deux incisions opposées, si cela est nécessaire; 2o de présenter, chaque fois que cela sera possible, une tête fixe ; 3o d'offrir des écrous d'un volume suffisant pour que leur taraudage puisse trouver un appui sur une longueur suffisante.

6o **Agrafes**. — Les agrafes ont surtout été employées en chirurgie osseuse pour maintenir les fragments à la suite de certaines fractures (Dujarrier et Jacoël).

Le seul défaut de cette méthode réside dans la difficulté que l'on peut rencontrer pour forer l'os en deux points correspondant exactement aux extrémités de l'agrafe (1).

(1) Voir POTHERAT Un cas de tolérance des os pour les corps étrangers métalliques (Deux agrafes de Jacoël dans un tibia pendant huit ans, sans incident et sans mobilisation) (*Gazette Méd. de Paris*, 11 mars 1914, p. 74).

# CHAPITRE III

## PROTHÈSE PLASTIQUE

La prothèse interne comprend, avons-nous dit, toutes les restaurations artificielles abandonnées définitivement au sein des tissus vivants. Ces restaurations sont réalisées, soit par des appareils divers fixés sur le squelette, soit par les substances plastiques incluses dans l'organisme.

Nous donnons à cette dernière méthode le nom de prothèse plastique pour l'opposer à la prothèse par les appareils.

L'usage des injections de paraffine a donné un essor inattendu à la méthode plastique. Ces injections constituent maintenant une intervention prothétique entrée dans le domaine de la pratique courante de nombreux spécialistes, et leur technique a fait l'objet de multiples travaux.

Mais le domaine du dentiste étant surtout constitué par la prothèse à l'aide d'appareils, l'étude des injections de paraffine ne nous semble pas devoir rentrer dans le cadre de ce manuel. Sans nous étendre plus longtemps sur la prothèse par la paraffine, nous pensons toutefois devoir signaler son principal défaut.

Cette méthode est aveugle, et de graves accidents sont survenus à la suite de l'irruption de la paraffine dans les vaisseaux de la région opérée (1).

(1) Lee, Maidment, Hurd et Ward, A. Holden, Injection de paraffine suivie immédiatement de cécité par embolie de l'artère centrale de la rétine (*Méd. Rec.*, 11 juillet 1903, p. 53).

Des troubles  trophiques éloignés ont souvent aussi été observés après des injections de paraffine (1).

A côté des injections de paraffine qui intéressent surtout le tissu cellulaire  peuvent trouver place,  en prothèse plastique, d'autres  procédés qui ont  principalement pour but des  restaurations squelettiques.

C'est ce que  de  nombreux auteurs ont appelé, suivant une expression mauvaise, mais  consacrée par l'usage, le plombage des os Au contraire des injections de paraffine, ces restaurations s'exécutent à ciel ouvert.

Elles sont  indiquées dans les cas de pertes de substance osseuse, le plus souvent d'origine ostéo-myélitique.

Au niveau de la face, certaines  sinusites frontales entraînent des lésions osseuses, parfois assez profondes pour inviter le chirurgien à réséquer toute la paroi antérieure du sinus au cours de sa trépanation. Après cicatrisation, la perte de substance osseuse amène une déformation grave de la face; la  peau se déprime fortement  au niveau du sinus ouvert,  et le front reste marqué d'une profonde encoche.

Il est indiqué, en pareil cas, de chercher à combler la brèche sus-orbitaire à l'aide d'une substance plastique. De nombreux auteurs ont relaté leurs tentatives à ce sujet : les substances qu'ils ont employées sont les plus diverses,  le  plâtre, l'iodoforme (2), des mastics composés d'os calcinés (3), etc. Les résultats qu'ils ont

---

(1) DIONIS DU SÉJOUR, Troubles trophiques et circulatoires de la peau résultant d'injections de paraffine (*Gaz. des Hop*, 19 avril 1904).

MORESTIN, Accidents causés par des injections esthétiques de paraffine (*Soc. de chir.*, 29 janv. 08, in *Presse méd.*, 1er fév. 08, p. 79).

(2) DREESMANN, Du plombage des os (*Beitrage zur klin. chir.*, IV, 3, in *Semaine Méd.*, mars 1893).

(3) MOSETIG-MOORHOF, Le plombage des os au moyen de l'iodoforme (*Centr. Bl. f. Chir.*, 18 avril 1903).

obtenus ont été quelquefois inconstants et la question semble loin d'être tranchée.

Dans des expériences exécutées sur des chiens, l'un de nous a obtenu les meilleurs résultats en employant l'amalgame d'étain et d'argent dont on se sert pour les obturations dentaires.

Nous pensons que la meilleure substance qu'on puisse employer en prothèse plastique pour les restaurations osseuses est constituée par cet amalgame. Il doit sa principale qualité à sa stérilisation facile, sans qu'on ait à craindre de lui faire subir de ce chef aucune altération.

# CHAPITRE IV

## CONCLUSIONS PRATIQUES

La conclusion que nous devons tirer de ces considérations générales sur la tolérance des tissus pour les corps étrangers c'est tout d'abord que la prothèse interne est possible. Cette proposition ne semblera pas inutile, si l'on songe combien cette méthode est récente et combien peu de recherches elle a suscitées jusqu'à présent.

Toute tentative de prothèse est donc possible et légitime, mais elle doit être subordonnée avant toute autre condition à une *asepsie rigoureuse*.

Les interventions prothétiques manquant à cette règle sont vouées à l'insuccès. C'est pourquoi il ne peut exister de prothèse interne *ouverte,* c'est-à-dire restant en communication avec l'extérieur, puisque l'infection est la conséquence immédiate d'une semblable disposition.

Ce sont des fautes d'asepsie qui ont occasionné la plupart des insuccès rencontrés en prothèse interne ; ces fautes peuvent être imputées à l'application de l'appareil où à la conception même qui a présidé à sa construction.

Un prothésiste distingué, décrivant il y a quelques années un appareil de prothèse interne après résection du maxillaire inférieur, exposait sa conception d'une tige métallique fixée à la pièce remplaçant la portion osseuse réséquée et destinée à traverser la muqueuse buccale pour servir de point d'appui à un appareil dentaire. Cette tige faisait donc communiquer avec le milieu extérieur septique un appareil de prothèse interne. Nous pensons qu'un appareil semblable en communication avec le milieu buccal est destiné à une élimination certaine due à une infection inévitable. Tout appareil de prothèse interne doit être enfoui aseptiquement dans les tissus et perdre tout rapport avec l'extérieur.

**Indications de la prothèse interne.** — La prothèse interne peut être immédiate ou tardive.

La nécessité de placer toujours les appareils avec l'asepsie la plus rigoureuse interdit presque toujours la prothèse interne immédiate.

Une résection du maxillaire inférieur, par exemple, ne peut être parfaitement aseptique, puisque, au cours de l'intervention, la salive vient baigner le champ opératoire. Une tentative de prothèse interne immédiate serait suivie d'un échec certain par suppuration. Si, au contraire, après la résection on attend que la cicatrisation se soit complètement effectuée, on pourra, au cours d'une opération secondaire, fixer un appareil de prothèse interne tardive.

Les extrémités osseuses sur lesquelles on se propose de fixer un squelette artificiel métallique destiné à rétablir la continuité du maxillaire seront mises à découvert *à l'aide d'une incision cutanée. C'est par cette seule voie, en évitant soigneusement toute communication avec le milieu buccal septique, que sera placé l'appareil par-dessus lequel seront suturés les tissus, suivant leurs plans successifs et en évitant tout drainage.*

La prothèse interne du maxillaire inférieur ne peut donc être que tardive, afin de rester aseptique et de conserver ainsi sa principale chance de succès.

En pareil cas il est indiqué naturellement d'éviter la rétraction cicatricielle, qui a tendance, après la résection, à porter le fragment distant du maxillaire en dedans et en arrière.

Pour cela il faudra faire porter au malade, aussitôt après l'intervention, un appareil destiné à prévenir ou à corriger la rétraction (1).

La prothèse interne du maxillaire inférieur n'est indiquée que lorsque la résection n'a pas porté plus haut que l'angle maxillaire.

Dans le cas contraire la branche montante devient difficilement accessible et l'incision sous maxillaire donne un jour tout à fait insuffisant pour boulonner l'appareil. Or cette incision doit demeurer sous-angulo-maxillaire et ne peut être prolongée plus haut, sous peine d'intéresser le nerf facial. La prothèse interne doit donc se borner pour le maxillaire inférieur uni-

---

(1) SEBILEAU et G. LEMERLE, Appareil préventif contre la rétraction cicatricielle après résection partielle du maxillaire inférieur (*Soc. de chir.*, février 1907).

(1) G. LEMERLE, Appareil réducteur de la rétraction cicatricielle après résection partielle du maxillaire inférieur (*Le Laboratoire*, janvier 1908).

quement à la restauration de la portion horizontale.

Le maxillaire supérieur appartient presque exclusive-

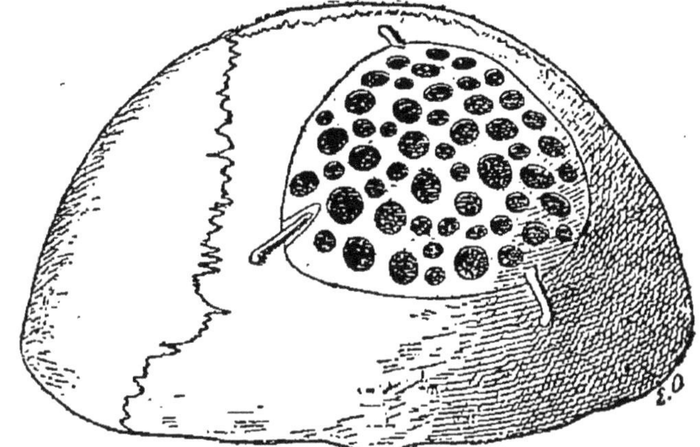

Fig. 117. — Plaque perforée de Delair appliquée sur une paroi crânienne.

-ment à la prothèse restauratrice tardive et la prothèse interne n'y présente pour ainsi dire pas d'application.

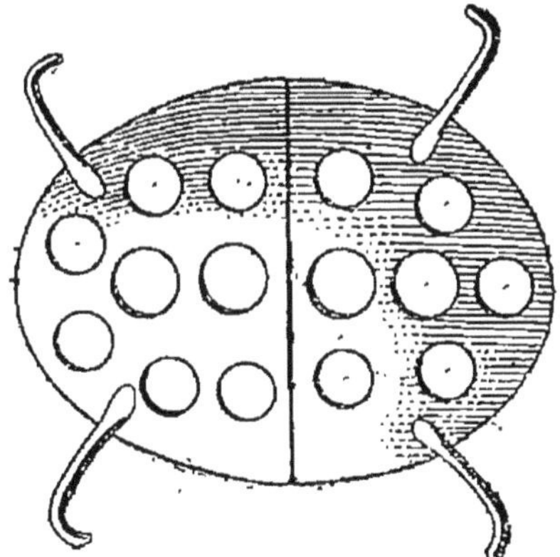

Fig. 118. — Plaque extensible de Delair. Les deux partie sont en contact.

La voûte du crâne est la région la plus propice aux applications de la prothèse interne (fig. 117 et 118).

Il s'agit généralement de restaurer des pertes de

substance osseuse consécutives soit à un traumatisme, soit à une ostéite suivie de larges sequestres, soit encore à une intervention chirurgicale, une trépanation de la voûte, par exemple, pour épilepsie.

Là encore l'application prothétique est tardive. Elle est presque toujours suivie des plus heureux résultats, car la plaque métallique fixée sur les bords de la brèche osseuse peut être placée avec une parfaite et facile asepsie, et elle ne se trouve exposée ultérieurement à aucune mobilisation.

Au niveau des membres on emploie de plus en plus les vis et les boulons pour maintenir les fragments dans le traitement de certaines fractures. Il n'y a pas eu de tentatives véritables de prothèse interne des membres. Elle pourrait y trouver ses indications et donner de bons résultats. Les appareils de prothèse immédiate provisoire, tuteurs de lambeaux de périoste, posés par Michaël, montrent jusqu'à quelles larges limites on peut espérer pousser la restauration squelettique des membres. La prothèse interne est encore indiquée dans certains cas d'autoplastie pour servir de soutien au lambeau cutané, et elle a pu rendre ainsi de grands services en complétant la rhinoplastie.

Enfin, tout récemment, Delbet (1) a utilisé des feuilles de caoutchouc comme prothèse interne. Dans un cas il a inclus avec succès une lamelle de caoutchouc pour isoler un tendon extenseur de la première phalange après dissection de ce dernier adhérent à l'os. Dans un autre cas, pour une grosse hernie, il a refait la paroi abdominale effondrée avec une feuille épaisse de caoutchouc incluse dans les tissus.

(1) DELBET, Les greffes de caoutchouc (Ac. Méd., 10 mars 1914. Presse Méd., 11 mars 1914, p. 109).

14.

Ces diverses tentatives, suivies de succès, laissent prévoir dans l'avenir pour la prothèse interne des applications sans cesse plus nombreuses.

# CHAPITRE V

## RHINOPLASTIE SUR APPAREIL MÉTALLIQUE (1).

### ARTICLE PREMIER

#### GÉNÉRALITÉS

La rhinoplastie sur appareil prothétique a pour but de refaire un nez autoplastique, en donnant comme soutien aux lambeaux un appareil métallique de prothèse interne reconstituant le squelette nasal.

La rhinoplastie totale a été essayée depuis longtemps ; on emprunte le lambeau à la peau du front (méthode indienne) ou à la peau du bras (méthode italienne). Les résultats sont très médiocres ; le lambeau n'étant pas soutenu s'affaisse, l'opération ne « fait que substituer une infirmité ridicule à une infirmité dégoûtante ». La rhinoplastie totale était donc abandonnée, on n'employait plus que les nez postiches, lorsque Letiévant, secondé par Martin, présenta, en 1878, le premier cas de rhinoplastie sur appareil prothétique (2). MM. Martin, Ravanier et de Marion, Goldenstein ont, depuis, traité et présenté plusieurs cas de ce genre avec des résultats variés.

(1) Nous plaçons ce chapitre dans la partie de ce Manuel consacrée à la prothèse interne. *Nous obéissons ainsi à un usage.* Mais nous pensons que la rhinoplastie sur charpente métallique en communication avec l'extérieur ne constitue pas de la prothèse interne. Nous la considérons comme une tentative intermédiaire entre la prothèse interne et externe, en opposition avec tout ce que nous savons sur la tolérance des tissus pour les corps étrangers.

(2) MARTIN, De la prothèse immédiate, Paris, 1889. Masson, édit.

Les charpentes métalliques sont très bien supportées, ne donnent lieu à aucune suppuration et à aucune douleur ; elles rétablissent la fonction respiratoire très gênée sans cet appareil ; le nez est presque normal. On peut les appliquer, dans tous les cas de pertes de substance de cet organe ou d'effondrement consécutifs à la syphilis, à la tuberculose, aux traumatismes, aux tumeurs, même malignes (Martin).

Le lambeau qui recouvre la charpente nasale artificielle peut être pris soit aux dépens des tissus mous du nez, lorsqu'ils existent encore, soit aux dépens de la peau du front, et lorsque ces tissus ont totalement disparu aux dépens de la peau du bras (méthode italienne).

MM. Ravanier et de Marion (1) recommandent cette dernière méthode ; en effet, le peu de rigidité de la peau du bras qui la faisait abandonner par les chirurgiens dans la rhinoplastie n'a plus raison d'être, puisque le lambeau est soutenu par un appareil prothétique ; de plus, la méthode italienne évite la cicatrice frontale, le sphacèle par torsion du pédicule et donne toute l'étoffe nécessaire pour tailler un grand lambeau et recouvrir amplement la charpente métallique.

## ARTICLE II
### CONSTRUCTION DE L'APPAREIL

Martin, après avoir essayé l'aluminium, conseille le platine, qui est inaltérable. On emploie des bandes de platine de 4 à 5 dixièmes de millimètres d'épaisseur et de 5 à 6 millimètres de largeur, repliées en gouttière et soudées en croix, de manière à leur donner la forme d'un nez

(1) RAVANIER et DE MARION, Note sur une observation de rhinoplastie par la méthode italienne avec appareil prothétique permanent (*Odontol.*, déc. 1894, p. 170).

normal. Il est bon de prendre un moulage de la face pour faire ce nez de grandeur normale, afin qu'il s'harmonise bien avec les traits du sujet. On soude à chacune des extrémités des pointes en platine, qui s'enfonce-

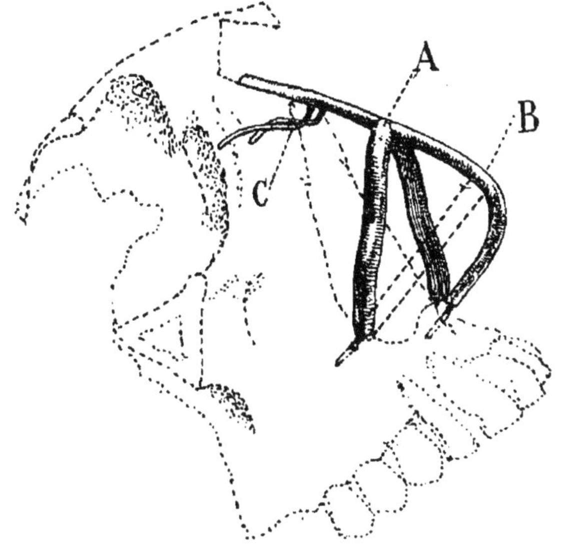



Fig. 119. — Squelette nasal métallique (Martin).

ront dans les os à une profondeur de 5 à 6 millimètres et assureront ainsi la fixité de l'appareil (fig. 119).

## ARTICLE III

### POSE DE L'APPAREIL

L'appareil est ajusté et réduit, s'il y a lieu, d'après la grandeur de la résection ou de la perte de substance. On le fixe 1° à la partie supérieure en perçant des trous au foret dans l'épaisseur du frontal; 2° à la partie inférieure, à la base de chaque apophyse montante, par le même procédé. On rabat le lambeau et on suture. Il est recommandé de ne pas serrer le pansement, plusieurs cas de sphacèle peu étendu ayant été produits par des bandes trop serrées.

Nous avons exposé plus haut, à propos de la tolérance des tissus pour les corps étrangers, le mécanisme de l'élimination dans certains cas de rhinoplastie sur prothèse interne. Si l'appareil présente des arêtes trop vives, la peau entraînée par la rétraction cicatricielle se coupe à leur contact, si bien que le squelette métallique se fait rapidement jour à l'extérieur, tout en restant parfaitement fixé au pourtour osseux des fosses nasales (1).


## ARTICLE IV

### APPAREIL GOLDENSTEIN

Goldenstein, afin de faciliter l'application de l'appareil et son adaptation plus parfaite selon les indications des tissus osseux réséqués ou éliminés, a combiné un appareil mobile dans le sens vertical et dans le sens transversal, c'est-à-dire un appareil qui peut s'allonger ou se raccourcir, s'élargir ou se rétrécir.

Cet appareil se compose de deux parties :

1º Une partie supérieure, terminée en haut par une plaquette fixée sur le frontal et portant à sa partie inférieure deux tiges ;

2º Une partie inférieure qui soutient le lobule du nez et se divise en deux branches latérales. A la partie postérieure de chacune de ces branches deux tiges solides, mais mobiles à la pince, qui forment fourche

(1) SÉMILEAU, Prothèse nasale métallique. Mécanisme de l'élimination de l'appareil (*Bull. et Mém. Soc. de Chir. de Paris*, 1903, n. s. XXIV, 540-549).

et saisissent le bord tranchant de l'apophyse montante auquel elles fixent la partie inférieure.

A la portion supérieure de cette deuxième partie deux fourreaux reçoivent les deux tiges de la portion supérieure et réunissent le tout (fig. 120).

L'appareil est ainsi mobile dans le sens vertical ; il est mobile dans le sens horizontal au moyen de ses pinces postérieures ; qui peuvent se porter plus à droite ou plus à gauche selon les besoins.

## ARTICLE V

### RELÈVEMENT DES NEZ EFFONDRÉS

A côté de la rhinoplastie sur appareil prothétique se place le relèvement des nez effondrés au moyen d'une charpente métallique et sans opération chirurgicale permettant l'accès direct.

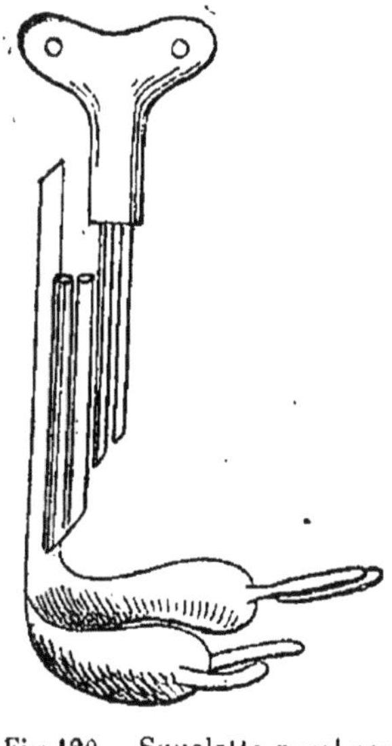

***Premier cas.*** — Il existe une perforation palatine. L'appareil est alors maintenu par une plaque palatine, qui est réunie à la charpente nasale par un pivot ; afin d'avoir la forme exacte du nez, on peut repousser peu à peu le nez effondré au moyen de morceaux de godiva renforcés, jusqu'à ce que l'on ait obtenu la forme et la grandeur désirable (Ayrapaa) (1).

***Deuxième cas.*** — Il n'existe pas de perforation palatine.

Fig. 120.—Squelette nasal perfectionné (Goldenstein).

(1) Sjoberg, Congrès de Nancy, 1896.

L'appareil est alors introduit après avoir décollé et relevé les parties charnues du nez jusqu'aux os propres. Il se fixe au moyen de pointes dans les os ou en employant des fourches métalliques qui pincent le bord tranchant des os et assurent ainsi la fixité cherchée (Martin).

# CHAPITRE VI

## CONSTRUCTION ET APPLICATION DES APPAREILS DE PROTHÈSE INTERNE

### ARTICLE PREMIER

#### GÉNÉRALITÉS

Les appareils de prothèse interne devront le plus possible être construits avec des métaux et de préférence avec de l'argent. Ils seront très simples et susceptibles d'être retouchés facilement au cours de l'intervention chirurgicale.

S'il s'agit d'une restauration cranienne on façonnera une plaque métallique en lui donnant le contour de la perte de substance osseuse, mais avec des dimensions un peu plus élevées, car s'il est toujours possible, pendant l'opération, de diminuer la plaque, il n'en est plus de même s'il s'agit de l'augmenter. Celle-ci, d'une épaisseur suffisante pour supporter les pressions auxquelles elle se trouvera exposée plus tard, sera légèrement emboutie pour favoriser un plus exact ajustement. La plaque sera percée de trous, afin de la rendre plus légère, et pour permettre également au tissu conjonctif, surtout s'il s'agit d'une plaque d'argent, de traverser et de mieux s'adapter ainsi au corps étranger qui lui est imposé.

Des coins obtenus facilement en tordant sur lui-même du fil demi-jonc constitueront le moyen de rétention indiqué pour la voûte du crâne.

S'il s'agit d'une restauration du maxillaire inférieur, l'appareil consistera essentiellement en une simple attelle métallique suffisamment résistante pour supporter les tractions qui s'exerceront à son niveau. Cette attelle reproduira la courbure du maxillaire et sera sensiblement plus longue que le segment qu'elle est destinée à remplacer, car son ajustement exact ne peut être fait que pendant l'opération.

Des boulons constitueront le meilleur mode de rétention applicable au maxillaire inférieur. Ces boulons présenteront des écrous assez épais pour prendre un point d'appui suffisant sur le taraudage de leur tige. Si les écrous sont mobiles à chacune des extrémités de la tige on confectionnera une clef courbe destinée à présenter et à maintenir l'écrou placé sur la face profonde du maxillaire.

En résumé les tentatives de prothèse interne sont encore trop peu nombreuses pour qu'il soit possible d'émettre des règles précises régissant la construction des appareils employés par cette méthode ; leur conception peut se modifier selon les cas, toujours très variés devant lesquels on se trouve en présence.

Mais, d'une façon générale, ces appareils doivent toujours être d'une extrême simplicité et facilement et rapidement modifiables sur le champ opératoire. *La difficulté de la prothèse interne ne réside pas, au laboratoire, dans la construction des appareils, mais elle est tout entière à la salle d'opération, dans leur adaptation et leur fixation au squelette.*

# ARTICLE II

## INSTRUMENTATION

L'application d'un appareil interne nécessitant diverses manipulations et souvent de nombreuses retouches, le prothésiste est obligé d'utiliser à la salle d'opération une partie des instruments d'usage courant dans un laboratoire de prothèse.

Il est donc nécessaire d'adapter ces instruments au rôle nouveau qu'ils sont destinés à remplir. Ils devront être toujours entièrement métalliques, et autant que possible nickelés, afin que le nettoyage et la stérilisation en soient faciles.

Ces instruments n'existant pas dans le commerce, le prothésiste devra construire lui-même ou faire construire tout cet outillage spécial, et ce n'est point là une des plus minimes difficultés qu'offre la prothèse interne.

On réunira ainsi quelque limes à or montées sur des manches métalliques nickelés, une pince emporte-pièce, des pinces plates, des pinces courbes, des cisailles droites et courbes : d'une façon générale, l'outillage utilisé pour les manipulations de la bague des couronnes en or trouvera ici une heureuse utilisation.

A ces instruments on devra joindre un petit marteau muni d'un manche métallique.

Pour percer des trous dans les plaques métalliques et pour trépaner les os on se servira de forets et de fraises montés sur un tour dentaire.

En pareil cas on devra toujours se servir d'un slip-joint; cette pièce mobile pourra subir une stérilisation facile, tandis qu'une pièce à main non détachable du bras de tour ne pourra l'être qu'avec peine, et toujours d'une façon douteuse.

Mais le tour dentaire et les divers perforateurs usités en chirurgie pourront être facilement suppléés au besoin à l'aide de forets et d'alésoirs montés sur de gros manches métalliques piriformes. M. Delair a construit de cette façon d'excellents instruments, bien en main, et à l'aide desquels on peut trépaner facilement les os et agrandir les trous percés préalablement avec la pince emporte-pièce dans les plaques métalliques. On peut utiliser avec avantage, pour obtenir facilement ces instruments indispensables, des manches de vis à racine.

Des vis coniques interchangeables fixées par un écrou de pression à l'extrémité de manches métalliques sont employées en art dentaire pour extraire certaines dents uniradiculées. En remplaçant les vis par des forets et des alésoirs on obtiendra des instruments parfaits (fig. 121).

Les boulons ou les coins que l'on se propose d'employer pour fixer l'appareil devront toujours être préparés en nombre supérieur à celui utilisé réellement, afin de n'être jamais pris au dépourvu au cours de l'opération.

Tout cet outillage disposé dans une boîte spéciale sera stérilisé à l'autoclave ainsi que l'appareil et ses moyens de rétention.

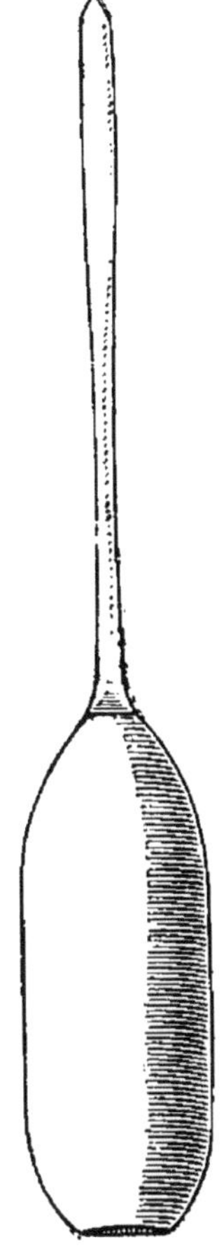

Fig. 121. — Foret à main.

Le moment fixé pour l'intervention étant arrivé, le prothésiste, les mains préalablement aseptisées, disposera lui-même dans un plateau spécialement destiné à cet usage tous les instruments dont il a besoin. Tout étant préparé, et le malade endormi, commence entre le chirurgien et le prothésiste une étroite collaboration, celui-ci étant tour à tour l'aide de celui-là.

Nous prendrons pour exemple la fixation d'un appareil interne tardif pour restauration d'un maxillaire inférieur partiellement réséqué. Le prothésiste, qui doit être familiarisé avec les choses de la chirurgie, entoure soigneusement le champ opératoire de compresses aseptiques afin de l'isoler de tout contact septique, et, particulièrement des mains et de la compresse du chloroformisateur.

Le chirurgien trace une incision suivant le rebord inférieur du maxillaire, et tandis que le prothésiste lui donne du jour en maintenant les écarteurs, il dénude à la rugine les extrémités osseuses qui supporteront l'appareil, et il assure l'hémostase. Dans un second temps, le chirurgien, prenant le rôle d'aide, maintenant à son tour les écarteurs, le prothésiste présente l'appareil au niveau des extrémités osseuses, et l'ajuste rapiment, raccourcissant ici telle extrémité de l'attelle, d'un coup de cisaille, rectifiant ailleurs d'un coup de pince, telle courbure défectueuse. L'appareil étant ajusté, l'os sera trépané en engageant toujours le foret dans les trous préparés dans l'attelle métallique afin que la trépanation corresponde bien à ces derniers. On placera de préférence deux boulons à chaque extrémité de l'attelle, afin d'en assurer une meilleure fixité. Les tiges de ces boulons étant engagées dans les trous pratiqués dans l'appareil et l'os sous-jacent, on s'emploiera à en visser le plus rapidement possible les écrous. C'est certainement là le temps le plus pénible et le plus difficile, car le sang qui masque la vue et la masse des muscles de la région sus-hyoïdienne qui entravent les libres mouvements des doigts gênent parfois considérablement la fixation du boulon destiné à s'appliquer sur la face profonde du maxillaire. C'est affaire de tâtonnement et de patience. Chaque fois que cela sera possible, on s'efforcera, afin d'éviter cette difficulté, de passer de dedans en dehors une tige de boulon munie d'une tête fixe ; il ne restera plus ainsi qu'à visser l'écrou superficiel, et on évitera les manœuvres toujours lentes et fatiguantes nécessaires à la fixation de l'écrou profond.

L'appareil étant solidement fixé aux extrémités osseuses, le prothésiste reprend son rôle d'aide. Dans un troisième et dernier temps de l'opération, le chirurgien assure son hémostase avec un soin particulier, afin d'éviter la formation d'un hématome qui se collecterait facilement au niveau du corps étranger placé entre les segments du maxillaire, puis il réunit les tissus, de préférence suivant plusieurs plans successifs.

La peau sera suturée en évitant naturellement tout drainage.

La réunion doit être obtenue par première intention. Si la suppuration apparaît même très légère, il vaut mieux enlever tout de suite l'appareil qu'attendre l'impossible guérison d'une fistulisation interminable, qui aboutira à l'élimination certaine du corps étranger, dont la tolérance est impossible, dès qu'il se trouve dans un milieu infecté.

Si l'on a su éviter toute faute d'asepsie on aura au contraire la satisfaction d'obtenir une restauration parfaite et une tolérance durable (1).

(1) SEBILEAU et DELAIR, *ibid.*

# TROISIÈME PARTIE
# TRAITEMENT DES FRACTURES DES MAXILLAIRES

Les fractures des maxillaires ne peuvent être traitées qu'à l'aide d'appareils spéciaux dont la construction exige des procédés techniques relevant de l'art dentaire. Quoiqu'il ne s'agisse pas en pareil cas d'appareils de prothèse à proprement parler, l'étude du traitement des fractures des maxillaires trouve cependant sa place dans le cadre de ce manuel, puisque ce traitement ressort à notre spécialité.

## PREMIÈRE SECTION
## TRAITEMENT DES FRACTURES DU MAXILLAIRE INFÉRIEUR

### *FRACTURES FERMÉES*

Le traitement des fractures du maxillaire inférieur est très variable suivant qu'il s'agit de fractures du corps ou de celles des branches montantes, du coroné ou du condyle.

Les fractures des branches montantes sont rares.

Elles offrent peu de déplacement, car le masséter, d'une part, et le ptérygoïdien interne, d'autre part, constituent des attelles naturelles et la tonicité même de ces muscles assurent la coaptation des fragments.

Les fractures de l'apophyse coronoïde, celles du condyle ou du col du condyle partagent avec les fractures des branches montantes le privilège d'être des fractures fermées.

Les fractures du bord alvéolaire et celles du corps du maxillaire présentent au contraire ce caractère commun d'être, dans l'immense majorité des cas, sinon toujours, des fractures ouvertes, et par conséquent infectées. Cette complication est due à une disposition anatomique propre à la région : la muqueuse gingivale, en effet, adhérant au périoste, se trouve le plus souvent déchirée, lors du déplacement des fragments. L'infection du foyer est d'autant plus facile que cette fracture ouverte se trouve l'être dans le milieu buccal, essentiellement septique.

Ces considérations présentent le plus grand intérêt lorsqu'il s'agit de choisir le mode de traitement des fractures du maxillaire inférieur.

Les fractures des branches montantes, du col du condyle ou du condyle lui-même, fractures fermées, à déplacement nul ou médiocre, guérissent facilement et à peu de frais : le port d'une fronde mentonnière pendant quelques jours et du repos constituent en effet le plus souvent tout leur traitement.

### FRACTURES OUVERTES

Il n'en est pas de même lorsqu'il s'agit d'une fracture du corps du maxillaire, fracture ouverte, infectée et offrant parfois des déplacements considérables. On sait, en effet, que si les fractures de la ligne médiane ne subissent pour ainsi dire pas de déplacement, il n'en est pas de même pour les fractures latérales simples ou multiples. En pareil cas les fragments sont sollicités dans des directions contraires par les muscles prenant insertion à leur niveau.

Dans une fracture latérale du corps du maxillaire, le fragment postérieur est déplacé en haut et en dehors, le fragment antérieur, au contraire, se dirige en dedans, en arrière et en bas. Dans la fracture latérale double de la portion horizontale du maxillaire, il existe un fragment médian, très mobile et qui bascule en bas et en arrière.

Les fractures du corps du maxillaire sont donc souvent difficiles à maintenir réduites, et c'est sans doute à cette raison que sont dues les divergences d'opinion si nombreuses qui ont cours au sujet de leur traitement.

Les divers traitements proposés peuvent cependant se grouper sous trois chefs :

1º La suture osseuse et la ligature des fragments;

2º Les bandages, frondes et ligatures dentaires ;

3º Les appareils proprement dits.

# CHAPITRE PREMIER
## MOYENS CHIRURGICAUX
### ARTICLE PREMIER
#### SUTURE OSSEUSE

Pour pratiquer cette opération on peut aborder le foyer de fracture par deux voies : la voie buccale ou la voie cutanée.

Des trous sont percés à travers les fragments en ayant soin d'éviter les racines des dents. Des fils engagés dans ces trous assurent la réduction et la bonne coaptation des fragments ainsi réunis.

On utilise généralement des fils métalliques, de préférence du fil d'argent. Les deux chefs du fil peuvent être tordus ensemble (procédé de Carter) ou bien tordus séparément en spirale régulière après leur passage dans l'os (procédé de Hughes Thomas).

On arrive ainsi à rétablir la continuité de l'axe mandibulaire fracturé, mais les résultats fonctionnels obtenus après guérison sont souvent bien loin d'être satisfaisants. On doit adresser en effet à la suture osseuse, considérée par de nombreux chirurgiens comme le traitement de choix des fractures du corps du maxillaire, deux graves reproches :

1° Les risques d'infection ;

2° L'incapacité de rétablir sûrement l'intégrité fonctionnelle du maxillaire au point de vue de l'articulation interdentaire.

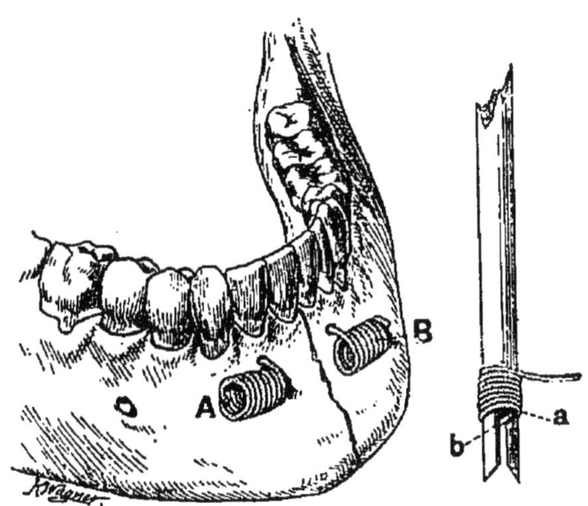


Fig. 122. — Procédé d'Hughes Thomas (Heath).
A, B, fil de suture tordu en spirale à ses extrémités ; a, b, tige fendue à son extrémité servant à faire cet enroulement.

1° LES RISQUES D'INFECTION. — Ils sont évidents. Il s'agit d'une fracture à foyer infecté, ouvert dans la bouche. Faire une suture, c'est placer un corps étranger dans un milieu septique. C'est donc, d'une façon certaine, assurer une suppuration indéfinie jusqu'à l'élimination du corps étranger (1). C'est courir le risque,

(1) G. LEMERLE, Contribution à l'étude expérimentale de la prothèse interne, Thèse Paris, 1907.

toujours possible, de la formation d'un séquestre plus ou moins étendu, entraînant après sa chute un raccourcissement de l'arc mandibulaire. L'un de nous a observé deux accidents de ce genre dans deux cas de suture pour fracture de la partie horizontale. La suture osseuse, par sa septicité même, constitue donc déjà une mauvaise opération.

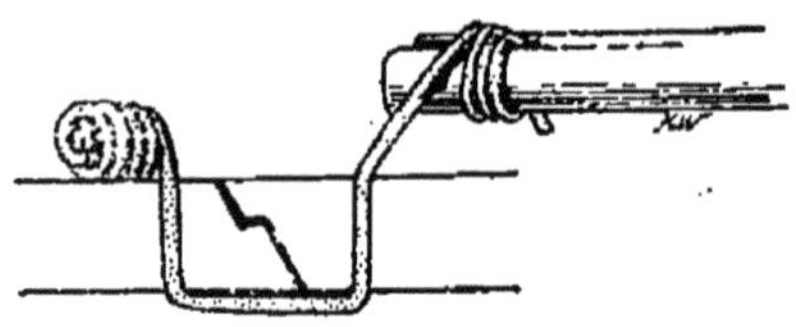

Fig. 123. — Procédé d'Hughes Thomas. Mode de serrage du fil (Mahé).

2° LA SUTURE OSSEUSE EST INCAPABLE DE RÉTABLIR SUREMENT L'INTÉGRITÉ FONCTIONNELLE DU MAXILLAIRE AU POINT DE VUE DE L'ARTICULATION INTER-DENTAIRE. — Le traitement d'une fracture d'un membre doit avoir pour but non seulement de rétablir la continuité de la diaphyse fracturée, mais encore d'assurer la conservation de la valeur fonctionnelle du membre blessé. C'est ainsi que dans le traitement d'une fracture de jambe tous les efforts du chirurgien tendront à éviter la claudication. Si ce résultat n'était pas obtenu, le malade guéri resterait cependant un infirme.

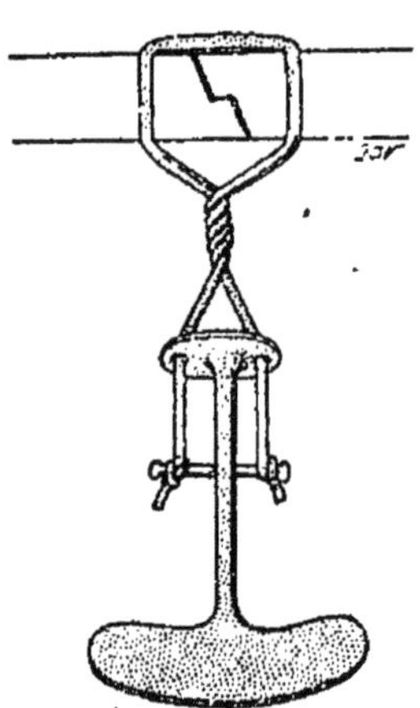

Fig. 124. — Serre-fils de Carter (Mahé).

Le même raisonnement doit s'appliquer aux fractures du maxillaire inférieur. On doit donc s'efforcer de lui conserver son intégrité fonctionnelle, c'est-à-dire son aptitude à assurer une bonne mastication. Pour obtenir ce résultat, il faut avant tout assurer une bonne reconstitution de l'articulation inter-dentaire.

« S'il vient à se produire une déformation de l'une des arcades dentaires, cette déformation, fût-elle limitée en un point, et l'arcade fût-elle intégrale quant au nombre des dents, l'articulation si complexe et si délicate des deux mâchoires va se trouver détruite, la mastication entravée et l'alimentation de l'individu compromise, et, *à fortiori*, si la déformation consiste en une modification de la ligne parabolique intercuspidienne d'une des arcades dentaires (ligne active de la mastication) ou dans une torsion selon le sens horizontal du plateau masticateur de cette arcade.

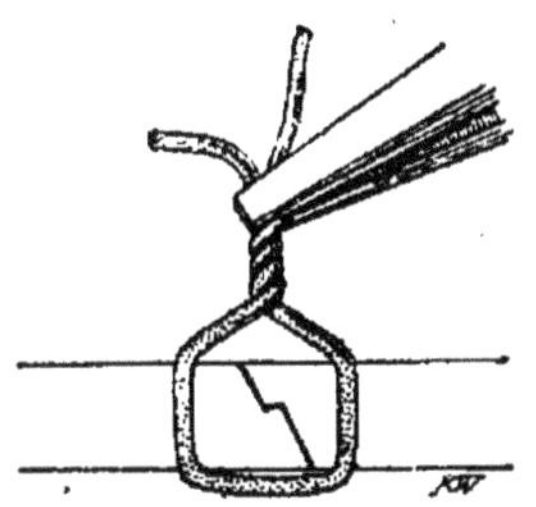

Fig. 125. — Serrage du fil avec une pince ordinaire.

« La conclusion logique de cet exposé, celle où nous en voulons arriver, et qui nous paraît aussi évidente que dédaignée par la majorité des chirurgiens, c'est que la fracture du maxillaire inférieur, qui est pratiquement une dislocation d'une arcade dentaire, comprend essentiellement, dans son pronostic, moins le résultat *opératoire* que le résultat *fonctionnel*, et que l'acte chirurgical, ce mot auquel on sacrifie tant, consistera non pas à éviter la pseudarthrose et à obtenir un maxillaire réuni et solide, mais à reconstituer une arcade dentaire répondant aussi exactement que possible à son antagoniste et à faire manger le malade (1). »

La suture osseuse est incapable d'assurer ce résultat

_______

(1) MAHÉ, Essai critique sur le traitement de la fracture du maxillaire inférieur. Thèse Paris, 1900, p. 25.

fonctionnel, car si elle peut donner le rétablissement de la continuité de l'os, elle est manifestement insuffisante pour rétablir exactement l'articulation inter-dentaire, et nous venons de voir que de l'intégrité de cette dernière dépendait avant tout celle de la fonction.

Opération septique et offrant des chances certaines de

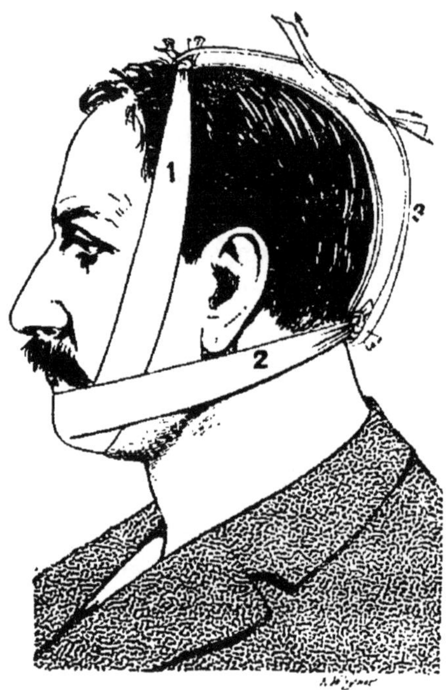

Fig. 126. — Bandage en fronde.

complications infectieuses, opération incapable d'assurer la restauration fonctionnelle du maxillaire brisé, la suture osseuse devrait être abandonnée et ne constituer dans de rares occasions qu'un traitement d'exception. En tous cas, il y aurait mieux à faire que la suture ; nous pensons que l'utilisation d'attelles métalliques vissées dans l'os donnerait de meilleurs résultats que des fils, et l'argent serait le métal que l'on devrait toujours choisir.

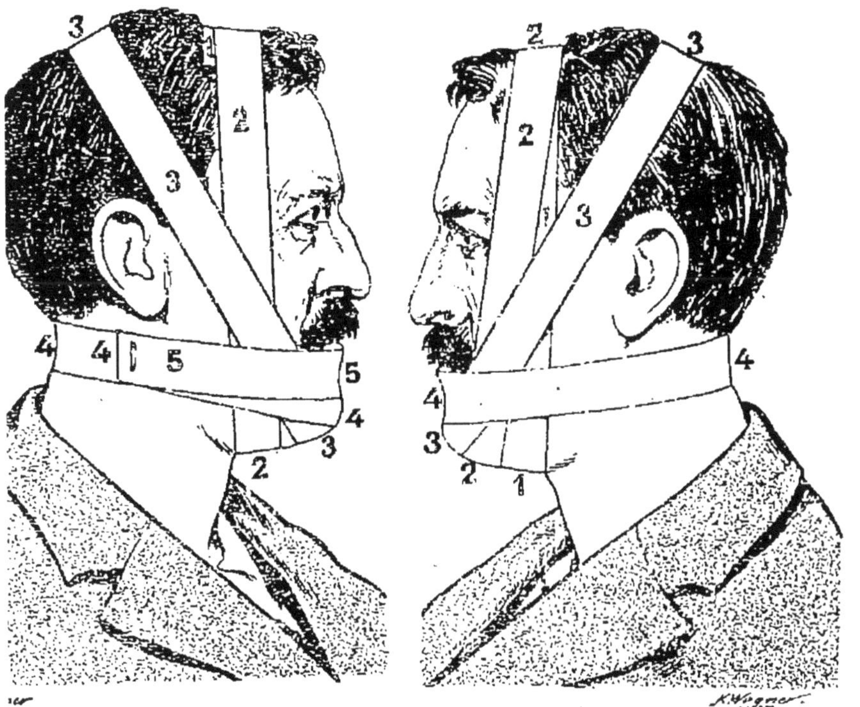



Fig. 127. — Chevestre du menton. Les numéros indiquent l'ordre dans lesquels doivent être appliqués les tours de bande.

## ARTICLE II

### LIGATURE OSSEUSE

Elle a été pratiquée pour la première fois par Baudens, qui passait une anse de fil autour des fragments, en contact immédiat avec eux, et les liait sur les dents à l'intérieur de la bouche. Béranger-Féraud préconise ensuite cette méthode (1).

(1) BÉRANGER-FÉRAUD, Traité de l'immobilisation directe des fragments osseux dans les fractures. Paris, 1870.

Elle est passible des mêmes critiques que la suture osseuse, et nous ne les répéterons pas.

---

## CHAPITRE II
### APPAREILS PROVISOIRES

### ARTICLE PREMIER
#### BANDAGES

Le bandage du maxillaire inférieur s'exécute avec une bande de toile d'environ un mètre de long sur dix centimètres de large. On a soin de pratiquer au milieu de cette bande une fente destinée à laisser pénétrer le menton. Chaque extrémité est en outre déchirée sur sa longueur jusqu'à environ quatre travers de doigt de la fente mentonnière.

La bande étant appliquée sur le menton, les deux lanières qui la terminent à chaque bout sont nouées, les unes au sommet de la tête, les autres au niveau de la nuque, puis, en dernier lieu, renouées ensemble sur la ligne médiane pour éviter le glissement des quatre chefs ainsi réunis (voir fig. 126).

Le chevestre est un bandage plus compliqué, dont les figures ci-jointes indiqueront mieux l'application que toute description (voir fig. 127).

Gosselin et plus récemment Ponroy (1) préconisent la bande élastique en caoutchouc à la place de la bande de toile pour appliquer le chevestre.

Ces bandages constituent de nos jours un mode de traitement des fractures du maxillaire inférieur tout à

(1) Ponroy, Traitement des fractures du maxillaire inférieur par la bande élastique. Thèse Paris, 1903.

fait insuffisant, et, en dehors des fractures médianes sans déplacement, on ne peut les considérer que comme des moyens d'attente destinés à soulager le malade et à contenir provisoirement les fragments.

# ARTICLE II

## FRONDES

La fronde simple se compose essentiellement d'une mentonnière pourvue de quatre bandes taillées dans le

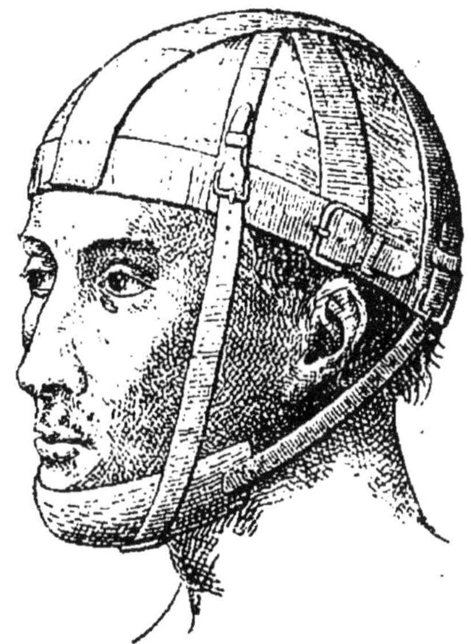

Fig. 128. — Fronde Bouisson modifiée par M. Roy.

même tissu. Elle est dite composée lorsque la mentonnière et les bandes ne sont pas faites de la même substance. C'est ainsi que Duvernoy et Heister construisent une mentonnière en carton. Leblanc (1) utilise pour la

(1) LEBLANC, Contribution au traitement des fractures du maxillaire inférieur. Thèse Paris, 1897.

mentonnière de la tarlatane plâtrée et des drains de caoutchouc comme lanières de contention.

Hamilton (1), dont la méthode est encore suivie en Angleterre, utilise une mentonnière en cuir maintenue par une courroie de traction, fixée sur une lanière circulaire faisant le tour de la tête et passant sur le front et derrière l'occiput.

Bouisson (2) adapte à sa mentonnière deux lanières de traction. Ces lanières sont élastiques; l'une part de la mentonnière et va se fixer à la courroie circulaire au devant de l'oreille, l'autre part du même point et se fixe derrière l'occiput.

Roy (3) a modifié la fronde de Bouisson en améliorant les points d'appui des lacs de traction sur la mentonnière (voir fig. 128).

Dubreuil (4) a employé un curieux appareil constitué par un cercle métallique appliqué suivant le plan auriculo-bregmatique autour de la tête. Ce cercle est formé de deux branches appuyées sur les côtés du maxillaire inférieur, et dont les extrémités sont réunies par une vis qui permet de les rapprocher pour maintenir la coaptation dans le cas de fractures voisines de la symphyse.

Plus compliquées que les bandages, les frondes ne donnent pas plus de sécurité comme mode de traitement des fractures du maxillaire accompagnées de déplacement des fragments.

---

(1) HAMILTON, Traité pratique des fractures et luxations ; traduction Poinsot, 1884, p. 415.

(2) BOUISSON, Description d'un nouvel appareil pour le traitement des fractures de la mâchoire inférieure (*Journal de la Soc. de Méd. pratique de Montpellier*, 1843, VII, 106-116).

(3) ROY, *Revue internat. d'Odontol.*, 1892, p. 114.

(4) DUBREUIL, Nouveau mode de traitement des fractures du maxillaire inférieur siégeant au niveau de la symphyse ou dans son voisinage (*Gazette des Hôpitaux*, 1872, XIV, p. 154).

## ARTICLE III

### LIGATURES INTERDENTAIRES

La ligature interdentaire peut se concevoir de deux façons :

1) Ligature métallique reliant les dents les plus

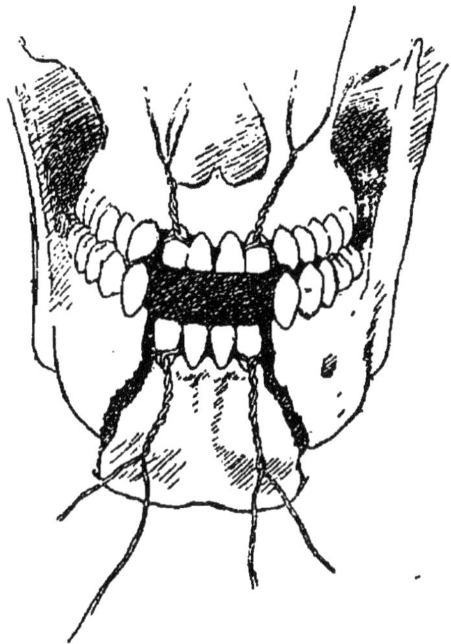

Fig. 129. — Ligature intermaxillaire. Procédé de Leblanc.

voisines de part et d'autre du trait de fracture. Ce genre de ligature rapproche l'extrémité des fragments mais corrige mal les déplacements en hauteur.

2) Ligature reliant les dents inférieures aux dents supérieures, le maxillaire supérieur étant ainsi considéré comme une attelle. La fracture immobilisée et corrigée guérit ainsi, la bouche étant maintenue en état d'occlu-

sion. Guillaume de Salicet, chirurgien italien du xiii⁰ siè-
cle, pratiquait déjà cette méthode. Il y a quelques années
Leblanc (1) a rénové ce mode de traitement et a publié
à son sujet un intéressant mémoire. Pour décrire le
principe de cette ligature supposons qu'il s'agit d'un
blessé possédant toutes ses dents et offrant une fracture
double isolant un fragment médian. « Il s'agit tout sim-

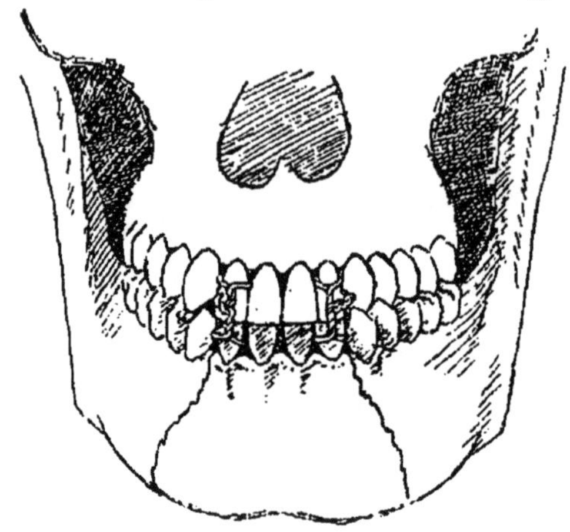

Fig. 130. — Ligature intermaxillaire. Procédé de Leblanc.

plement de placer, dit Leblanc, à chaque extrémité du
fragment, un fil d'argent autour d'une dent, d'en faire
autant à la mâchoire supérieure sur deux dents homo-
logues, de rapprocher ensuite le fragment de façon qu'il
s'articule très exactement avec les dents d'en haut, et de
réunir, deux par deux, les fils préalablement placés. »

Angle (2) a traité plusieurs cas de fracture du maxil-

(1) Leblanc, Contribution au traitement des fractures du maxillaire
inférieur. Thèse Paris, 1897.
(2) Angle, Some of the principles to be considered in the treatment
of irregularities of the teeth and fractures of the maxillary bones
(Dental Rev., Chicago, 1890, pp. 380-383. Voir également Med. Rec.,
New-York, 1890, pp. 611-613).

laire avec un procédé analogue, mais en utilisant comme
point d'appui sur les dents des bandes métalliques scellées au ciment. Un fil métallique reliant ensuite par
leur intermédiaire les dents supérieures et les dents inférieures place l'articulation dentaire en état d'occlusion
et obtient l'immobilisation et la correction des fragments. On a fait à la méthode de Leblanc diverses objections, qui ne sont d'ailleurs pas toujours justifiées. Nous
pouvons les examiner de suite, car nous les retrouverons
en partie à propos de toutes les méthodes de traitement
maintenant les mâchoires en l'état d'occlusion.

1° Difficulté d'alimenter le blessé : En réalité, le
malade est privé d'aliments solides, mais l'expérience a
prouvé qu'il y a toujours assez d'espace entre les dents
pour permettre au blessé de prendre du bouillon, du
lait ou tout autre aliment liquide ;

2° Difficulté apportée à l'usage de la parole : C'est
encore là, fait remarquer Leblanc, une objection toute
théorique, car chacun peut se rendre compte qu'il est
possible d'articuler tous les mots sans desserrer les dents;

3° La ligature ébranle les dents : cela n'est exact, qu'à
propos de la ligature interdentaire sur le même maxillaire.

Dans la ligature intermaxillaire, les mâchoires se
trouvant en état d'occlusion, les mouvements sont abo-
lis et aucune traction susceptible de les ébranler ne
s'exerce sur les dents ;

4° Les fils métalliques irritent la gencive et ne tar-
dent pas à provoquer une infection locale; cela n'est
vrai que lorsque les ligatures sont mal placées;

5° Les fils métalliques sont douloureux ; la pratique
de l'orthodontie qui utilise couramment la ligature
prouve qu'il n'en est rien;

6º Enfin la même réponse peut être faite à cette dernière accusation portée contre la ligature d'user l'émail des dents et de provoquer la carie.

A notre avis, une seule objection a réellement de la valeur et c'est la suivante : le malade ainsi ligaturé reste de 40 à 50 jours sans ouvrir la bouche, et pendant de longues semaines tout nettoyage de la cavité buccale est impossible, puisque l'état d'occlusion forcée des mâchoires ne permet que le brossage de la face vestibulaire des dents. C'est là un inconvénient très réel de la méthode, d'autant plus qu'il s'agit le plus souvent d'une fracture ouverte, infectée, qui commande une hygiène buccale rigoureuse.

En tous cas, le procédé de Leblanc a l'avantage d'être un excellent procédé de fortune, d'une exécution très simple, ne nécessitant aucun outillage spécial, et à la portée de tout praticien non spécialisé. Pour ces raisons, et si nous supposons le malade pourvu de toutes ou de presque toutes ses dents, éloigné de toute ressource prothétique, ce traitement des fractures du maxillaire mérite d'être retenu ; il a au moins sur la suture osseuse l'inappréciable avantage d'assurer une consolidation avec conservation d'une bonne articulation interdentaire, par conséquent une guérison avec intégrité fonctionnelle du maxillaire.

---

# CHAPITRE III

## APPAREILS DE FRACTURE PROPREMENT DITS

Ils sont extrêmement nombreux et difficiles à classer en raison de leur diversité.

Nous les diviserons de la manière suivante :

1º Appareils appliqués sans prise d'empreinte préalable ;

2º Appareils exigeant la prise d'une empreinte et confectionnés sur un moulage corrigé.

Ces derniers se diviseront en trois groupes :

*a*) Appareils à double attelle (attelle mentonnière et attelle dentaire) ;

*b*) Appareils à double attelle (attelle dentaire inférieure et attelle dentaire supérieure) ;

*c*) Appareils à simple attelle dentaire.

## ARTICLE PREMIER

### APPAREILS APPLIQUÉS SANS PRISE D'EMPREINTE PRÉALABLE

Ils ont un intérêt surtout historique et présentent comme caractère commun de prendre appui à la fois sur l'arcade dentaire et sur la partie inférieure du maxillaire.

D'après Malgaigne (1) l'idée de l'utilisation d'une double attelle appartient à Choppart (1780), qui proposa un appareil constitué par une attelle dentaire formée d'une plaque de liège ou de plomb, reliée par des crochets métalliques se recourbant à l'extérieur à une attelle sous-mentonnière.

Cette idée fut reprise par Ruthenick, en Allemagne, qui perfectionna l'appareil en utilisant une gouttière dentaire métallique garnie de deux tiges qui se fixaient à une plaque sous-mentonnière, la gouttière et la mentonnière-étaient garnies d'amadou.

Kluge, Lonsdale, Jousset (2) utilisent le même principe.

Houzelot applique un dispositif permettant de faire

(1) MALGAIGNE, Traité des fractures et des luxations, t. I, p. 371, 1847.
(2) JOUSSET, *Gazette médicale de Paris*, 1833.

tenir à volonté la première des attelles. Son appareil est resté longtemps classique et mérite à ce titre une description plus détaillée.

*Appareil de Houzelot* (1) (1827). — Il est composé d'une attelle mentonnière et d'une attelle dentaire, et nous retrouverons ce principe de la double attelle interne et externe dans de nombreux appareils imaginés depuis. Houzelot donne lui-même de son invention la description suivante : « Cet appareil comprend : 1° une tige métallique que j'appelle maxillo-dentaire, formée de deux portions : la première, verticale, offre dans ses deux tiers inférieurs une fente ou coulisse longitudinale ; la seconde, horizontale, est soudée à angle droit sur la première, et se dirige d'avant en arrière pour se porter dans la bouche ; 2° une petite plaque supérieure, dentaire, parce qu'elle prend son point d'appui sur les dents, soudée transversalement à l'extrémité libre de la portion horizontale de la tige maxillo-dentaire ; elle est plane sur ses deux faces, demi-circulaire pour s'accommoder à la disposition de l'arcade dentaire, et percée de trous ; 3° des lièges sont placés sur ses faces ; l'un inférieur, profondément carrelé, reçoit les dents ; l'autre, supérieur, très peu épais, empêche le contact immédiat de la membrane muqueuse sur le métal dont est formé l'appareil ; 4° de petites chevilles de bois traversent les lièges et sont reçues dans les trous de la plaque dentaire, sur laquelle ils fixent ainsi les lièges ; 5° une plaque inférieure ou maxillaire ; c'est, en effet, sur le bord inférieur de cet os qu'elle agit ; légèrement concave sur sa face supérieure garnie de liège, elle

(1) Houzelot, Quelques considérations sur la fracture du corps de l'os maxillaire inférieur et description d'un nouvel appareil contentif pour cette fracture, avec des observations à l'appui. Thèse Paris, 1827, p. 15.

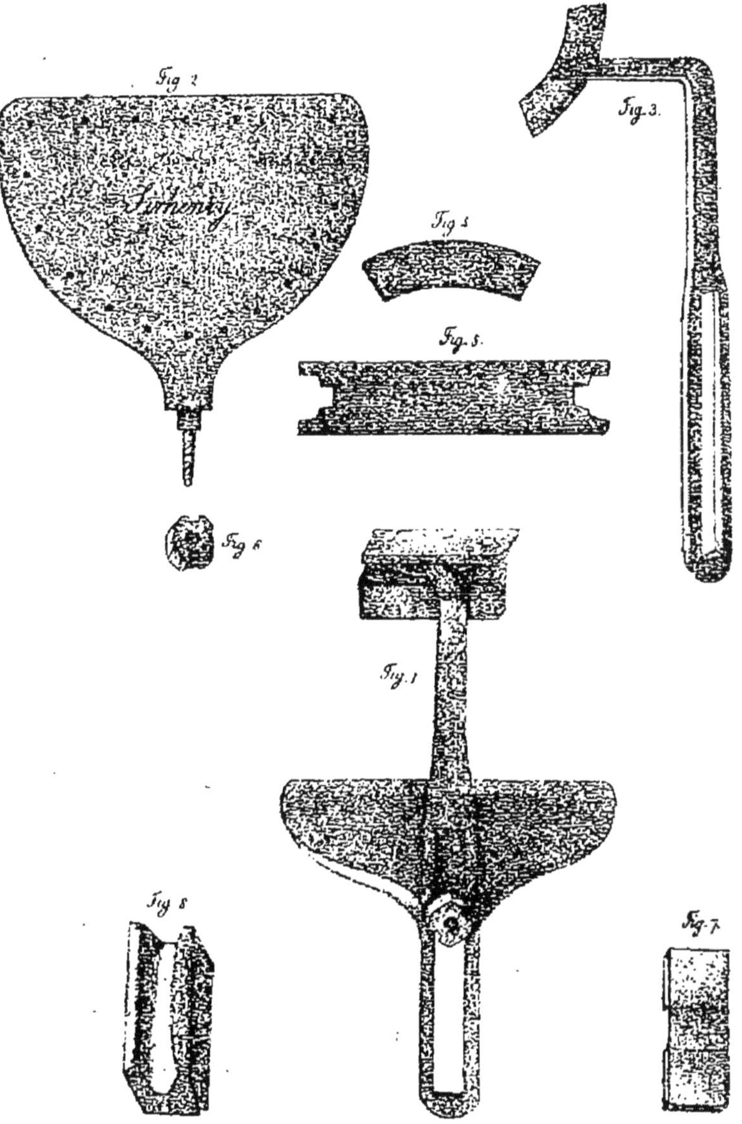

Fig. 131. — Appareil de fracture du maxillaire inférieur de Houzelot.
1. Appareil monté ; 2. Plaque maxillaire ; 3. Tige maxillo-dentaire ;
4. Plaque dentaire ; 5. Clé ; 6. Écrou ; 7. Liège supérieur ;
8. Liège inférieur.

reçoit dans cette concavité le bord inférieur de la mâchoire, qu'elle presse de bas en haut ; reçue par un pédicule étroit et quadrilatère dans la coulisse que nous avons vue pratiquée sur la portion verticale de la tige maxillo-dentaire, elle est mobile dans cette coulisse, sur les bords de laquelle elle peut être fixée au moyen d'un écrou et par une pression exercée d'avant en arrière ; c'est sur une vis supportée par le pédicule de cette plaque que devra tourner l'écrou ; $6_0$ un écrou échancré sur deux points opposés de sa circonférence, qui reçoivent deux parties saillantes de la clé destinée à le faire mouvoir ; 7° une clé appropriée.

*Application de l'appareil.* — « La réduction étant faite comme on l'indique généralement dans les livres, le chirurgien place d'abord la plaque dentaire sur les dents, qui sont reçues dans la cannelure du liège inférieur qu'elle porte ; il la place de manière à ce qu'elle agisse sur les dents voisines, de chaque côté de la fracture ; le doigt indicateur et le médius de la main gauche la maintiennent dans cette position ; il engage alors le pédicule de la plaque maxillaire dans la coulisse verticale ; son pouce gauche, appliqué sur la face inférieure de cette plaque, la porte de bas en haut contre le bord inférieur de l'os, qu'elle doit comprimer ; et quand la pression est assez considérable, ce qu'il peut facilement apprécier, puisque c'est à l'aide de ses doigts qu'il l'exerce, alors la main droite place l'écrou sur la vis, et armé de la clé, elle le serre, immobilise ainsi la plaque inférieure sur la coulisse de la tige maxillo-dentaire.

« On maintient l'appareil par quelques tours de bandes, dont les uns vont du menton à l'occiput, et les autres passent sous le menton, et se rendent sur le haut de la tête ; ils ne doivent être que peu serrés. »

Tel est l'appareil de Houzelot et son mode d'application, dont nous avons tenu à reproduire en entier la description. Il a de gros défauts ; son attelle dentaire est trop courte et ne peut guère s'utiliser que pour des fractures de la portion antérieure du maxillaire ; son attelle externe n'emboîte pas la courbure mentonnière et donne un point d'appui insuffisant. Mais il faut songer que la première observation d'Houzelot date de 1826 et que son appareil constituait à son époque une amélioration considérable du traitement des fractures mandibulaires. Enfin son principe d'une attelle interne et externe sera utilisé dans un grand nombre des appareils imaginés successivement depuis son époque jusqu'à nos jours.

***Appareil de Morel-Lavallée*** (1862) (1). — Il constitue une véritable transition entre l'appareil de Houzelot et ceux qui sont confectionnés après la prise d'une empreinte dentaire.

L'appareil de Morel-Lavallée était construit de la façon suivante : Un rouleau de gutta-percha ramollie dans l'eau chaude et placé dans une gouttière métallique était appliqué contre les dents qui s'y emboîtaient ainsi exactement.

A cette attelle dentaire ainsi obtenue était ajouté un ressort constitué par une lame d'acier assez mince, dont l'extrémité supérieure, formant plateau, venait s'adapter au moule en gutta, où elle s'implantait à l'aide de petites pointes. L'autre extrémité de ce ressort, fixée à une pelote de forme concave, appliquait sous le menton cette attelle externe qui y trouvait son point d'appui.

Supérieur à l'appareil de Houzelot, par une meilleure application de ses attelles, l'appareil de Morel-Lavallée

(1) MOREL-LAVALLÉE, Appareil en gutta-percha pour les fractures des mâchoires (*Bulletin gén. de thér.*, Paris, 1862, IV, III, pp. 200, 248, 252).

avait le défaut de corriger imparfaitement les déplacements des fragments, dont la correction n'était pas toujours assurée lors de l'application de la gouttière de gutta ramollie.

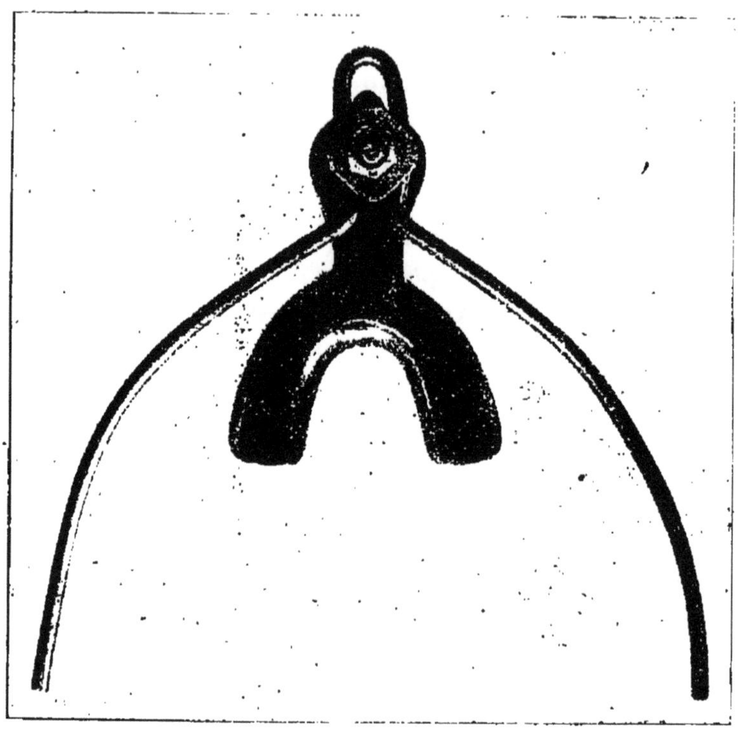

Fig. 132. — Appareil de construction simple pour la fracture du maxillaire inférieur (Nux).

***Appareil de Nux*** (1). — Il est composé de deux parties :

1° Un porte-empreinte du bas à fond plat, que l'on garnit de godiva ou de stents jusqu'au ras du bord ;

(1) Nux, Appareil de construction simple pour la fracture du maxillaire inférieur (*Odontologie*, août 1907, p. 132).

2º Une attelle en fil de fer doux, rond, de 3 millimètres d'épaisseur et de 30 centimètres de longueur environ.

Ce fil est façonné à l'étau en forme d'Y. Les branches sont légèrement cintrées pour épouser le contour du maxillaire et le pied de l'Y forme une espèce de manche qui doit se superposer au manche du porte-empreinte (Nux).

L'application de cet appareil est fort simple :

Le porte-empreinte étant chargé de godiva, préalablement ramolli à l'eau chaude, est introduit dans la bouche et pressé sur l'arcade dentaire par l'index de chaque main, tandis que les pouces placés sous le rebord du maxillaire prennent sur les fragments de façon à les mettre le mieux possible en contact. On achève l'inclusion des dents dans le godiva en faisant ensuite fermer la bouche au malade tout en exerçant une pression sous-mentonnière avec le plat de la main. Lorsque le godiva est dur, on fixe l'anse du fil de fer sur le manche du porte-empreinte à l'aide d'un écrou. Une planchette est assujettie sous le menton à l'aide d'une bande venant se réfléchir de chaque côté sur les branches latérales.

Nux recommande de ne pas laisser déborder la matière à empreinte qui refoulerait trop les gencives et gênerait les lavages antiseptiques, nécessaires dans le cas de fracture ouverte. Le godiva doit donc s'arrêter au bord gingival et laisser la muqueuse à découvert dans la mesure du possible. Il est d'ailleurs facile de le retailler après coup avec une spatule chaude. Il est bon, avant de placer l'appareil, de limer les bords inférieurs du porte-empreinte sur la ligne médiane pour prévenir la gêne que pourrait causer la gouttière au niveau du frein de la langue et de celui de la lèvre inférieure.

Enfin on supprimera à la lime une portion de l'angle externe et supérieur de l'extrémité du porte-empreinte et on percera un trou au niveau des prémolaires. De cette façon les grosses molaires supérieures peuvent déborder à l'intérieur sans buter sur la gouttière, les prémolaires s'engrènent plus facilement et l'articulation reste aussi peu élevée que possible.

Il présente un inconvénient grave, d'ailleurs reconnu par son auteur, c'est qu'il ne permet pas de rétablir à coup sûr l'intégrité de l'articulation interdentaire. Il est donc passible de la même objection que l'appareil de Morel-Lavallée, auprès duquel il pourrait être classé, puisque sa confection ne nécessite pas la prise préalable d'un moulage.

On doit reconnaître en tout cas que l'appareil de Nux constitue un moyen ingénieux de fabriquer rapidement un appareil de fortune immobilisant la mâchoire en attendant, chaque fois que cela sera possible, l'application d'un traitement capable d'assurer avec certitude une conservation parfaite de l'articulation interdentaire.

*Il faut, dit Cl. Martin, non pas que l'appareil se moule sur des fragments plus ou moins bien réduits, mais que les fragments se moulent sur un appareil solide reproduisant en creux la forme de l'arcade dentaire, telle qu'elle était avant la fracture* (1).

(1) MARTIN, *Rev. de Chir.*, 1887, t. V, n° XI

## ARTICLE II

## APPAREILS NÉCESSITANT LA PRISE D'UNE EMPREINTE ET CONFECTIONNÉS SUR UN MOULAGE CORRIGÉ.

La prise préalable d'un moulage des arcades dentaires pour la confection d'un appareil de contention constitue un progrès considérable.Ce principe est commun à tous les appareils modernes de conception très différente, à simple ou double attelle. Nous allons donc l'étudier avant de passer à la description de ces derniers.

Prise de l'empreinte. — Elle est basée sur les mêmes règles que la prise d'empreinte ordinaire. Les difficultés sont cependant plus grandes et résultent de la douleur causée au malade par les manœuvres de l'opération et par la difficulté plus ou moins grande qu'éprouve le patient à ouvrir largement la bouche, la constriction des mâchoires accompagnant presque toujours les fractures du maxillaire inférieur, au moins pendant les quelques jours qui suivent le traumatisme.

La cire, le godiva, le plâtre peuvent être employés ; si l'on choisit ce dernier, on devra l'introduire exactement au moment voulu, quelques secondes avant la prise, pour éviter son mélange avec la salive, toujours très abondante dans ce cas et qui pourrait lui faire perdre ses qualités de finesse. Le godiva lui est préférable en cette circonstance, à cause de la douleur que produit le plâtre lorsqu'il a durci et que l'on sépare la substance des parties à mouler. L'empreinte, sauf dans quelques cas rares, très difficiles, où l'on devra procéder par moulages partiels, sera prise en une seule fois ; elle devra surtout être complète (1).

On ne tiendra aucun compte du déplacement des fragments, quel qu'il soit, car ce déplacement n'a aucune importance, étant donnée la réduction sur le modèle (2).

Pendant l'opération de la prise de l'empreinte, un aide soutient le menton, afin d'atténuer la douleur causée par le déplacement des fragments sur lesquels on exerce la pression nécessaire.

L'empreinte des deux mâchoires est indispensable pour pratiquer les deux opérations suivantes :

RÉDUCTION DE LA FRACTURE SUR LE MODÈLE ET RECONSTITUTION DU MODÈLE. — Les empreintes coulées, les modèles dépouillés, on doit d'abord procéder à la réduction de la fracture sur le modèle qui représente à à ce moment la mâchoire avec les fragments déplacés.

On sectionne, à l'aide de la scie, le modèle au niveau de la fracture. La section sera considérablement élargie à sa base, c'est-à-dire à la partie correspondant au plancher de la bouche, afin de n'être pas gêné ensuite pour la coaptation des fragments, puis on présente le fragment le plus important au maxillaire supérieur, en cherchant l'articulation exacte de ce fragment. L'usure des dents produite par les points de contact, celle produite par le tuyau de la pipe chez les fumeurs, sont des indices qui aident à trouver l'articulation ; dans les cas difficiles, on examine très soigneusement les dents en plâtre pour y trouver des traces d'usure qui, si faibles soient-elles, sont de précieuses indications.

Lorsque l'articulation du premier fragment est répé-

(1) Cl. MARTIN, *Rev. de chir.*, 1887, t. VII, n° 11.
(2) P. DUBOIS, *Odontologie*, juin 1894, p. 325.

rée, on fixe, à l'aide de cire  fondue, les modèles entre
eux, dans leurs rapports respectifs, puis on  recom-
mence la même opération pour l'autre fragment ; celui-
ci, mis en place et collé, il ne reste plus qu'à couler du
plâtre dans la solution de continuité qui sépare les fragments du maxillaire inférieur ; ce plâtre sert également
à la reconstitution et à la consolidation du modèle en
réunissant intimement ses fragments. Le  modèle est
ensuite réparé, l'excès de plâtre qui a pu déborder sur
le maxillaire, dans le voisinage de  la fracture, enlevé,
et la surface nivelée.

On  possède alors un modèle réduit, c'est-à-dire le
moulage exact de la bouche avant la fracture. La construction d'un appareil pour fracture a comme particularité l'impossibilité d'essayer l'appareil  avant de  le
poser. Il est donc nécessaire de s'entourer de  précautions minutieuses pour que celui-ci puisse prendre contact avec les parties sur lesquelles il  doit reposer, sans
les léser, et aussi pour qu'il s'y adapte aussi exactement
que possible.

Préparation du modèle. — Le meilleur moyen pour
réunir ces conditions est de procéder à la *préparation
du  modèle*, une fois la  fracture réduite, sur  celui-ci.
Cette préparation consiste dans *l'exagération du
volume des tubercules de toutes les dents ainsi que
des parties en saillie sur lesquelles l'appareil doit
reposer*. Elle se fait soit à l'aide de  plâtre liquide,
soit à l'aide de  gouttelettes de cire fondue. Seuls  les
espaces interstitiels devront être respectés de  façon
à assurer une  certaine rétention  à l'appareil, tout  en
permettant son placement facile. Cette préparation est
indispensable aux appareils à gouttières, qu'ils soient
construits en  métal ou  en caoutchouc. C'est  sur  ce

modèle que l'on procède à la combinaison et à la confection de l'appareil contentif.

Dans le cas où il ne reste plus de dents à la mâchoire supérieure, ou si le nombre de ces dents est insuffisant pour reconstituer l'articulation, l'opération est simplifiée en ce sens qu'il suffit de réduire la fracture de manière à donner au maxillaire à peu près exactement la forme qu'il avait auparavant, sans s'occuper de ses rapports, puisque ceux-ci n'existent plus.

Nous allons passer en revue les différents appareils employés pour la réduction et la contention des fractures, confectionnés d'après un moulage.

## I

## APPAREILS COMPOSÉS D'UNE DOUBLE ATTELLE DENTAIRE ET MENTONNIÈRE

### A. — *DESCRIPTION DES APPAREILS*

**Appareil de Bullock**. — C'est une attelle en caoutchouc vulcanisé moulée sur les dents qui la traversent en partie, de façon qu'elles puissent s'articuler avec les dents supérieures. Sur les côtés de la gouttière dentaire sont fixées deux tiges métalliques sortant de la bouche, près des commissures, se recourbant en bas et se terminant par des anneaux qui servent à les fixer à une attelle mentonnière à l'aide d'un lacet (Nux).

**Appareil de Kingsley** (1). — Peu connu en France, cet appareil a été cependant utilisé par Cl. Martin et par plusieurs autres. Mahé s'en est fait le chaleureux défenseur et en a discuté les avantages dans sa thèse

(1) KINGSLEY, Treatise of oral deformities, 1882.
Voir également HAMILTON, Traité pratique des fractures et des luxations, traduct. Poinsot, 1884, p. 135.

consacrée à l'étude critique du traitement des fractures du maxillaire inférieur (1).

L'appareil de Kingsley se compose d'une gouttière buccale en caoutchouc vulcanisé, emboîtant exactement les dents et constituant l'attelle interne. Deux prolongements, formés de fil d'acier, fixés à la partie antérieure de l'appareil, au niveau de la canine, servent de moyens de contention. En effet, ces prolongements

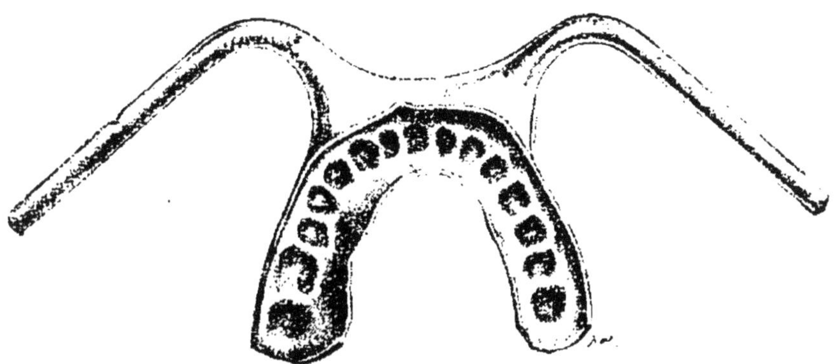

Fig. 133. — Appareil de Kingsley.

sont recourbés en arrière, un peu en avant des commissures, et se dirigent horizontalement jusqu'à l'angle mandibulaire, parallèlement aux joues. La gouttière étant construite d'après un moulage de l'arcade dentaire reproduisant la fracture réduite, lorsqu'on la met en place les déviations des fragments se trouvent corrigées. Il ne reste plus qu'à maintenir l'appareil en prenant un point d'appui sur le menton, à l'aide d'un pan-

(1) G MAHÉ, Essai critique sur le traitement de la fracture du maxillaire inférieur. Thèse Paris, 1900.

Voir également du même auteur : De l'appareil de Kingsley pour le traitement de la fracture du maxillaire inférieur.(*Revue de chirurgie*, 1897), et note sur un cas de fracture compliquée du maxillaire inférieur, traité par l'appareil de Kingsley (*Rev. de chir.*, 1899.)

sement sous-mentonnier réunissant les deux prolongements jugaux de la gouttière.

Ce pansement s'exécute à l'aide d'une bande de toile, ou mieux de tissu élastique, fixée à chaque extrémité des prolongements métalliques et maintenant le menton.

D'après Kingsley il est préférable d'interposer sous ce bandage une véritable attelle constituée par une planchette triangulaire, échancrée en arrière pour le cou, arrondie en avant pour le menton, et dépassant légèrement les mâchoires sur les côtés.

Pour les fractures à médiocre déplacement il peut être inutile de conserver l'attelle externe jusqu'à la fin de la consolidation, le port de l'attelle interne suffisant après quelques semaines. Dans ce cas, Kingsley, perfectionnant son appareil, emploie des prolongements métalliques amovibles. Il suffit, pour les rendre tels, au lieu de noyer l'extrémité des fils d'acier dans la masse de caoutchouc vulcanisé, de donner à ces mêmes extrémités une section rectangulaire, grâce à laquelle ils viennent s'ajuster dans une coulisse métallique insérée de part et d'autre dans la gouttière au niveau des commissures. Ainsi modifié, l'appareil peut servir d'attelle double au début, et d'attelle simple à la fin du traitement. Jusqu'à ces dernières années, cet appareil devenu classique aux Etats-Unis y a été employé sous cette forme (1).

A son apparition, en 1882, l'appareil de Kingsley a constitué un immense progrès, et pendant de longues années il a rendu d'excellents services. Mais il n'est pas applicable à tous les cas de fracture et présente des inconvénients qui lui sont d'ailleurs communs avec tous les appareils à double attelle.

(1) MORIORTY, *Boston medic. et Surg. Journal*, 1897, p. 509,

Nous nous proposons de les discuter plus loin lorsque nous aurons examiné l'ensemble de ces derniers.

**Appareil de Cl. Martin.** — Il est composé d'une pièce buccale et d'une pièce mentonnière réunies par un ressort de fixation.

1° *Pièce buccale.* — Elle est constituée par une

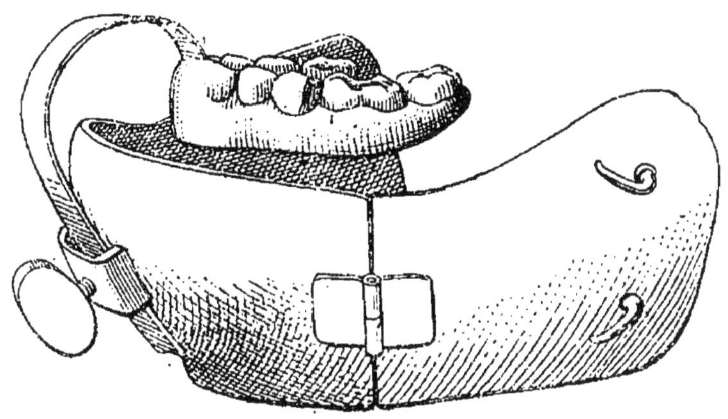

Fig. 134. — Appareil de Cl. Martin.

double gouttière en tôle d'acier qui présente sur le caoutchouc l'avantage d'être beaucoup plus résistante. La tôle d'acier permet d'obtenir une pièce très mince (trois dixièmes de millimètre). Cette épaisseur est si faible que, pour faciliter l'introduction et l'enlèvement de l'appareil, Martin utilise deux gouttières s'emboîtant exactement; la plus superficielle porte seule le ressort contentif. Cette double gouttière, soigneusement étamée pour éviter l'oxydation, ne doit pas descendre au-dessous du niveau du collet des dents. Elle est percée de trous sur sa face supérieure aux points correspondants aux tubercules dentaires. Ces trous diminuant l'épais-

seur de la face triturante évitent la surélévation de
l'articulation ; ils permettent en outre à un fort courant
d'eau de pénétrer entre la gouttière et les dents et
d'entraîner le pus ou les aliments qui auraient pu s'y
glisser.

La gouttière comprend toute l'arcade dentaire et Martin insiste sur ce point : « Un principe doit être admis,
dit-il, dans le traitement des fractures du maxillaire, à

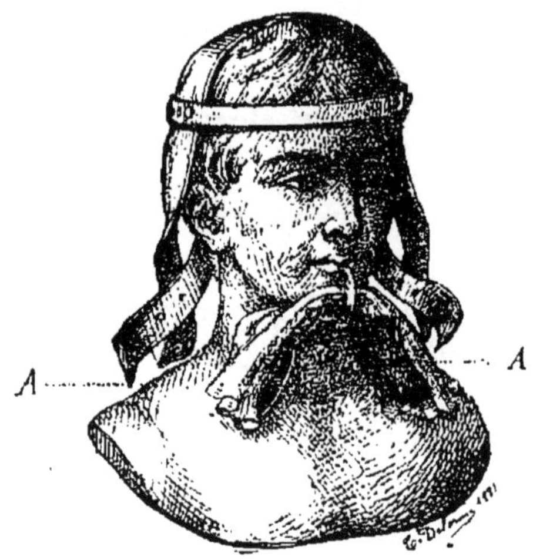

Fig. 135.— Gouttière mentonnière de Martin.

savoir que, quelle que soit la fracture, la partie buccale de l'appareil doit prendre son point d'appui sur
l'arcade dentaire tout entière (1) ».

2o *Moyen de fixation de la gouttière buccale.* —
Il constitue certainement le point le plus intéressant de
l'appareil de Martin (2). On sait que, dans les fractures
du maxillaire intéressant la région latérale du corps de
l'os, il se produit un déplacement constant des frag-

(1) Cl. Martin, Du traitement des fractures du maxillaire inférieur
par un nouvel appareil. Paris, 1887 (Alcan, éd.), p. 10.
(2) Cl. Martin, *ibid.*, p. 42.

ments sollicités en sens contraire par les muscles insérés à leur niveau.

Le fragment antérieur se porte en-dedans, en arrière et en bas, le fragment postérieur se porte surtout en haut. Pour réduire la fracture et la maintenir réduite, il faut donc que le fragment antérieur soit relevé, et le fragment postérieur abaissé.

Ce dernier mouvement d'abaissement est d'autant plus difficile à obtenir que le trait de fracture siège plus en arrière, et la plupart des appareils à double

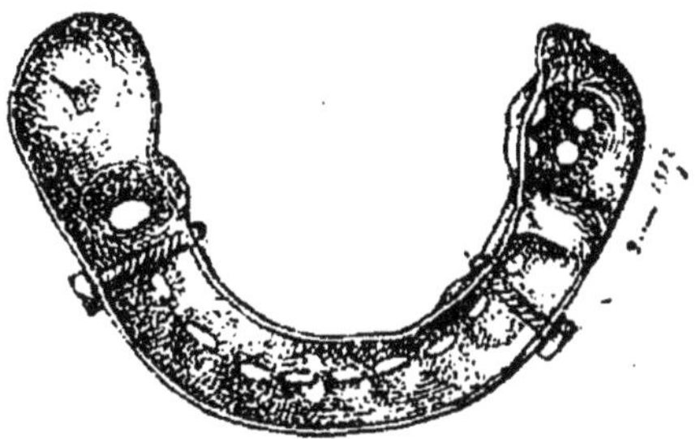

Fig. 136. — Pointes pénétrantes.

attelle agissent bien sur le fragment antérieur, mais mal sur le fragment postérieur, car le point d'appui de l'attelle externe, au niveau du menton, se trouve placé trop en avant par rapport au fragment postérieur. Il en résulte que la portion la plus reculée de la gouttière s'applique moins étroitement sur les dents que la portion antérieure, alors que l'inverse serait plutôt nécessaire. C'est le reproche que l'on peut faire à l'appareil de Houzelot et à ses dérivés; c'est également celui que l'on peut adresser, quoique à un moindre degré, au Kingsley: dans certains cas de fracture siégeant très en arrière, ils donnent de mauvais résultats, car ils n'arrivent qu'imparfaitement à obtenir l'abaissement du fragment postérieur. On peut dire que tout le secret de la difficulté du traitement des fractures du maxillaire tient dans cette formule : *abaisser le fragment postérieur et maintenir cet abaissement*. Tous les autres déplacements sont faciles à corriger.

Pour obtenir l'abaissement du fragment postérieur, Cl. Martin se sert d'un ressort unique, médian, en acier, fixé sur la partie moyenne de la gouttière. A l'état de repos, l'extrémité libre de ce ressort fait saillie entre les branches de la gouttière. Lorsqu il est tendu et fixé par son extrémité libre sous le menton, il applique la gouttière sur l'arcade qu'elle recouvre, mais son effet tend particulièrement à se faire sentir sur la partie la plus reculée de la gouttière, dans la région précisément où il convient de pratiquer une pression énergique pour obtenir l'abaissement du fragment postérieur. D'autre part, la contre-pression du ressort sous le menton tend à élever le fragment antérieur abaissé. La figure ci-jointe, empruntée à Martin, démontre clairement l'action de ce ressort si ingénieusement disposé (fig. 134).

3º *Attelle sous-mentonnière*. — Egalement métallique, elle est formée de trois pièces qui épousent la convexité du menton et du rebord inférieur sous-maxillaire. Une pièce médiane, très étroite, s'applique au niveau de la symphyse. Elle porte près de son bord postérieur une coulisse où vient s'engager l'extrémité libre du ressort médian qui s'y trouve fixé par une vis de pression. Latéralement cette pièce centrale s'articule par des charnières avec deux prolongements qui s'étendent assez en arrière non loin de l'angle maxillaire et qui embrassent dans leur concavité la plus grande partie du rebord mandibulaire.

Près de leur extrémité ces ailes latérales portent des crochets permettant d'y fixer des lacs et de transformer en même temps cette attelle externe en une véritable fronde prenant point d'appui sur le crâne.

Martin a divisé ainsi sa mentonnière en trois pièces articulées pour faciliter les soins de propreté à son niveau.

Cet appareil se met en place de la façon suivante : la première gouttière est appliquée sur l'arcade dentaire, et lorsque toutes les dents s'y trouvent exactement emboîtées, la fracture se trouve exactement réduite. La seconde gouttière portant le ressort de contention est alors placée par-dessus la première. L'extrémité du ressort est glissée dans la coulisse de la mentonnière et fixée par quelques tours de vis. Garnis de compresses de gaze sur toute son étendue, la mentonnière est assujettie solidement, et ses ailerons latéraux sont maintenus relevés par des bandes de caoutchouc attachées aux petits crochets qui garnissent leurs extrémités. Ces bandes élastiques passent sur le sommet de la tête, et, ainsi fixé, l'appareil dans son ensemble fait corps avec le maxillaire, sans que toutefois l'ouverture de la bouche soit gênée, grâce à l'élasticité des bandes de caoutchouc. Pour changer les compresses, il suffit de retirer de leurs crochets les bandes élastiques ; les ailettes latérales de la mentonnière se rabattent aussitôt, pendant que la partie médiane maintient toujours l'extrémité du ressort. Il est possible, alors, d'écarter légèrement cette pièce médiane sans rien déranger dans la contention de la fracture pour retirer et remplacer les compresses sous-mentonnières souillées par le pus, la salive où les débris alimentaires. Ceci fait, les ailettes sont relevées et fixées de nouveau aux bandes de caoutchouc.

C'est également pour rendre encore plus certaine la continuité de la contention de la fracture dans les différentes manœuvres nécessitées pour le nettoyage de l'appareil que Martin préconise l'usage des doubles gouttières emboîtées l'une sur l'autre.

***Appareils spéciaux de Cl. Martin.*** — Dans un certain nombre de cas spéciaux Martin a été amené à modifier son appareil. Il s'agit de quelques cas de fractures à déplacements particulièrement difficiles à corriger.

1° *Gouttières à pointes pénétrantes.* — Lorsque le rebord du maxillaire est dépourvu de dents précisément au niveau du fragment postérieur si difficile à abaisser, la gouttière agit mal sur ce dernier et a tendance à glisser. Cet inconvénient sera supprimé en garnissant la gouttière d'une pointe aiguë qui pénètre dans le bord supérieur de l'os. Utilisées par Martin, l'usage de ces pointes parfaitement tolérées n'amène, d'après ses observations, aucune complication.

2° *Remplacement d'une dent de chute récente.* — Lorsque la chute d'une dent s'opère loin du foyer de la fracture, l'accident est de médiocre importance, il n'en est pas de même lorsqu'elle se produit au bord du trait de fracture. En pareil cas, la perte d'une dent devient parfois une véritable perte de substance, car les fragments ont tendance à se rapprocher pour combler le vide produit. *Il ne faut donc jamais extraire une dent, même très chancelante, lorsqu'elle est en rapport avec le trait de fracture.* Elle tombera peut-être plus tard, mais sa présence pendant les premières semaines de la consolidation aura au moins empêché une déformation par rapprochement des fragments.

Si le traumatisme qui a causé la fracture a entraîné en même temps la chute d'une dent immédiatement

voisine, Cl. Martin conseille de placer dans l'alvéole
un cône d'étain de même forme, soudé à la gouttière

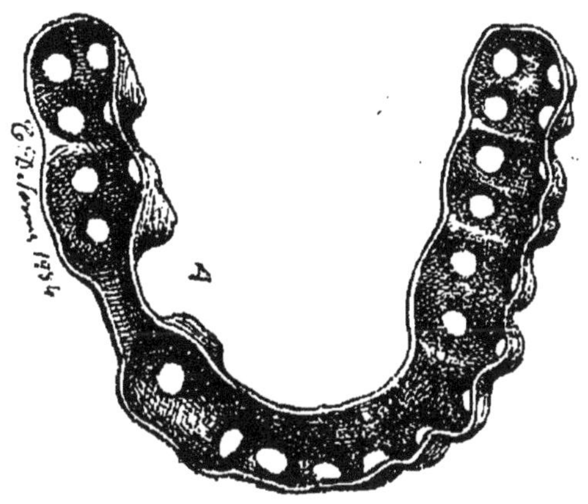

Fig. 137. — Gouttière métallique (Martin).

et qui restera jusqu'à consolidation complète de la fracture.

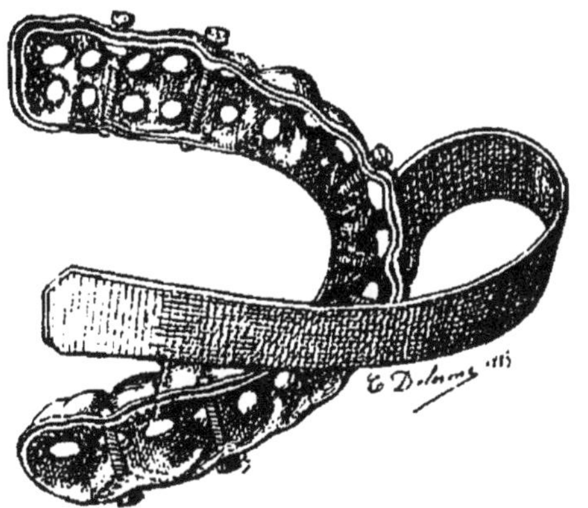

Fig. 138. — Gouttière (Martin).

3o *Vis interdentaires* (fig. 138). — Dans certains cas

rebelles, Martin a utilisé, pour mieux fixer la gouttière, des vis fixées à cette dernière et passant dans l'intervalle des dents. Ce moyen exceptionnel ne doit être employé que pendant quelques jours, car il est nuisible pour les dents.

4° *Appareil à refoulement* (fig. 139). — Dans le cas

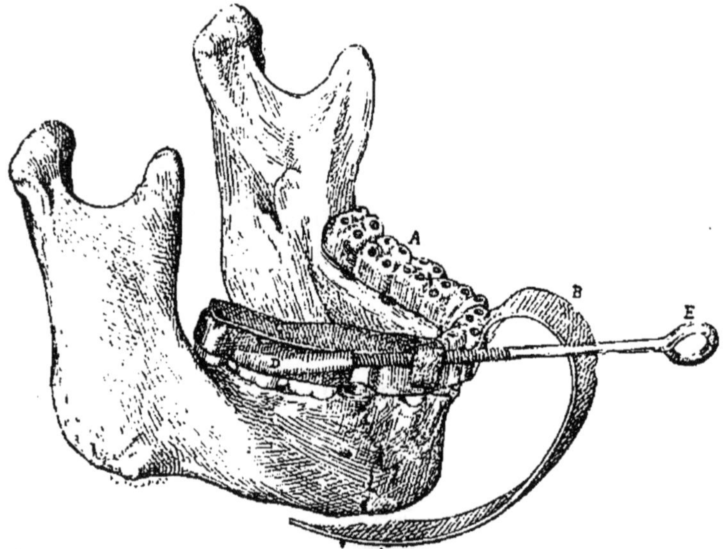

Fig. 139. — Gouttière de Martin avec vis destinée à compléter la réduction.

de fractures commençant à se consolider avec du chevauchement des fragments, Martin préconise l'appareil représenté fig. 139. La pression progressive de la vis allonge les adhérences et replace les fragments dans une bonne position.

5° *Écartement des bords inférieurs des fragments.* — Martin a décrit dans les fractures portant à la fois sur le col du condyle et sur le corps de l'os un aplatissement spécial de la face due à la déviation en dedans du fragment moyen.

En pareil cas, la gouttière buccale maintient bien le bord supérieur de ce fragment, mais son bord inférieur, sans point d'appui intérieur, persiste à se porter en dedans. Pour corriger ce déplacement, d'ailleurs assez

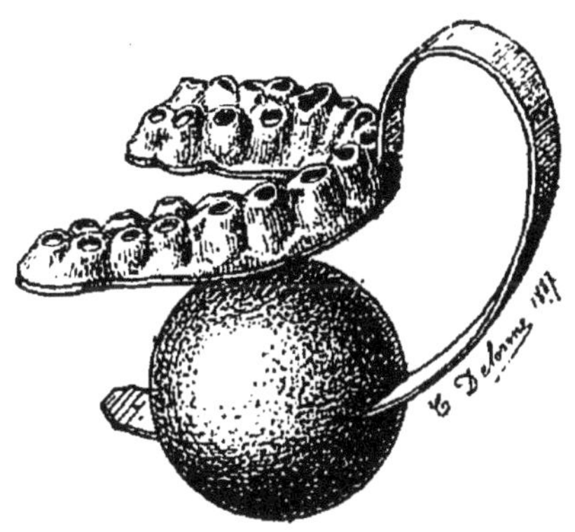

Fig. 140. — Appareil de Martin avec balle en caoutchouc.

rare, Martin a utilisé avec succès son appareil, en remplaçant la mentonnière par une balle de caoutchouc (fig. 140).« Cette balle, grâce à sa forme, déprime les parties molles sous-mentonnières et maintient la forme du bord inférieur de l'os si son arcade tend à s'aplatir. La pression de la balle peut à la longue ulcérer la peau qu'elle comprime. Aussi ne doit-on la laisser que le temps nécessaire à la formation de quelques adhérences. Elle sera remplacée ensuite par l'appareil ordinaire. On assujettit la balle de caoutchouc à l'extrémité du ressort en perforant la balle de part en part, à l'aide d'un couteau mouillé pour pouvoir entamer le caoutchouc. Il ne reste plus qu'à faire pénéter le ressort dans la rainure taillée dans la balle qui est de la sorte solidement fixée. »

FABRICATION DE L'APPAREIL DE MARTIN. — Nous

avons vu que le métal employé était de la tôle d'acier
de 0 m.0003. Une fois le moulage de l'arcade obtenu,
et après sa correction, on en tire un second moule
métallique en zinc et une matrice en plomb qui serviront à estamper la tôle d'acier pour la construction de
la gouttière dentaire. La méthode employée n'est pas
différente de celle utilisée couramment en prothèse dentaire usuelle. Il est bon, pour rendre l'acier inaltérable
dans les liquides buccaux, de le plonger dans un bain
d'étain en fusion après décapage préalable dans de l'eau
additionnée de quelques gouttes d'acide sulfurique. Malgré sa simplicité apparente, l'appareil de Martin est difficile à construire, car la tôle d'acier est vraiment peu commode à estamper. D'autre part, il faut éviter une action
irrégulière du ressort en lui donnant la courbure convenable. Ce réglage exact du ressort présente certaines
difficultés. *Pour que l'action du ressort s'exerce régulièrement et efficacement, il faut que la pression fournie par le ressort soit répartie uniformément sur toute
la surface qu'embrasse la gouttière intra-buccale et
qu'elle soit contrebalancée par le point d'appui que
prend le ressort sur la mentonnière.* La difficulté consiste donc à bien calculer la courbe à faire décrire au
ressort, car si cette courbe était mal calculée, la pression s'exercerait plus particulièrement, soit à la partie
postérieure, soit à la partie antérieure de l'appareil, ce
qui pourrait être nuisible à la contention des fragments.
Cette difficulté, qui n'a rien à voir avec la construction
de l'appareil, est une simple mise au point de la pression à exercer. D'ailleurs Martin a indiqué le moyen à
employer pour y arriver. Ce moyen consiste dans
l'application d'une première mentonnière sans mortaise
et sans crochets ; on glisse ensuite dessous une seconde

plaque comportant mortaise et crochets et l'on fixe ainsi
aisément le ressort.

***Appareil de Martin modifié***. — La difficulté de
l'estampage de la gouttière dentaire en tôle d'acier ont
amené Martin à modifier son appareil pour en rendre
la construction plus accessible. Il propose l'utilisation
d'une gouttière double plus grossière, analogue à un
porte-empreinte, mais toujours en tôle d'acier. La
gouttière superficielle porte le ressort, et la gouttière
sous-jacente est remplie avec une matière malléable
comme la gutta-percha. En prenant de cette façon
l'empreinte de l'arcade restituée dans sa forme, on obtient une gouttière buccale presque aussi précise que la
pièce métallique et jouant le même rôle.

Cl. Martin fait remarquer que « l'emploi de la gutta
n'est pas un retour à l'appareil de Morel-Lavallée, car,
outre que cette substance est contenue dans une gouttière métallique empêchant une déformation rapide,
l'empreinte est donnée par une arcade dentaire restituée dans sa forme » (1). Cette gouttière en gutta présente l'inconvénient de tenir plus de place dans la bouche
que la gouttière estampée, et elle se déforme à la longue. On remédie facilement à ce dernier défaut en dé-
terminant une nouvelle empreinte dans la gutta ramollie par la chaleur. Martin a proposé également à la
place de la gutta l'usage de l'amalgame d'argent
comme substance à empreinte. On pourrait semble-
t-il employer aussi avantageusement le godiva.

En tous cas, « quelle que soit la substance employée,
dit Martin, il faut se souvenir qu'elle ne doit jamais, sous
peine d'en provoquer l'inflammation, toucher aux gen-

(1) A. MARTIN, *ibid* , pp. 72, 76

cives; c'est un précepte dont il ne faut jamais se départir ».

**Appareil de Martinier** (1). — Frappé des difficultés de la fabrication de l'appareil de Martin dans un cas où ce dernier ne lui avait pas donné les résultats qu'il en attendait, l'un de nous a construit et appliqué avec succès un appareil également à double attelle et ainsi constitué :

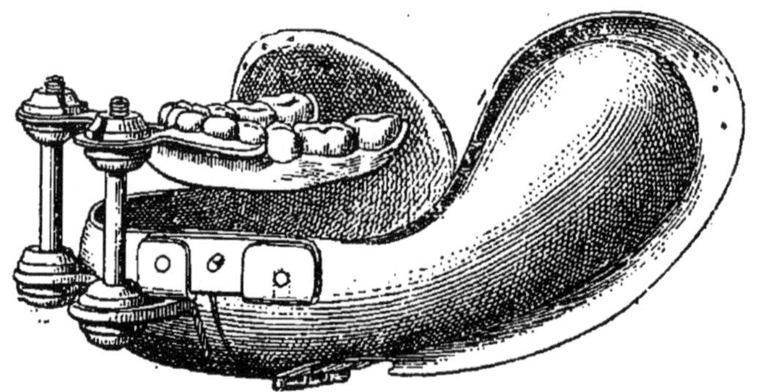

Fig. 141. — Appareil de Martinier.

*1° Attelle buccale.* — C'est une double gouttière estampée emboîtant l'arcade dentaire restaurée. Elle est en alliage dentaire, métal facile à travailler, tout en offrant cependant une grande résistance. Deux prolongements extra-buccaux sont soudés à la gouttière supérieure. Ces prolongements sont percés à leur extrémité de trous destinés au passage des vis.

*2° Attelle mentonnière.* — La partie sous-mentonnière est en aluminium.

(1) MARTINIER, Un cas de fracture du maxillaire inférieur. Appareil contentif (*Odontol.*, mai 1892). Fracture compliquée du maxillaire inférieur (*Odontol.*, février 1893). Considérations sur deux cas de fracture du maxillaire inférieur (*Odontol.*, janvier 1895). PAUL DUBOIS, 1894, Affections dentaires et affections de la cavité buccale et des maxillaires, p. 552.

Elle peut être divisée en trois parties: une centrale, deux latérales comme la plaque sous-mentonnière de Martin, ou bien en deux parties séparées par une ligne transversale se dirigeant obliquement sous le menton, et reliées par deux charnières placées à ses extrémités. La réunion des deux parties est assurée par une fermeture à loquet située à la partie antérieure.

La plaque sous-mentonnière comporte deux prolongements métalliques parallèles, placés latéralement au niveau de la commissure labiale, qui sont taraudés et qui sont destinés à l'insertion des vis qui réunissent cette partie sous-mentonnière à la gouttière buccale.

L'attelle sous-mentonnière est fixée à une calotte cranienne à l'aide de caoutchoucs s'insérant à la partie postérieure de la plaque préalablement percée de trous à cet effet.

*3° Moyens de contention.* — La contention est obtenue par les vis reliant les gouttières buccales à l'attelle sous-mentonnière et s'insérant : 1° dans les prolongements latéraux soudés au niveau des canines à la gouttière buccale; 2° dans les prolongements métalliques fixés à la plaque sous-mentonnière, immédiatement au-dessous des premiers.

Les écrous placés aux extrémités de ces vis permettent d'assurer la réduction des déplacements en hauteur, selon qu'elles seront isolément plus ou moins serrées.

La situation qu'occupent les prolongements, les vis placées entre la canine et la première prémolaire, leur procurent l'avantage d'agir avec une grande efficacité sur les déplacements des fragments postérieurs, tout en maintenant énergiquement en place le ou les fragments antérieurs.

***Appareil de Delair*** (1). — Il présente beaucoup
d'analogies avec celui de Martinier. Il est formé des
trois pièces suivantes :

1º *Attelle buccale.* — Pour sa construction, l'auteur
abandonne le métal estampé et se sert de l'étain coulé.
L'utilisation de ce métal constitue en partie l'originalité
de l'appareil. La construction d'une pareille gouttière
est en effet très facile et très rapide, puisqu'il suffit de

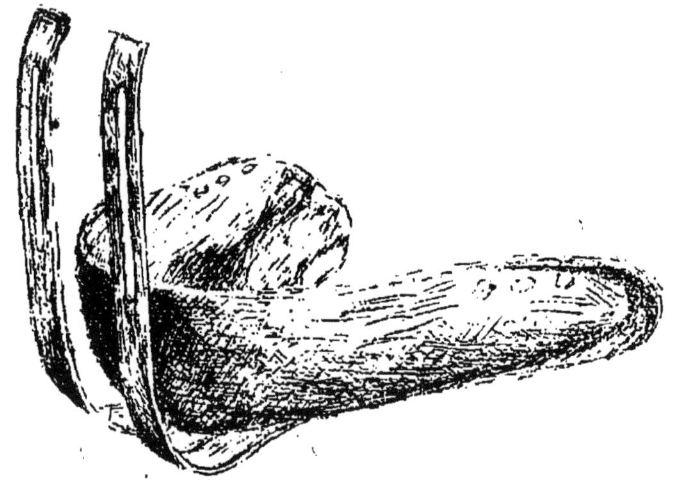

Fig. 142. — Appareil simplifié de Delair pour fracture
du maxillaire inférieur.

couler une masse d'étain sur un moulage de l'arcade
dentaire, corrigé et disposé en conséquence. Delair
recommande cependant, pour obtenir un plâtre plus
résistant, d'employer un mélange de 3 parties de plâtre
et une partie composée à parties égales de kaolin et de
terre réfractaire. Cette gouttière présente sur sa portion

(1) DELAIR, **Appareil simplifié pour fracture du maxillaire inférieur**
(*Odontologie*, 15 février 1906, p. 97).
Voir également COUTURIER, Observation d'une fracture du maxillaire
inférieur. Application de l'appareil Delair dans l'armée (*Odontologie*,
15 déc. 1907, p. 406).

antérieure deux prolongements également en étain.
Pour en obtenir la coulée d'une seule pièce l'auteur
procède de la façon suivante.

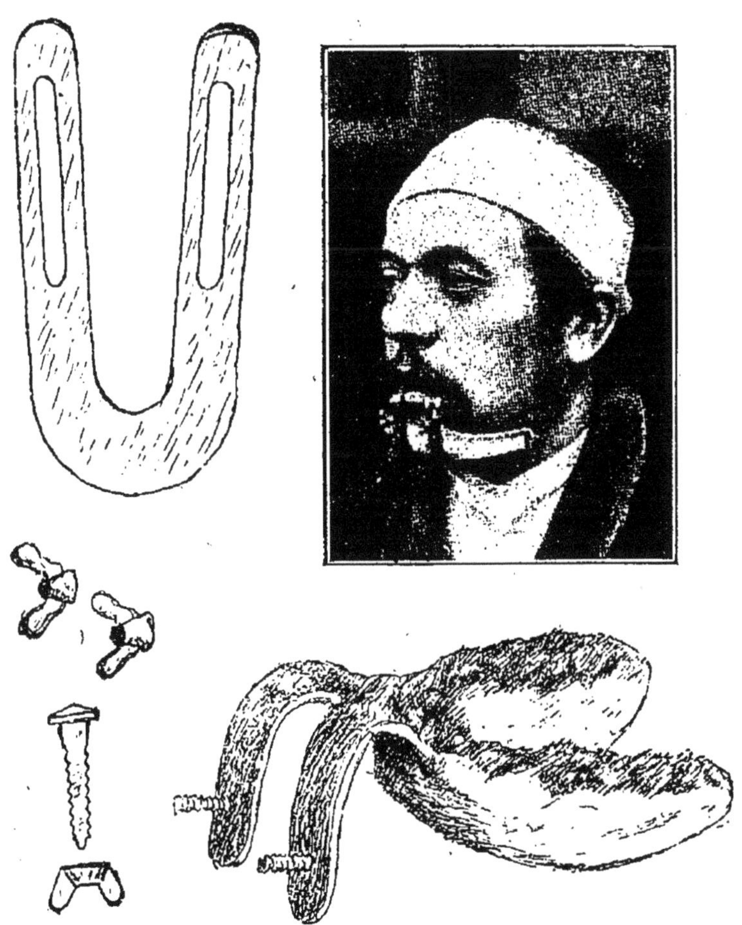

Fig. 143. — Appareil simplifié de Delair pour fractures.

Sur l'empreinte de plâtre il superpose deux plaques
de cire rose qu'il découpe à six millimètres au delà du
collet des dents. Il y ajoute en avant, entre chaque
canine et la seconde prémolaire, des barrettes de cire

longues de 4 cm. et larges de 15 mm.; ces bandes sont faites de trois épaisseurs de cire rose en plaque. Le tout est mis en plâtre suivant le mode habituel dans un moufle ordinaire. La seconde moitié du moulage est prise avec du plâtre composé ou même de la terre à mouler. La cire est enlevée et on procède à la coulée. Pour la rendre plus facile l'auteur recommande de placer sur le premier moufle « la moitié sans fond d'un autre, qu'on met à l'envers sans interposition de couvercle, pour obtenir à la fonte ce qu'en terme de fonderie on appelle la masselotte ou masse lourde, qui permet à l'étain de fuser dans les moindres méandres du moule. Il faut bien sécher le moule avant de couler l'étain couleur rouge sombre et démouler quinze minutes après, finir la pièce à la lime et, au besoin, polir » (Delair).

2° *Attelle mentonnière.* — Elle est en aluminium, découpée dans une plaque de 1 mm. d'épaisseur et façonnée au marteau de buis ou de corne.

3° *Moyen de contention.* — C'est une pièce en forme d'U découpée dans une plaque de maillechort de 1 millimètre 1/2 et dont les extrémités présentent une fente occupant les deux branches de l'U. Cette pièce est rivée à la mentonnière sur la ligne médiane et les deux branches sont recourbées verticalement en haut. Une vis est placée à l'extrémité de chaque prolongement de la gouttière d'étain, recourbée en bas. Ces vis s'engagent dans les rainures pratiquées sur les branches verticales de la mentonnière et reçoivent des écrous à ailettes qui permettent de fixer les branches de contention et de rapprocher à volonté les deux attelles. Cet appareil fort simple peut être exécuté rapidement et

Delair fait remarquer qu'il peut être construit en deux heures sans outillage spécial.

## B. — *REVUE CRITIQUE DES APPAREILS A DOUBLE ATTELLE CONSTRUITS D'APRÈS UN MOULAGE CORRIGÉ DE L'ARCADE DENTAIRE*

Nous avons déjà dit que la difficulté du traitement des fractures du maxillaire inférieur réside dans la correction du déplacement des fragments. Les fractures de la ligne médiane ou voisines de la ligne médiane offrent peu de déplacement et, lorsqu'il existe, il est très facile à corriger. Dans ces cas favorables tous les appareils donnent de bons résultats.

Mais, lorsque il y a un double trait de fracture, comme par exemple au niveau de chaque trou mentonnier, le déplacement du fragment médian est énorme, car ce dernier bascule en bas et en arrière. De même, lorsque le trait de fracture intéresse la portion latérale du corps de l'os, le fragment postérieur s'élève tandis que le fragment antérieur s'abaisse et se porte en dedans et en arrière.

La correction de pareils déplacements devient très difficile et tous les appareils ne donnent plus en pareil cas d'aussi bons résultats.

Dans les cas de fractures à trois fragments, surtout lorsque le fragment moyen est voisin de la ligne médiane, tous les appareils à double attelle comportant une mentonnière épousant bien le rebord mandibulaire relèvent facilement le fragment moyen et abaissent les fragments latéraux, à condition que les traits de fracture ne siègent pas trop en arrière.

Lorsque la fracture siège très en arrière, immédiatement en avant de la dent de sagesse, par exemple, il devient très difficile d'abaisser le fragment postérieur, car on ne peut agir sur lui que par l'extrémité de l'attelle dentaire.

Il semble donc que l'appareil de Martin constitue le meilleur appareil à double attelle ; son défaut réside surtout dans la difficulté de sa construction, puisqu'il exige l'emploi de la tôle d'acier.

Cet inconvénient n'est réel qu'en ce qui concerne le genre de métal choisi par Martin. La tôle d'acier est vraiment d'un estampage difficile. Mais si on lui substitue l'alliage d'argent et de platine pour la gouttière buccale et l'aluminium par la mentonnière, la difficulté disparaît ; lorsqu'on construit la mentonnière en aluminium estampé on emboutit les charnières d'articulation et les mortaises sont dans ce cas rivées.

Mais il y a surtout l'"action irrégulière du ressort, par suite de la difficulté que l'on rencontre à lui donner la courbure. Pour que cette action soit vraiment efficace, il faut réussir à lui donner la courbure nécessaire, de manière *que la pression exercée soit distribuée sur un plan parallèle à la surface.* Et nous avons indiqué les difficultés reconnues d'ailleurs par Martin qui a indiqué un moyen d'y remédier que nous avons cité précédemment. Il nous faut ajouter que ce ressort, construit généralement avec un ressort de pendule, ne possède pas toujours la puissance désirée et que, dans ce cas encore, c'est là un inconvénient sérieux.

*L'appareil de Kingsley* en caoutchouc vulcanisé paraît échapper à ce reproche.

Mais ses inconvénients sont nombreux : *Il est mal toléré par le malade,* car les branches métalliques qui longent les joues empêchent le décubitus latéral. Elles ne lui permettent pas d'incliner la tête sur le côté, sous peine de douleurs. Les branches métalliques amovibles suppriment, au bout de quelques jours, cet inconvénient.

Les branches métalliques ont encore d'autres inconvénients : *leur forme, leur courbure et leur emplacement rend l'appareil difficile à construire.* Comme elles doivent être confectionnées en fil d'acier assez fort et suffisamment rigide pour supporter sans faiblir la tension des caoutchoucs ou de la bande qui les relient à l'attelle sous-mentonnière, leur courbure au niveau de la commissure des lèvres, leur écartement horizontal sur la partie externe des joues qui doit être exactement parallèle ne sont pas choses faciles à réaliser. On manque d'indications suffisamment précises, et il peut résulter de leur imperfection des compressions sur les parties voisines de leur parcours. Les modifications que l'on doit leur faire subir dans ce cas nécessitent des manœuvres pénibles pour le patient.

*La gouttière intra-buccale,* qui est construite en caoutchouc, est *épaisse et volumineuse. La traction latérale qu'elle subit quand on fixe l'appareil aux tiges métalliques pour le réunir à la mentonnière a pour conséquence le renforcement de la gouttière, surtout à sa partie médiane,* ce qui ajoute encore au volume de l'appareil et détermine une gêne parfois mal supportée par certains malades indociles.

*La stabilité* de l'appareil laisse à désirer et exige une surveillance continuelle. La plaque mentonnière réunie soit par des lacs de tissu, soit par des bandes de caoutchouc aux tiges métalliques glisse en avant.

L'élasticité du tissu employé donne évidemment une pression uniforme, mais son manque de rigidité est un défaut, et on peut lui reprocher, à cause des changements de direction oblique, d'exercer sur le maxillaire inférieur des pressions latérales et sur la planchette une projection en avant. Tous ceux qui ont employé l'appareil Kingsley ont pu se rendre compte de cet inconvénient qui a été signalé depuis longtemps par Martin.

D'ailleurs les figures ci-jointes feront comprendre aisément les critiques formulées contre cet appareil.

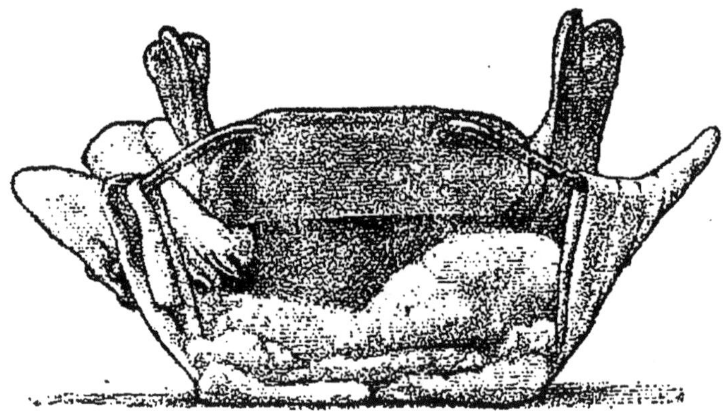

Fig. 144. — Appareil de Kingsley [mis [en place (Martinier).

La figure 144 représente la photographie de l'appareil Kingsley, mis en place sur un maxillaire. La figure 145 est le schéma du même appareil vu de face. On remarquera que les bords du linge tendu forment une espèce de trapèze ABCD, les points d'attaches fixes étant A et D. Les forces agissant suivant les côtés AB et CD ne sont donc pas normales sur la planchette. Elles donnent (fig. 146) des composantes horizontales suivant BC et CB, et ces composantes ont pour effet de rapprocher l'un de l'autre les points B et C, c'est-à-dire de resserrer le maxillaire.

La figure 247 est le schéma du même appareil, vu de

côté. Ici les bords du linge tendu forment encore un trapèze ABCD, les points d'attaches fixes étant tout le long de AD. La force appliquée en D est à peu près

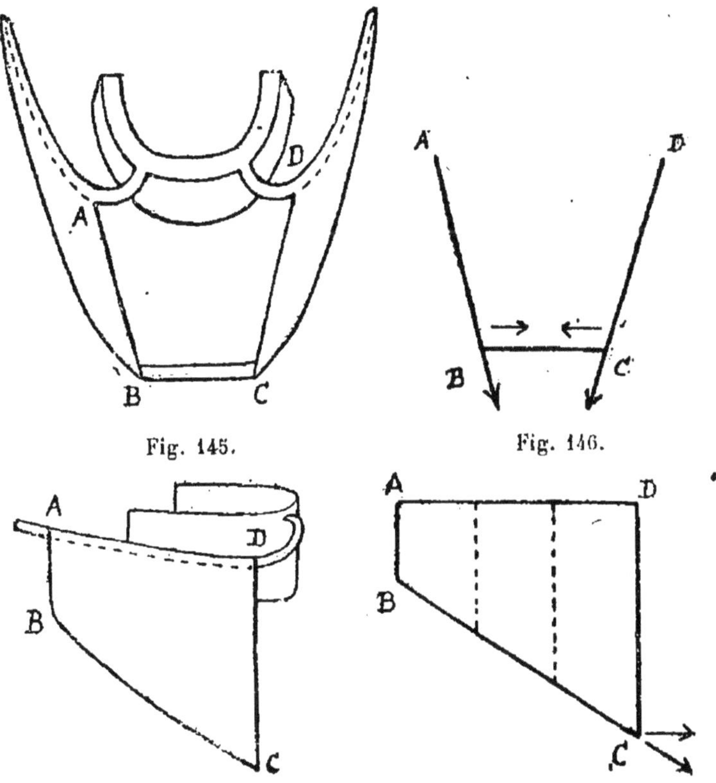

Fig. 145.                                Fig. 146.

Fig. 147.                                Fig. 148.

Fig. 145 à 148. — Appareil de Kingsley schématisé (Martinier).

normale en C sur la planchette ; mais quand on va de D vers A les forces se transmettent obliquement suivant BC (fig. 148) et elles ont une composante horizontale d'arrière en avant, qui a pour effet de tendre à projeter en avant la planchette. Ajoutons que le linge ou les bandes ne sont pas absolument fixés sur les prolongements métalliques, ils peuvent glisser et dans ce cas, il n'y a plus aucun maintien de la fracture ni du pansement.

**Appareil Martinier.** — L'action du ressort de l'appareil de Martin sur lesfragments postérieurs peut être insuffisante. C'est à la suite d'un insuccès de ce genre que Martinier a dû, pour un cas de fracture double avec déplacement considérable, remplacer le ressort par des vis agissant sur la gouttière et sur la partie sous-mentonnière de l'appareil.

Cet appareil trouve son indication principale dans les cas où le maintien de la réduction est laborieux et dans lesquels les fragments présentent une tendance rebelle au déplacement.

Les conditions mécaniques des forces appliquées sont toutes différentes des précédents appareils et théoriquement leur application paraît être meilleure. La figure 149 est une reproduction de cet appareil. Les vis sont verticales, les prolongements métalliques dans lesquels elles passent sont horizontaux ; chaque vis forme donc avec les prolongements un rectangle rigide, et les forces appliquées à ce système invariable sont verticales et directement opposées (fig. 149). Elles s'équilibrent par conséquent. Inconvénients : L'emplacement des prolongements situés à la commissure des lèvres facilite l'écoulement de la salive et nécessite le remplacement fréquent du pansement sous-mentonnier. Le serrage des écrous sur les vis doit être fait avec beaucoup d'attention, afin d'exercer sur les deux vis une pression rigoureusement égale.

L'appareil de Martinier est assez facile à construire, et la gouttière buccale métallique est peu gênante, parce qu'elle réduit au minimum le relèvement de l'articulation interdentaire.

L'appareil de Delair a un mode de contention qui paraît analogue au précédent, il a l'avantage d'une extrême rapidité de construction, on peut lui faire en revanche les critiques suivantes :

1o La gouttière en étain présente les inconvénients déjà cités à propos de celle de Kingsley au sujet des gouttières épaisses ;

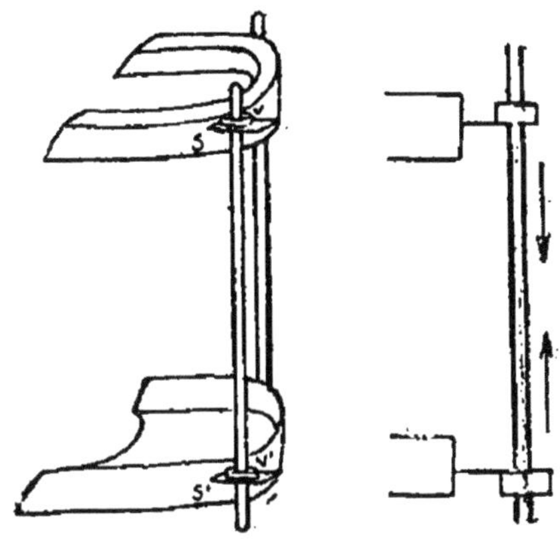

Fig. 149. — Appareil de Martinier schématisé.

2o Pour ne pas trop surélever l'articulation et permettre au malade de fermer la bouche, on est obligé de diminuer sensiblement l'épaisseur de la gouttière d'étain au niveau de ses extrémités. S'il s'agit d'un cas de fracture à fragment postérieur difficile à abaisser, l'attelle en étain se trouvera amincie au maximum et par conséquent offrira le minimum de résistance, précisément à l'endroit où il serait nécessaire qu'elle offrît le plus de rigidité. Or l'étain, essentiellement malléable, ne présente de résistance que sous une certaine épaisseur. Une gouttière estampée comme celle de Martinier serait plus logique et assurerait de meilleures chances d'action sur le fragment postérieur ;

3o Les deux branches verticales de la pièce de contention qui réunit les deux attelles (buccale et mentonnière) entre elles se trouvent situées en un point trop rapproché de la ligne médiane. La pression s'exerce bien à la partie antérieure. Mais son action est moins efficace aux extrémités de la gouttière buccale, et le maintien du fragment postérieur s'en ressent.

## II

## APPAREIL COMPOSÉ D'UNE DOUBLE ATTELLE DENTAIRE INFÉRIEURE ET SUPÉRIEURE

*Appareil de Gunning* (1).—Gunning a décrit plusieurs appareils différents, dont un, prenant point d'appui sur le maxillaire supérieur, est resté classique sous son nom.

L'appareil de Gunning proprement dit se compose de deux gouttières en caoutchouc vulcanisé, l'une engainant l'arcade dentaire supérieure, l'autre l'arcade dentaire inférieure, construite naturellement d'après un moulage corrigé de cette dernière. Ces deux attelles ou gouttières sont opposées et réunies sur quatre piliers, qui déterminent ainsi entre elles trois fentes de 5 ou 6 mm. de hauteur. Mis en place, les deux arcades s'emboîtent dans les deux attelles, et le maxillaire inférieur est en outre immobilisé par un bandage ou une fronde. En d'autre terme, c'est l'immobilisation forcée du maxillaire inférieur en prenant l'arcade dentaire supérieure comme attelle, mais avec l'interposition de deux gouttières ; les fentes qui séparent ces gouttières permettent l'introduction plus facile d'aliments liquides.

Malgré son apparente simplicité, l'appareil de Gunning n'est pas facile à construire, car il demande à être articulé avec une extrême précision, et il faut en

(1) Gunning, Treatment of fracture of the jaw (*Indépendant. Pratic. Bull.*, 1880, i, 171, ii, 296, 367, 430, 468, 526, 564. — Voir également Garretson, A system of oral surgery, 1873).

effet avoir fabriqué un de ces appareils pour s'en rendre un compte exact.

La mise en place dans la bouche présente également quelques difficultés. Il faut d'abord appliquer l'appareil sur le maxillaire supérieur, puis faire pénétrer l'arcade inférieure dans la gouttière correspondante et réduire ainsi les fragments déplacés. Enfin une bande solidement appliquée, et de préférence à traction élastique, maintiendra les fragments dans la gouttière et s'opposera à leur abaissement.

Le gros défaut de l'appareil de Gunning est son volume et l'obligation d'immobiliser l'articulation tem-

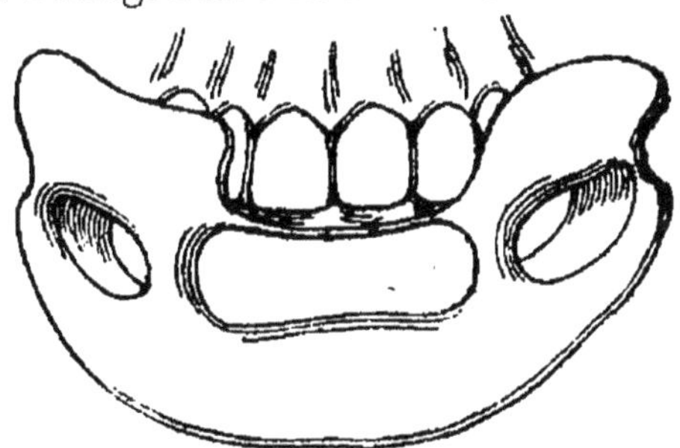

Fig. 150.— Appareil de Gunning (Dubois).

poro-maxillaire. C'est donc un appareil gênant et qui ne sera pas toujours toléré avec docilité par tous les malades.

Il offre cependant un avantage : c'est d'immobiliser le maxillaire en maintenant la bouche entr'ouverte, et nous verrons plus loin que l'ouverture de la bouche favorise en cas de fracture l'abaissement du fragment postérieur et le relèvement du fragment antérieur et par conséquent la correction du déplacement.

Malgré ses inconvénients, l'appareil de Gunning peut donner de bons résultats dans certains cas de fractures multiples.

Avec celui de Kingsley, il est très usité aux Etats-Unis.

## III
## APPAREILS A SIMPLE ATTELLE DENTAIRE

Ils sont constitués par une attelle construite d'après un moulage corrigé et épousant le plus étroitement possible les contours de l'arcade dentaire.

Déjà Fauchard construisait de pareilles attelles avec des lames de plomb. L'appareil de Nicolle de Neubourg et celui de Malgaigne étaient formés par deux lames de fer appliquées, l'une en dedans, l'autre en dehors de l'arcade dentaire et réunies l'une à l'autre par des vis passant entre les dents. Mais ces appareils n'étaient pas construits d'après un moulage corrigé.

C'est avec Hammond que nous voyons paraître le véritable type de l'attelle dentaire construite après la prise d'une empreinte.

***Appareil de Hammond*** (1). — Il est constitué par un fort fil métallique travaillé à la pince suivant le contour de l'arcade au niveau du collet des dents sur la face buccale et la face vestibulaire. Cette attelle peut être comparée à un cadre bien ajusté autour du système dentaire inférieur et maintenu en place par un certain nombre de ligatures passées au niveau des espaces interdentaires (voir fig. 151).

***Les gouttières dentaires.*** — Elles sont fort nombreuses et nous ne saurions énumérer ici tous les auteurs qui en ont fait l'application. Leur type varie peu. Elles peuvent être tantôt en métal estampé ou coulé, tantôt en caoutchouc vulcanisé.

D'après les recherches de Mahé, il semble que la première gouttière métallique ait été appliquée par

(1) CHRISTOPHER HEATH, Maladies et lésions des mâchoires, trad. Durin. Londres et Paris, p. 40.

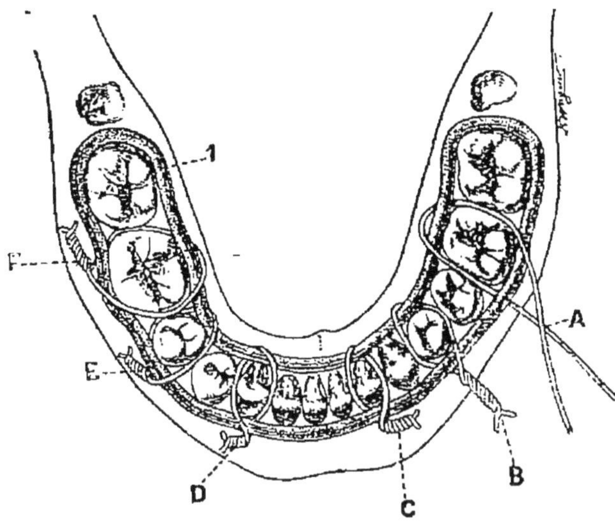

Fig. 151. — Appareil d'Hammond (Heath). 1, cadre ; ABCDEF,
anses de fixation.

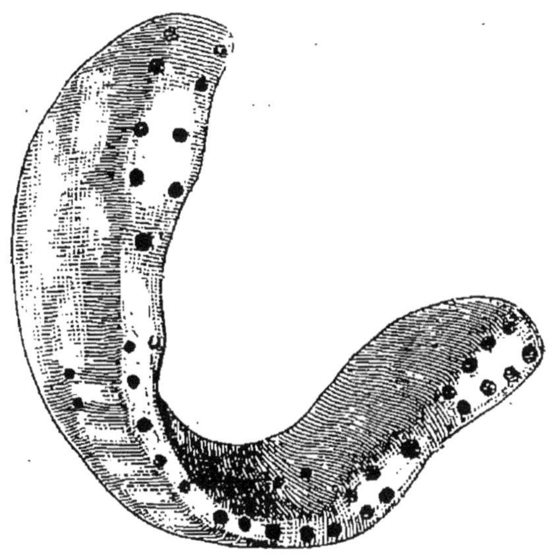

Fig. 152. — Attelle dentaire métallique
(Martinier).

Tanes à Londres et la première gouttière en caoutchouc par Sand, à New-York, en 1860.

Les types de gouttière varient surtout d'après la substance employée et leur moyen de contention.

Les gouttières en caoutchouc vulcanisé ont le défaut d'être épaisses et volumineuses et de constituer ainsi une gêne pour le malade.

Les gouttières métalliques, beaucoup plus minces, sont mieux supportées (voir fig. 152).

Martinier préconise l'alliage dentaire, d'autres auteurs préfèrent le maillechort, Dubois et Billet l'aluminium, Cl. Martin la tôle d'acier.

*A l'heure actuelle, avec la facilité qui a été donnée aux dentistes* POUR LA COULÉE DES MÉTAUX SOUS PRESSION, *il ne peut plus y avoir de discussion au sujet du choix du métal. L'alliage dentaire, l'argent, ou mieux l'aluminium pur coulés nous permettent de confectionner en très peu de temps une gouttière métallique d'une solidité et d'une rigidité à toute épreuve sous un volume très restreint.*

Ces gouttières sont percées de trous permettant à un fort courant d'eau de nettoyer l'arcade sous-jacente, après leur application.

Elles sont maintenues en place, soit par des ligatures passées entre les dents, au niveau de trous correspondants percés dans le métal, soit par des coins placés au même niveau, soit même par des vis (Martin).

Elles ne doivent pas descendre plus bas que le collet des dents et doivent s'étendre à la totalité de l'arcade.

Martin (1) a préconisé dans certains cas une attelle

_______

(1) MARTIN, Traitement des fractures du maxillaire inférieur. Paris, 1887, p. 76, Alcan, édit.

qui tient à la fois de la gouttière et de l'appareil de Hammond.

Il consiste en un assemblage de trois fils d'argent reliés entre eux, en trois ou quatre points. Deux de ces fils sont disposés comme dans l'attelle de Hammond, le troisième est placé sur le bord triturant des dents.

Cet appareil est fixé par des ligatures interdentaires, en fil de soie ou en fil métallique (voir fig. 153).

Enfin, dans ces dernières années, on emploie un excellent moyen de contention, certainement supérieur à tous les autres. Nous voulons parler du scellement de la gouttière au ciment : pour notre part nous l'employons depuis longtemps.

## Critique des appareils à simple attelle.

Les appareils réduits à une simple attelle dentaire sont certainement les plus séduisants.

Lorsqu'ils sont bien construits, appliqués exactement et bien posés, ils donnent des résultats remarquables ; les malades peuvent manger, parler, se servir de leur maxillaire sans aucune douleur et sans aucune gêne. L'appareil réduit au minimum n'est pas visible et son application est suivie d'une restauration fonctionnelle immédiate.

Il y a une condition à leur succès : *c'est la fixité absolue de l'attelle.*

L'appareil de Hammond a le défaut de mal réduire les déplacements en hauteur ; il est en effet formé d'un cadre ouvert et il n'exerce qu'une faible action dans ce sens. L'appareil de Martin, formé de trois fils, remplit cette fonction. Les gouttières formées d'une plaque métallique estampée sont certainement très supérieures aux attelles formées de fils accouplés, car elles s'adaptent mieux à l'arcade dentaire en exerçant leur action sur toute sa surface. Mais les ligatures constituent un moyen médiocre de contention, car elles ne peuvent jamais fournir à l'appareil une fixité absolue. Il en résulte que la gouttière simple a vu pendant longtemps ses indications se réduire aux fractures à faible dépla-

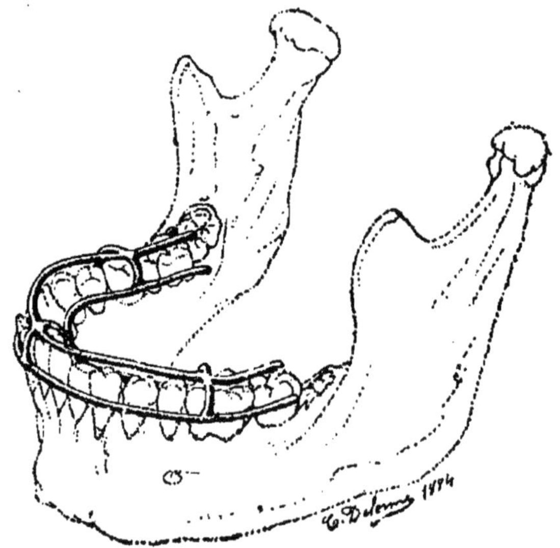

Fig. 153. — Attelle à trois fils de Martin.

cement, faciles à corriger, fractures de la portion antérieure du corps du maxillaire. Lorsqu'on voulait l'utiliser pour maintenir réduites des fractures doubles à gros déplacement ou ces fractures voisines de la dent de sagesse, où le fragment postérieur attiré en haut est si difficile à maintenir abaissé, la gouttière simple échouait complètement et on était obligé de recourir aux appareils à double attelle.

Ce n'était cependant pas la gouttière qu'il fallait

accuser, mais son mode de contention qui ne lui assurait pas une fixité suffisante.

Scellée sur les dents au ciment dentaire comme un bridge-work ordinaire, la gouttière devient un mode de traitement parfait des fractures du corps du maxillaire inférieur. Depuis dix ans l'un de nous a appliqué cette méthode au traitement de quatorze cas de fractures, en majorité dans le service de son maître, M. Sebileau, et toujours avec succès (1). Depuis quelques années divers auteurs ont publié des résultats remarquables obtenus de la même façon ; nous ne pensons d'ailleurs pas indiquer à ce sujet les éléments d'une priorité quelconque, tant cette idée du scellement de l'attelle dentaire au ciment nous paraît simple et susceptible de se présenter à l'esprit d'un grand nombre de praticiens, en raison même de l'usage quotidien de ce mode de contention pour certains appareils dentaires modernes.

On a proposé d'utiliser comme attelle fixe les bandes d'Angle scellées sur les dents voisines et réunies par des tiges filetées fixées par des écrous. Un appareil ainsi construit donnera des résultats satisfaisants dans des cas de fractures à faible déplacement, mais il se montrera tout à fait inférieur dans les cas difficiles. La chose se comprend si l'on songe au petit nombre de ses points d'appui et à la faiblesse de ses attelles. Pour obtenir de bons résultats dans tous les cas de fractures qui ressortent à l'application de la gouttière scellée, il *est nécessaire que cette dernière comprenne l'arcade dentaire tout entière* pour pouvoir prendre ainsi un

(1) SEBILEAU et LEMERLE, Nouvel appareil pour fracture du maxillaire inférieur (*Soc. de Chirurgie*, mars 1908).

point d'appui suffisant et faire corps avec la totalité du maxillaire.

La gouttière scellée est inutilisable dans les deux cas suivants :

1º Maxillaire édenté ou garni de dents branlantes insuffisantes pour donner à l'attelle un point d'appui solide;

2º Fracture siégeant en arrière de la troisième grosse molaire ou absence de toute dent sur le fragment postérieur.

En dehors de ces deux cas la gouttière scellée constitue à notre avis le traitement de choix de toutes les fractures du corps du maxillaire inférieur. La fabrication est des plus simples. Autrefois nous estampions ces gouttières suivant les méthodes usuelles, après les avoir découpées dans une plaque d'argent ou d'alliage dentaire. Depuis quelques années nous utilisons la méthode de la coulée à cire perdue de Solbrig et nous les exécutons généralement en argent ou en aluminium pur.

La gouttière, placée sur le modèle, on l'articule avec le maxillaire supérieur afin de rendre à peine sensible l'élévation de l'articulation. Ce résultat est obtenu en supprimant à la lime tous les points de la face triturante de la gouttière qui gênent l'articulation.

Bien articulée et polie, la gouttière est scellée au ciment après avoir pris les soins usuels de nettoyage et de dessiccation des surfaces coronaires. Les fragments sont maintenus pendant quelques minutes avec la main, jusqu'à ce que la prise du ciment soit terminée, et il ne reste plus qu'à nettoyer la bouche du malade des débris de ce dernier, placé en excès pour le scellement. Il est généralement inutile, en effet, avec les gouttières scellées, de faire porter une fronde ou un bandage au sujet, et c'est également là un des gros avantages de la méthode.

Aussitôt la gouttière appliquée, le malade cesse de souffrir et se trouve lui-même étonné du bien-être qu'il ressent. Plusieurs fois nous avons vu des malades prendre leur repas une heure après le scellement de leur gouttière et mâcher des aliments solides avec facilité.

L'absence d'attelle mentonnière constitue en outre un autre avantage, car cela permet au malade de reprendre plus facilement ses occupations. La consolidation d'une fracture du maxillaire inférieur est longue, comme nous le verrons plus loin, elle peut durer de 40 à 60 jours. Le malade porteur d'une gouttière scellée invisible, et si peu gênante qu'il en oublie l'existence, peut reprendre son travail aussitôt qu'il a son appareil, s'il ne présente pas, bien entendu, d'autres lésions. Ce fut le cas de plusieurs de nos patients qui venaient simplement une fois par semaine nous faire vérifier l'état de leur gouttière scellée.

Dans certains cas, cependant, moins favorables, il est indispensable de joindre à la gouttière scellée, au moins dans les premiers temps, le port d'une fronde ou d'une bande élastique. Ce sera lorsque :

1º Une plaie des parties molles nécessite un pansement ;

2º Une fracture dont un des fragments subit un déplacement exceptionnel, par abaissement. C'est le cas des fractures à deux traits, où le fragment médian, surtout s'il est antérieur, a besoin, pour être bien relevé, des services d'une attelle mentonnière.

Enfin il y a des fractures dont le déplacement des fragments est impossible à corriger ou du moins trop difficile pour que leur correction soit maintenue par la gouttière. La chose peut se présenter dans deux cas (nous exceptons, bien entendu, celui où un corps étranger, dent, esquille osseuse, placé en travers du foyer, s'oppose à la coaptation) :

1° La fracture est récente et la contracture musculaire est telle qu'elle s'oppose à la réduction ;

2° La fracture est déjà ancienne, et des adhérences ont déjà en le temps de se former et s'opposent à la réduction.

Nous allons voir, à propos du traitement des fractures mandibulaires par la *Méthode des Coins* de Martin, comment il est possible de résoudre ces difficultés.

---

# CHAPITRE IV

## TRAITEMENT DES FRACTURES DU MAXILLAIRE INFÉRIEUR PAR LA MÉTHODE DE CL. MARTIN (1)

Cl. Martin, remarquant que le mouvement d'ouverture de la bouche provoquait l'abaissement naturel des fragments postérieurs, songea à utiliser cette particularité pour le traitement des fractures du maxillaire inférieur. Il ne tarda pas à se rendre compte que le

(1) Cl. MARTIN, De la simplification des méthodes de traitement des fractures du maxillaire inférieur. Lyon, 1899, Storck., édit.
· Cl. et Fn. MARTIN, Sur une méthode simplifiée de traitement des fractures du maxillaire inférieur. 21ᵉ *Cong. français de chirurgie.* Paris, 1908.

principal obstacle à la réduction des fragments était apporté par la contracture musculaire et que la mobilisation et le massage influençaient favorablement cette dernière. A la suite de ces observations Cl. Martin abandonna l'appareil à double attelle, que nous avons décrit précédemment, et réduisit son instrumentation à trois parties essentielles : 1° les coins interdentaires ; 2° la gouttière maxillaire ; 3° la bande caoutchoutée placée en fronde sur le menton. Ce traitement s'appuie sur les principes généraux suivants : 1° La réduction de la fracture est obtenue à l'aide de coins interdentaires en faisant ouvrir fortement la bouche au malade, donc en abaissant le maxillaire inférieur ;

2° Le massage et la mobilisation méthodique des fragments facilitent la réduction en diminuant la contracture musculaire ;

3° Pour maintenir la fracture réduite, il suffit d'une attelle buccale, constituée par une gouttière établie sur un moule reconstitué de l'arcade dentaire, telle qu'elle était avant l'accident.

Ces principes étant posés, Cl. Martin applique sa méthode de la façon suivante :

I. *Réduction de la fracture.* — « La réduction de la fracture s'obtient, dit Cl. Martin, en faisant prendre au blessé l'attitude « bouche ouverte », en mobilisant les fragments et en massant le foyer de fractures.

Lorsqu'on fait ouvrir la bouche à un malade atteint de fracture du maxillaire inférieur, les fragments ont une tendance à se réduire spontanément. Ce fait avait déjà été observé par Malgaigne, Laborde, Cluseaux, qui toutefois n'en avaient pas tiré d'application pratique. C'est cette donnée physiologique que nous utilisons actuellement pour obtenir la réduction de la fracture.

Il suffit, pour maintenir cette réduction, de rendre permanente l'attitude « bouche ouverte », au moyen de coins de bois ou de liège placés entre les deux mâchoires.

A l'état normal, lorsque la bouche s'ouvre, les muscles abaisseurs entraînent dans le mouvement la totalité du maxillaire inférieur. Mais, lorsqu'il existe une solution de continuité de cet os, l'équilibre musculaire se trouve rompu et les muscles antagonistes peuvent agir dans des sens différents. Supposons, en effet, un trait de fracture unique siégeant à droite entre les molaires et la canine ; le fragment gauche, qui est le plus long, tend à s'abaisser par son propre poids et se trouve attiré en bas et en arrière par l'action des muscles abaisseurs, devenus rétracteurs de par l'existence de la solution de continuité.

Si nous faisons alors ouvrir la bouche au malade, le fragment postérieur droit est attiré vers le bas par les muscles abaisseurs ; et si nous interposons entre lui et la mâchoire supérieure un obstacle, comme un coin qui s'oppose à son ascension, nous voyons que le mouve-d'ouverture de la bouche a ramené le fragment postérieur au niveau du fragment antérieur. C'est seulement dans le cas de fracture siégeant entre les incisives que le déplacement peut être nul, car les muscles des deux côtés agissant sur des bras de levier égaux se font équilibre.

On peut observer cependant dans ce cas un déplacement produit directement par le traumatisme ou l'obliquité du trait de fracture, mais en général il est alors facilement réductible.

Supposons, maintenant, une fracture double, dont les traits passent symétriquement de chaque côté entre les petites et les grosses molaires. Nous avons alors deux fragments postérieurs et un fragment médian. Celui-ci,

sous l'influence des muscles abaisseurs, agissant sur
lui comme rétracteurs, est attiré en bas et en arrière,
en même temps qu'il bascule autour d'un axe transversal, son rebord alvéolaire se portant en avant ; les
fragments postérieurs restant appliqués contre la mâchoire supérieure, il se produit une béance caractéristique entre les incisives des deux mâchoires. Si, maintenant, nous faisons ouvrir la bouche au blessé, et si
nous plaçons un coin entre la mâchoire supérieure et
les fragments postérieurs, nous verrons ceux-ci se
porter à la rencontre du fragment antérieur et se placer à son niveau. Pour réduire complètement la fracture, il suffira de corriger le mouvement de bascule
en avant de ce dernier fragment.

L'ouverture de la bouche et le port des coins ne
suffit pas toujours à ramener complètement les fragments à leur position normale, mais, pour compléter
la réduction, nous all ons trouver un adjuvant précieux
dans la mobilisati on combinée au massage. En effet, ce
qui tend à immobiliser les fragments en position vicieuse, c'est non seulement l'obliquité des traits de
fracture, mais encore et surtout la contracture musculaire : la douleur de la blessure provoque une exci-
tation réflexe permanente des muscles et on tourne en
quelque sorte dans un cercle vicieux : le déplacement
des fragments provoque la contracture, et celle-ci
entretient la douleur et s'oppose à la réduction. C'est
donc contre ces contractures qu'il faut surtout lutter.
Le moyen le plus efficace pour les vaincre est, sans
contredit, la mobilisation et le massage.

Pour pratiquer la mobilisation on saisit chaque
fragment entre les doigts ; le pouce placé sous le
menton, l'index et le médius sur les arcades dentaires,

on porte alors ces fragments, de dehors en dedans, de droite à gauche, de bas en haut, en somme dans toutes les directions. Si les téguments du menton ont été fortement intéressés par le traumatisme, et s'il existe à ce niveau une plaie, on pourra saisir ces fragments uniquement par les arcades dentaires.

Les premières séances de mobilisation doivent être pratiquées avec la plus grande modération ; il vaut mieux, les premiers jours, les faire courtes, mais assez rapprochées. Au début, elles provoquent des douleurs plus ou moins vives, mais il n'est pas rare de voir celles-ci diminuer dès les premières séances.

D'ailleurs, ces manœuvres deviennent très rapidement supportables, et, au bout de quelques jours, ne sont presque plus douloureuses. A cette mobilisation passive on peut ajouter une mobilisation active, faite par le malade lui-même, par une série de mouvements alternatifs d'ouverture et de fermeture de la bouche, les coins restant en place. Ces mouvements ont les plus heureux effets ; ils ne peuvent être pratiqués, bien entendu, que lorsque les phénomènes douloureux sont très amendés.

La mobilisation agit efficacement contre la contracture musculaire qu'elle fait rapidement disparaître.. Elle a, en outre, un rôle mécanique important, car elle détruit les engrènements vicieux, régularise le trait de fracture, élimine les esquilles mobiles et arrondit celles qui s'opposent au rapprochement des fragments. En un mot, elle facilite et rend possible une bonne coaptation.

A la mobilisation vient s'ajouter le massage du foyer de fracture et de son voisinage. Ce massage, purement externe, est pratiqué sur toute la région mentonnière ; il est bon de le renouveler le plus souvent possible et on doit lui donner une direction telle, qu'il tende incessamment à ramener les fragments à leur position normale. C'est seulement s'il existe des plaies étendues de la région mentonnière qu'on doit renoncer à le pratiquer. »

Nous avons tenu à reproduire en entier ce passage du mémoire de Martin, car il contient l'exposé des principes les plus originaux de la nouvelle méthode.

**II. *Contention de la fracture*.** — La réduction étant obtenue, Martin la maintient au moyen d'une gouttière dentaire et d'une fronde en caoutchouc. Faite d'après un moulage corrigé, cette gouttière est construite en caoutchouc vulcanisé et Martin donne la préférence à cette substance, parce qu'il la trouve plus facile à fabriquer. Il limite son épaisseur à un millimètre et demi environ et il obtient une exacte coaptation en grattant légèrement sur le modèle le collet et les interstices dentaires. La pièce doit être vulcanisée sur le modèle. La gouttière terminée est généralement facile à mettre en place. Si on éprouve quelque résistance il suffit d'assouplir le caoutchouc en le trempant dans l'eau chaude, d'après Martin (1).

On doit placer la gouttière dès que la mobilisation et le massage ont suffisamment diminué la contracture musculaire pour permettre la réduction facile des fragments. Martin ne fixe sa gouttière que lorsqu'il se trouve en présence de fragments très mobiles. Dans ce cas il utilise des vis en acier étamé, pénétrant au niveau des interstices dentaires.

Une bande de caoutchouc placée en fronde sur le

_____

(1) Malgré la grande expérience de Cl. Martin nous ferons toutes réserves sur l'emploi de ce procédé.

menton doit toujours suivre l'application de la gouttière. Cette bande, qui ne doit pas dépasser cinq ou six centimètres de largeur, attire le menton en arrière et en haut et assure le relèvement du fragment antérieur abaissé.

L'usage de cette bande demande à être surveillé, particulièrement lorsqu'il existe plusieurs fragments mobiles, car une pression latérale pourrait en provoquer la déviation en dedans. Pour éviter l'effet de cette pression latérale Martin conseille de placer sous le menton une planchette, dont les bords éloignent la bande des faces latérales du maxillaire. Enfin la bande élastique ne doit jamais provoquer de douleur, elle doit donc être modérément serrée.

Telle est la méthode de traitement simplifié, préconisée par Martin dans ces dernières années. « Nous ajouterons, écrit-il, que les coins, la gouttière et la bande de caoutchouc doivent être portés d'une façon constante, jour et nuit. Au début, le port des coins est assez pénible, aussi peut-on donner dans la journée un peu de repos au malade en les enlevant de temps en temps dans le courant de la journée et au moment des repas ; mais, en général, dès le deuxième ou troisième jour, ils sont assez facilement supportés. »

# CHAPITRE V

## MODALITÉS DU TRAITEMENT DE MARTIN SUIVANT LES DIFFÉRENTS TYPES DE FRACTURE

L'utilisation et le placement des coins interdentaires varie suivant le type de fracture qu'il s'agit de traiter·

Il convient donc d'examiner leur application dans tou s les cas qui peuvent se présenter :

1° **Fracture unique médiane.** — Le trait de fracture passant au niveau de la ligne médiane ou dans les environs immédiats, les muscles des deux côtés se font équilibre, et il n'y a pas de déplacement ou presque pas. Le port des coins interdentaires est inutile.

2° **Fracture latérale à un seul trait passant en arrière de la canine.** — Le fragment postérieur est

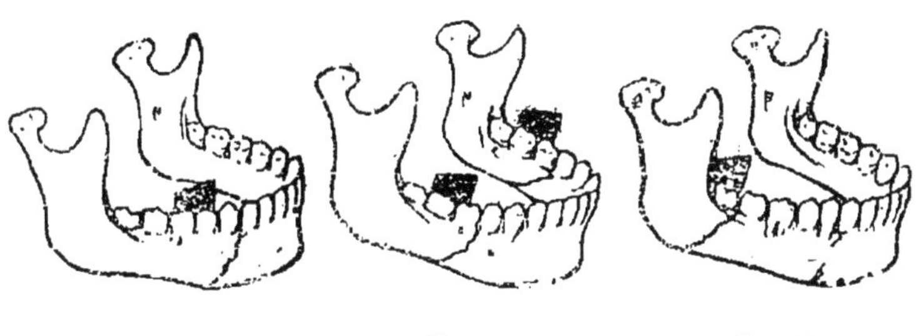

Fig. 154.        Fig. 155.        Fig. 1

déplacé en haut. Pour l'abaisser il faut faire ouvrir la bouche et placer un coin entre le fragment postérieur et l'arcade supérieure (fig. 154).

3° **Fracture double symétrique, à deux traits passant entre les molaires de chaque côté.** — Les deux fragments postérieurs sont déplacés en haut, le fragment antérieur est abaissé et bascule d'arrière en avant On placera un coin interdentaire au niveau de chaque fragment postérieur (fig. 155).

4° **Fracture latérale à deux traits placés du même côté.** — Le fragment postérieur est surélevé ; le fragment moyen suivant la direction du trait de fracture suit le fragment postérieur en s'élevant également, ou suit le fragment antérieur en s'abaissant :

Un coin interdentaire au niveau du fragment postérieur,

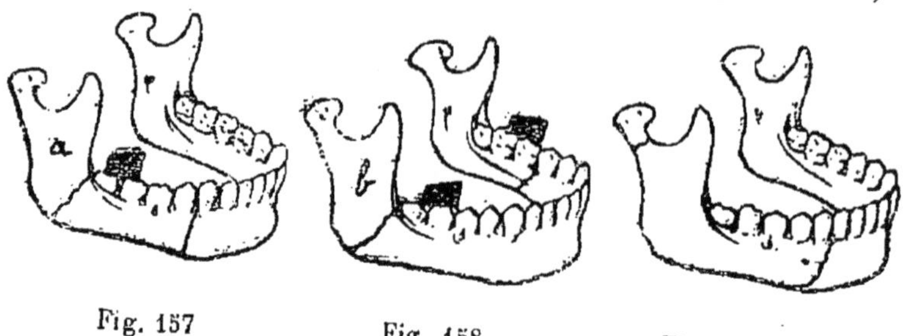

Fig. 157          Fig. 158          Fig. 159

et un second coin, si cela est nécessaire, au niveau du fragment moyen (fig. 156).

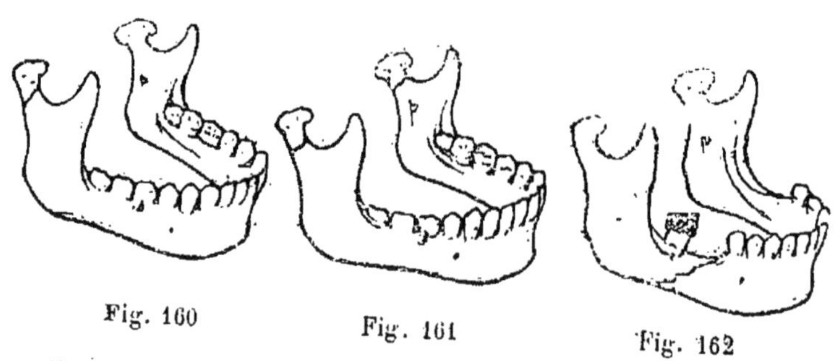

Fig. 160          Fig. 161          Fig. 162

5° **Fracture double uni ou bilatérale, le trait le plus postérieur passant en arrière de la dent de sagesse.**— Si les deux traits siègent du même côté, le

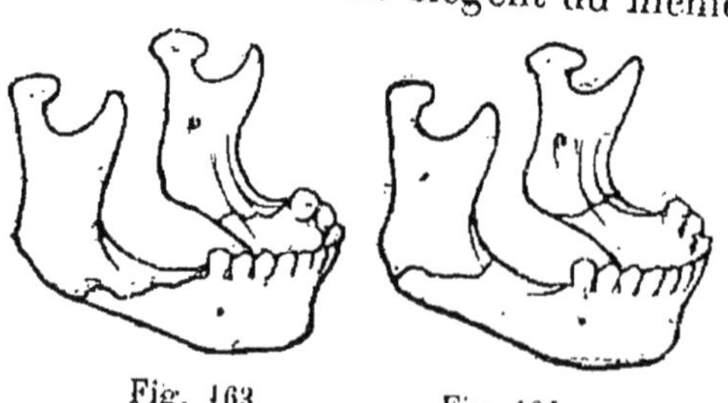

Fig. 163          Fig. 164

fragment médian est porté en haut par le masséter et la réduction est difficile, parce que la branche montante du maxillaire n'offre aucune prise. On placera un coin au niveau du fragment médian (fig. 157).

Si le deuxième trait de fracture siège du côté opposé, on placera au niveau de ce deuxième fragment postérieur un autre coin destiné à l'abaisser (fig. 158).

**6° Double fracture unilatérale, un trait antérieur passant en arrière de la canine, un trait postérieur vers le condyle.** — Abaisser le fragment dans son ensemble en plaçant un coin au niveau de la dent de sagesse (fig. 159).

**7° Fracture du condyle d'un seul côté.** — Si l'articulation interdentaire est intacte du côté de la fracture, il n'y aura pas de déplacement (fig. 160). Si l'un des maxillaire est édenté, au contraire, il se produira une rétraction en arrière du maxillaire du côté rétracté.

Pour corriger cette rétraction on peut employer les appareils utilisés pour la correction des cicatrices vicieuses consécutives à la résection d'une portion du maxillaire inférieur.

Cl. Martin a employé un appareil ainsi composé :

1° Une gouttière métallique recouvrant l'arcade dentaire inférieure du côté de la fracture. A la partie antérieure de cette gouttière est soudée une tige terminée par un anneau et faisant saillie hors de la bouche d'environ trois centimètres ;

2° Une courroie placée sur la tête, comme une couronne, porte au niveau de la tempe, du côté opposé à la fracture, une tige métallique verticale descendant jusqu'à la hauteur de la bouche. Un fil de caoutchouc tendu entre l'extrémité de cette tige et la gouttière buccale permet de réaliser. une traction continue attirant en dehors le maxillaire dévié.

L'un de nous a obtenu de bons résultats en employant le dispositif suivant (1) :

1° Une gouttière métallique scellée sur l'arcade dentaire du côté de la fracture ;

2° Une gouttière métallique scellée sur l'arcade dentaire supérieure du côté opposé. Deux petits crochets

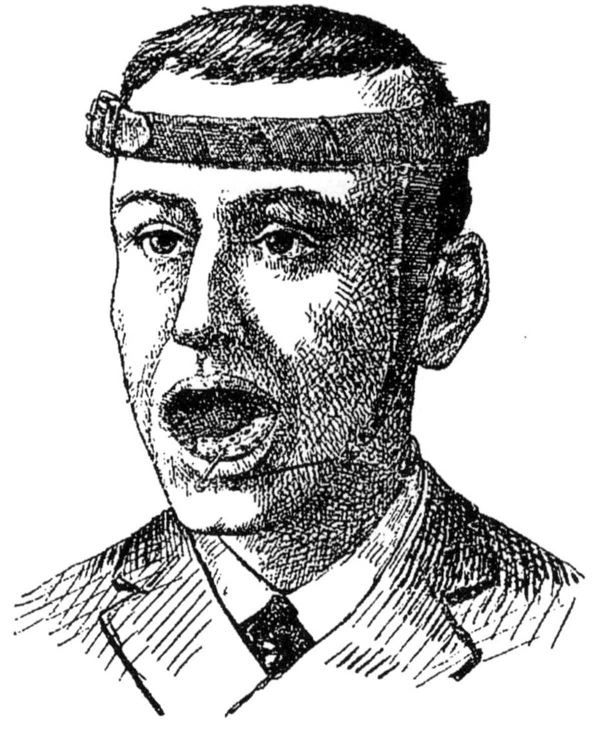

Fig. 165

soudés sur la face externe des gouttières permettent de tendre entre elles un anneau de caouchouc dont la traction porte en dehors le maxillaire dévié.

(1) G. Lemerle, Appareil réducteur de la rétraction cicatricielle après résection partielle du maxillaire inférieur (*Laboratoire*, déc. 1907).

**8° Fracture des deux condyles** (fig. 161).—Souvent ces fractures ne se consolident pas et aboutissent à la formation de pseudarthroses. La chose ne présente pas d'inconvénient sérieux si l'articulation inter-dentaire est bonne et s'oppose au déplacement en arrière du maxillaire. Si, au contraire, les maxillaires sont partiellement dépourvus de dents, cet accident peut se produire. Il est alors indiqué d'y remédier en rétablissant la hauteur des arcades dentaires à l'aide d'appareils de prothèse dentaire convenablement articulés.

**9° Fracture unilatérale au milieu d'une région dégarnie de dents.** — On devra combler l'espace libre sur l'arcade à l'aide d'un bloc de caoutchouc vulcanisé placé dans la gouttière et qui s'opposera au déplacement des fragments. Un coin sera placé par-dessus la gouttière au niveau du fragment postérieur (fig. 162).

**10° Fracture unilatérale ou bilatérale sur un maxillaire dont toutes les dents molaires sont absentes, le trait de fracture passant au niveau de la région occupée jadis par ces dents** (fig. 163). — On devra appliquer une gouttière dont les extrémités postérieures auront une épaisseur suffisante pour combler le vide laissé par les dents manquantes et pour rétablir la continuité de l'articulation. On placera ensuite des coins intermaxillaires par-dessus la gouttière au niveau des fragments postérieurs.

En présence d'une fracture unilatérale siégeant sur un maxillaire complètement dépourvu de dents, à l'exception des quatre incisives, l'un de nous a employé le moyen suivant. Il s'agissait d'un malade du service de M. Sebileau. Le trait de fracture siégeait en avant de la région occupée autrefois par la dent de sagesse; le déplacement du fragment postérieur était considérable.

Pour en obtenir l'abaissement et maintenir la réduction, nous avons simplement appliqué au malade un appareil en caoutchouc, analogue à une pièce dentaire, mais dont la partie postérieure très épaisse surélevait l'articulation, de telle sorte que le patient était obligé de rester la bouche entr'ouverte. Le fragment postérieur se trouvait réduit ainsi avec facilité et le malade guérit sans incident.

Nous pensons en effet qu'en pareil cas on peut éviter avantageusement le port d'un coin interdentaire en surélevant simplement la portion postérieure de la gouttière du maxillaire inférieur.

**11° Fracture bilatérale sur maxillaire édenté dans sa région molaire, avec traits de fracture passant très en arrière à l'union de la branche montante et du corps du maxillaire** (fig. 164). — Ce cas de fracture, dont la physiologie pathologique a été bien mise en lumière par Cl. Martin, mérite d'attirer particulièrement l'attention.

Pour une semblable fracture on devra appliquer au malade une gouttière en caoutchouc s'articulant bien exactement avec le maxillaire supérieur, et on évitera avec soin de surélever l'articulation. *C'est dire qu'il est absolument contre-indiqué de placer des coins intermaxillaires, car à l'attitude « bouche ouverte » il faudra substituer l'attitude « bouche fermée ».*

En voici la raison : Les fragments postérieurs sur lesquels nous n'avons d'ailleurs aucune prise sont maintenus dans une position normale, lorsque la bouche est fermée. Il n'en est pas de même du fragment antérieur constitué par le corps du maxillaire inférieur, dont seule la région antérieure porte des dents. En effet, la partie postérieure du fragment antérieur donne insertion aux

faisceaux antérieurs du masséter. Ces derniers attirant
en haut cette portion postérieure du fragment, la portion antérieure bascule vers le bas, provoquant ainsi la
béance de la bouche. Le déplacement est tel que le
fragment antérieur se trouve surélevé par rapport à
l'angle de la mâchoire (fragment postérieur), puisqu'il
ne porte pas des dents molaires qui, par leur articulation
avec leurs antagonistes supérieures, s'opposeraient à ce
mouvement d'ascension et de bascule.

Ces données de physiologie pathologique nous conduisent aux conclusions suivantes : Dans certains cas
très spéciaux de fracture du maxillaire inférieur, l'ouverture de la bouche est défavorable à la réduction ;
dans ces cas, la bouche devra donc être maintenue
fermée et les arcades dentaires en occlusion exacte.
On obtiendra ce résultat à l'aide d'une gouttière resti-
tuant au maxillaire édenté sa hauteur normale et en y
ajoutant le port d'une fronde élastique, destinée à bien
maintenir les mâchoires appliquées l'une contre l'autre ;
l'usage des coins doit par conséquent être totalement
supprimé.

---

# CHAPITRE VI

## CONCLUSIONS GÉNÉRALES
## SUR LE TRAITEMENT DES FRACTURES
## DU MAXILLAIRE INFÉRIEUR

Après cette longue revue des nombreuses méthodes
successivement préconisées pour le traitement des
fractures du maxillaire inférieur il convient de nous
poser la question suivante. En présence d'un cas de
fracture du maxillaire inférieur, quelle est aujourd'hui

la conduite à tenir ? La réponse à cette question constituera la conclusion de notre étude.

Au risque de nous répéter, revoyons donc rapidement les traitements qui s'offrent à notre choix.

1° **Les bandages et les frondes** employés seuls sont insuffisants pour le maintien de la réduction et ne peuvent être que des moyens d'immobilisation provisoires. Associés au port d'une attelle dentaire, ils constituent pour ces appareils un adjuvant très utile, mais pas toujours indispensable ;

2° **La suture osseuse et la ligature des fragments** sont des opérations septiques plaçant des corps étrangers au niveau d'un foyer de fracture ouverte. Elles peuvent obtenir la continuité de l'os, mais sont incapables d'assurer la conservation de l'articulation interdentaire qu'elles ignorent, et par conséquent d'obtenir une bonne guérison fonctionnelle ;

3° **Les appareils à double attelle non construits sur un moulage reconstitué** de l'arcade dentaire sont également incapables d'assurer cette guérison fonctionnelle ;

4° **Les appareils à double attelle construits d'après un moulage corrigé** peuvent assurer cette guérison, et jusqu'à ces dernières années ils constituaient le traitement de choix des fractures du maxillaire inférieur ;

5° **Les appareils à simple attelle construits d'après un moulage corrigé** sont moins gênants pour les malades que ceux à double attelle. Ils ne peuvent avoir toute leur valeur qu'en raison de la solidité dans leur procédé de fixation sur l'arcade dentaire. Le meilleur de ces procédés est le scellement sur les dents de gouttières métalliques à l'aide de ciment ;

**6º La « méthode des coins » de Cl. Martin** a fait faire au traitement des fractures du maxillaire inférieur d'immenses progrès. Cl. Martin a montré les avantages du massage et de la mobilisation pour faire cesser la contracture musculaire, principal obstacle à la réduction.

Etudiant la physiologie pathologique de cas de fractures les plus divers, il a montré quel usage merveilleux on pouvait faire des coins intermaxillaires pour abaisser certains fragments, en y associant le port d'une attelle dentaire.

*Nous pensons qu'aujourd'hui le meilleur traitement est celui qui associe les méthodes de réduction de Cl. Martin à la méthode d'immobilisation par les gouttières scellées, la fracture une fois réduite.*

En présence d'un cas de fracture du maxillaire inférieur (soit par exemple un seul trait passant entre la 3ᵉ et la 2ᵉ grosse molaire) on devra tenir la conduite suivante :

1º Il faut assurer une bonne antisepsie du milieu buccal qui se trouve en rapport avec le foyer d'une fracture ouverte. Pour cela on fera exécuter très fréquemment des lavages de bouche très abondants à l'aide d'un bock et d'une canule en verre. « On se servira utilement pour cela soit d'eau bouillie, soit mieux d'une solution de chloral à 1/200, de naphtol β à 0,40 p. 1000 ou d'iode ; nous obtenons couramment, dit Ombrédanne, des résultats excellents en prescrivant une solution qu'on prépare en ajoutant CI, ou CC gouttes de teinture d'iode à 1 litre d'eau froide, filtrée ou bouillie préalablement (1). »

<hr>

(1) OMBRÉDANNE, Nouveau traité de Chirurgie de LE DENTU et DELBET, fascicule XVI. Maladies des mâchoires, p. 16.

Souvent la constriction des mâchoires, consécutive à la fracture, constituera une difficulté pour pratiquer les lavages. On devra, dans ce cas, se servir du vestibule de la bouche et du hiatus qui existe entre la dernière molaire et la branche montante du maxillaire inférieur pour introduire la canule de l'irrigateur, s'il n'existe pas de vide aux parties antérieures et latérales, provoqué par l'absence d'une ou de plusieurs dents.

2º Il faut réduire la fracture, ce qui n'est pas toujours facile lorsqu'elle offre de grands déplacements.

En ce cas on utilisera la méthode de Cl. Martin ; par le massage et la mobilisation on fera céder la contracture musculaire, et le port de coins intermaxillaires judicieusement placés aidera à la réduction.

Ces coins pourront être constitués d'une façon très simple et à la fois très pratique à l'aide de bouchons de liège, de taille convenable et préalablement taillés en biseau à l'une de leurs extrémités. Il est prudent d'y fixer un fil qui, ressortant par l'orifice buccal, permet de les retirer avec facilité en même temps qu'il s'oppose à un glissement accidentel vers le pharynx. Ces coins pourront également être construits en caoutchouc mou. En tous cas ils ne devront jamais être fabriqués en vulcanite ni d'une manière générale avec une substance non compressible.

Les coins intermaxillaires sont forcés entre les arcades au niveau indiqué par la nature du déplacement des fragments et ils trouvent dans la contracture qu'ils sont chargés de combattre leur unique moyen de rétention.

3º Lorsque la contracture musculaire, principal facteur du déplacement des fragments, sera atténuée, on prendra un moulage des arcades ; celui de l'arcade inférieure sera ramené à une occlusion normale et sur ce dernier on construira une gouttière, de préférence en métal coulé à cire perdue.

4º Les fragments étant devenus facilement réductibles, la gouttière dentaire sera scellée solidement au ciment, et, grâce à son absolue fixité, la réduction de la fracture sera ainsi maintenue, sans qu'il soit nécessaire, dans la plupart des cas, de recourir à l'aide d'une fronde caoutchoutée.

On aura ainsi appliqué un traitement très-simple, réduisant au minimum la gêne imposée au malade et assurant des résultats parfaits.

Nous pensons que c'est là le meilleur mode de traitement de tous les cas de fracture du maxillaire inférieur, où il est possible de l'appliquer, et ce sont les plus fréquents.

Nous avons indiqué plus haut les cas de fractures de maxillaires partiellement ou totalement édentés et les modifications qu'il convenait d'apporter à la gouttière, qui doit alors être toujours en caoutchouc vulcanisé et naturellement non scellée. Dans l'unique cas où il faut imposer au malade l'attitude bouche fermée (11e cas de Cl. Martin), le port d'une fronde caoutchoutée est tout indiqué.

Mentionnons enfin les cas de déviation des fragments nécessitant le port d'un appareil à traction élastique. Nous avons décrit ces appareils; ajoutons qu'ils peuvent rendre les plus grand services dans certaines fractures tardivement traitées, et où le déplacement des fragments se trouve maintenu par des adhérences fibreuses.

La traction élastique les fait céder rapidement et permet d'obtenir une bonne réduction.

I. *Durée du traitement.*— Il est prudent de laisser

la gouttière en place assez longtemps, une quinzaine de jours environ après que la consolidation semble assurée.

Le temps exigé pour la consolidation est assez variable. Cl. Martin donne les chiffres suivants :

De 20 à 30 jours...................... 8 cas
De 30 à 40 — ...................... 6 —
De 40 à 50 — ...................... 5 —
De 50 à 60 — ...................... 4 —

Notre expérience personnelle nous a appris que la durée moyenne paraît être de 30 à 40 jours.

Parfois la consolidation est retardée par un travail d'ostéite qui se produit au niveau du foyer de fracture infecté. Il se produit alors un ou plusieurs abcès, qui semblent toujours évoluer du côté du vestibule — nous ne les avons jamais vus se faire jour du côté buccal.— Un ou plusieurs séquestres sont éliminés; lorsque le stylet explorateur révèle leur présence sous la muqueuse, on devra les enlever, si on a reconnu leur mobilité. L'incision des abcès, l'ablation des petits séquestres, le lavage du foyer doivent se faire naturellement sans toucher à la gouttière scellée, qui ne doit être enlevée qu'après la consolidation.

Sur 16 cas de fractures nous n'avons observé que trois fois la formation d'abcès et l'élimination de petits sequestres ; ces incidents se sont placés toujours aux environs du vingtième jour après le scellement de la gouttière.

II. *Considérations sur certaines complications secondaires des fractures du maxillaire inférieur.*— Les fractures par coup de feu peuvent aboutir à des pertes de substances étendues du maxillaire.

Dans d'autres cas exceptionnels, l'infection du foyer
de la fracture peut entraîner la nécrose étendue de
l'extrémité des fragments et aboutir à la formation de
grands sequestres intéressant les deux tables de l'os
sur toute leur hauteur et sur une longueur qui peut
atteindre plusieurs centimètres.

Il en résulte un véritable raccourcissement de l'arc
mandibulaire. On se trouve, en pareil cas, devant le
dilemne suivant ; ou bien rechercher la consolidation
en assurant la coaptation des fragments après l'élimination des sequestres, c'est-à-dire assurer la continuité
de l'os en détruisant l'articulation interdentaire ; ou
bien conserver l'articulation en renonçant à la consolidation de la fracture. C'est à ce dernier parti que nous
nous rangeons, et nous partageons pleinement à ce sujet
l'opinion de Mahé. En effet nous ne pouvons considérer
comme une guérison la consolidation d'une fracture
obtenue avec un raccourcissement tel que le contact
interdentaire est supprimé ; le maxillaire est rétabli
dans sa continuité, mais le malade ne peut plus mastiquer ; une pseudarthrose lui serait infiniment plus
utile.

La prothèse immédiate peut rendre en pareil cas les
plus grands services.

Après une perte de substance entraînant le raccourcissement de l'arc mandibulaire, les fragments devraient être régularisés et le malade traité comme s'il
avait subi une résection partielle du maxillaire inférieur.

Un bloc de caoutchouc vulcanisé fixé dans la plaie
évite la rétraction cicatricielle (prothèse immédiate).
Lorsque l'épidermisation de la plaie est terminée, ce
bloc de caoutchouc est enlevé et cède la place à un

appareil dentaire ordinaire mobile (prothèse tardive) dont la base assure la continuité du maxillaire en remplissant la cavité laissée par la portion d'os perdue. Dès lors, le patient possède une articulation interdentaire intacte. Cette guérison fonctionnelle n'est-elle pas préférable à la guérison anatomique, puisque, dans un pareil cas, la consolidation assure la perte de la fonction.

Malheureusement les ressources de la prothèse sont encore inconnues de beaucoup de chirurgiens.

La prothèse immédiate n'est pas encore de nos jours considérée par tous comme le complément indispensable de toute résection du maxillaire. Dans les cas de perte de substance par fracture, elle n'a jamais été appliquée jusqu'à présent — à notre connaissance du moins. On confond en effet le prothèse immédiate et la prothèse interne, et certains chirurgiens qui préconisent la suture parlent de l'élimination certaine tôt ou tard des appareils de prothèse immédiate et de leur insuccès ; ils ignorent que la prothèse immédiate est une prothèse externe, essentiellement provisoire, qui n'escompte nullement la tolérance des tissus, et qu'elle est précisément faite pour être enlevée au bout de quelques semaines, afin de faire place à la prothèse tardive, son rôle se bornant à prévenir la rétraction cicatricielle.

# DEUXIÈME SECTION

# TRAITEMENT DES FRACTURES DU MAXILLAIRE SUPÉRIEUR

## CHAPITRE PREMIER

### GÉNÉRALITÉS

Les fractures du maxillaire supérieur se divisent en *fractures partielles* et en *fractures étendues*.

Les fractures partielles comprennent celles du bord alvéolaire, de la branche montante, du sinus maxillaire·

Parmi ces dernières les fractures du rebord alvéolaire seules nous intéressent, parce que leur traitement réclame l'intervention du dentiste.

Les fractures étendues se produisent comme à la base du crâne suivant des lignes de faiblesse et des poutres de résistance déterminées par l'architecture des maxillaires supérieurs et celle du massif facial.

Les fractures étendues comprennent la disjonction intermaxillaire, les fractures horizontales et la disjonction cranio-faciale qui nous intéressent également, car leur traitement réclame les ressources de la prothèse.

La disjonction intermaxillaire est généralement produite par un choc dirigé de bas en haut sur le menton. Il est vraisemblable que l'arcade dentaire inférieure, qui est contenue dans l'arcade supérieure, en heurtant cette dernière, provoque la disjonction à la faveur de vices d'articulation provoquant le glissement des dents inférieures sur la face buccale des dents supérieures.

Dans de pareilles fractures on constate un déplacement en dehors des deux maxillaires supérieurs et la

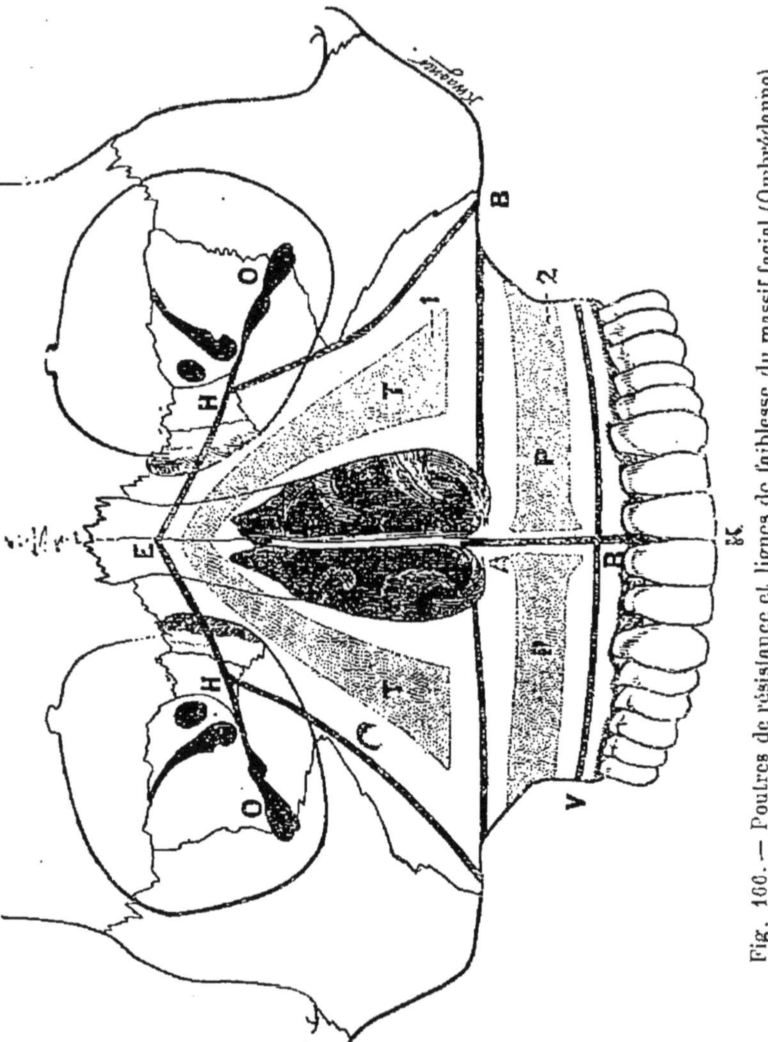


Fig. 160. — Poutres de résistance et lignes de faiblesse du massif facial (Ombrédanne).

disparition de l'articulation interdentaire. La disjonction peut atteindre un centimètre.

Les *fractures horizontales* peuvent se présenter sous deux types différents :

1º Le *trait de fracture détache en masse tout le rebord alvéolaire*, qui n'est plus retenu que par quelques lambeaux de gencives. L'arcade supérieure se pose sur les dents inférieures comme un dentier. C'est une fracture très rare ;

2º *La fracture horizontale de Guérin*, beaucoup plus fréquente, détache en masse l'infrastructure du maxillaire supérieur au-dessus de la voûte palatine. Ces fractures sont généralement déterminées par un choc violent s'exerçant horizontalement au-dessous du nez.

**La disjonction cranio-faciale** se produit lorsqu'un double traumatisme, s'exerçant en sens contraire sur le menton et sur la voûte du crâne, provoque une véritable expulsion en haut et en avant. La même disjonction peut être causée, mais dans un sens contraire, par un coup violent porté sur la racine du nez.

Enfin Walter a décrit une grande fracture à quatre fragments qui s'observe lorsqu'il y a coexistence, à la fois d'une disjonction cranio-faciale, d'une disjonction intermaxillaire et d'une fracture de Guérin.

# CHAPITRE II

## TRAITEMENT DES FRACTURES ALVÉOLAIRES PARTIELLES

Elles intéressent surtout la table externe, et siègent généralement dans la région incisive. Le plus souvent elles accompagnent une fracture du maxillaire inférieur, particulièrement lorsque ce dernier ne porte plus de dents que dans sa portion antérieure.

Dans ce cas, en effet, le choc porté sur le maxillaire inférieur, et qui en a provoqué la fracture, détermine en même temps une fracture alvéolaire de la région incisive supérieure, en se transmettant à cette dernière par l'intermédiaire du massif incisif inférieur. Il se produit un éclatement en avant de la table externe du maxillaire supérieur qui cède sous le choc des dents inférieures formant coin en cette région. Nous avons observé que lorsque les maxillaires portent toutes leurs dents, cette fracture partielle ne se produit pas ; la transmission du choc au maxillaire supérieur ne pourrait en effet aboutir en pareil cas qu'à la disjonction intermaxillaire, dont le mécanisme est semblable. Mais cette dernière fracture est infiniment plus rare, parce que la violence du traumatisme transmis au maxillaire supérieur se trouve considérablement atténuée par sa répartition sur tous les points des deux arcades dentaires intactes.

Les fractures partielles de la région alvéolaire guérissent admirablement, et il ne faut jamais céder à la tentation d'enlever des fragments osseux à peine maintenus par des lambeaux de muqueuse et des dents chancelantes dans leurs alvéoles. Un traitement conservateur est toujours indiqué, et déjà Malgaigne énonçait comme un principe que toutes les esquilles, si peu adhérentes qu'elles soient, devaient être scrupuleusement conservées.

Le meilleur traitement de ces fractures est constitué par l'application d'une gouttière scellée sur les dents supportées par le fragment et sur les dents voisines.

Cette gouttière doit être construite naturellement d'après un moulage, pris après réduction de la fracture.

Ajoutons que la réduction des fractures du maxillaire supérieur en général est beaucoup plus facile que celle des fractures du maxillaire inférieur, car, au contraire de ces dernières, on n'a pas à lutter contre des déplacements provoqués par la contracture musculaire.

Dans certains cas, lorsque les dents n'offriront pas un point d'appui suffisant, la gouttière scellée est contre-indiquée.

On lui substituera une gouttière en caoutchouc très large, recouvrant la voûte palatine, afin d'avoir une meilleure fixité, et emprisonnant en outre les fragments alvéolaires pour les maintenir réduits quand on ne peut pas agir sur eux par l'intermédiaire des dents.

# CHAPITRE III

## TRAITEMENT DES DISJONCTIONS INTER-MAXILLAIRES

Il consiste à maintenir en contact les maxillaires

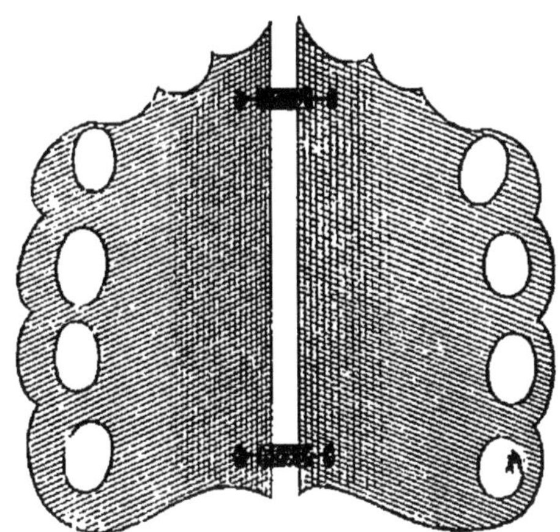

Fig. 167. — Appareil de Pont, pour fracture du maxillaire supérieur.

disjoints sur la ligne médiane. Ce résultat est obtenu

facilement à l'aide d'une gouttière entourant la totalité de l'arcade et prolongée d'une large plaque palatine. Il va sans dire que l'appareil doit être construit d'après un moulage corrigé afin d'obtenir la consolidation en conservant l'intégrité de l'articulation interdentaire.

Lorsque la disjonction est considérable, il est bon d'employer l'appareil de Pont, constitué par une plaque palatine sectionnée sur la ligne médiane et dont les deux moitiés sont rapprochées par traction élastique.

CHAPITRE IV

# TRAITEMENT DE LA FRACTURE HORIZONTALE DE GUÉRIN

Le trait de fracture passant horizontalement au-dessus de la voûte palatine, le fragment formé par la voûte et l'arcade dentaire a peu de tendance à se déplacer en bas. Il convient cependant d'assurer sa bonne coaptation à l'aide d'une bande mentonnière élastique ou d'une fronde maintenant les arcades dentaires articulées et relevant ainsi le fragment.

***Appareil de Cl. Martin.*** — Cl. Martin a utilisé avec élégance le moyen prothétique suivant.

Sur une plaque palatine on place des ressorts, comme pour un dentier, en leur donnant comme point d'appui soit une pièce dentaire inférieure, soit une gouttière appliquée sur l'arcade inférieure. Mis en place, cet appareil, par la pression de ses ressorts, maintient en place la voûte palatine et permet au malade de manger et de parler en lui évitant le port d'un bandage et l'obligation de rester la bouche fermée.

**Appareil de Beltrami** (1). — Cet ingénieux appareil a été imaginé et [construit pour une fracture totale et horizontale des deux os maxillaires supérieurs, dite fracture de A. Guérin (*voir* fig. 161).

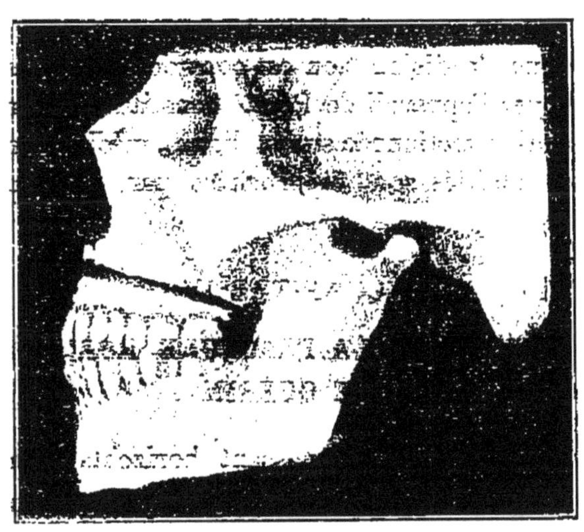

Fig. 168. — Fracture horizontale de Guérin.

L'appareil, dont l'application ne fut point douloureuse, a permis au malade de parler et de s'alimenter immédiatement avec facilité, tandis qu'avant la pose de l'appareil tout mouvement des mâchoires était impossible, par suite de la mobilité de la partie inférieure du maxillaire, qui, détachée, flottait comme un corps étranger dans la bouche (fig. 169.)

Au bout de dix jours la consolidation était presque achevée, et le blessé put commencer à se nourrir d'aliments solides.

(1) BELTRAMI, Appareil d'urgence pour contention de fracture compliquée des maxillaires supérieurs (*XIV° Cong. internat. de Méd.*, Madrid, 1903, p. 99, compte-rendu de P. Martinier).

Le traitement comprend les différentes phases suivantes :

1° Prise de l'empreinte du maxillaire supérieur fracturé ;

2° Estampage d'une plaque, selon les procédés ordi-

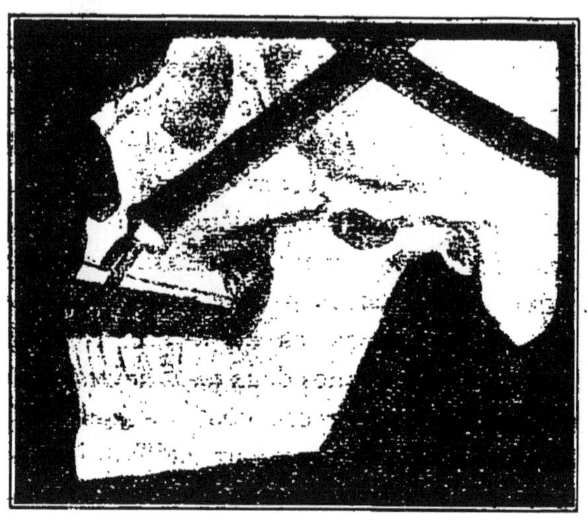

Fig. 169. — Appareil de Beltrami pour fracture de Guérin.

naires, la plaque recouvrant toutes les dents ;

3° Essai et pose de deux crochets soudés à la plaque estampée.

Confection d'une calotte avec rubans s'adaptant aux crochets et ramenant en haut et en arrière la partie fracturée, tout en la maintenant solidement.

Les qualités que présente cet appareil se résument en ceci :

*a*) Facilité d'application, suppression de la douleur ;

*b*) L'appareil s'attache simplement, il n'est ni encombrant, ni apparent ;

*c)* La mastication et la phonation sont rapidement obtenues.

***Appareil de Prestat*** (1). — Pour fixer la voûte palatine séparée du reste du maxillaire, Prestat se servit de deux bandes d'argent, larges de deux centimètres, longues de quinze ; il leur donna la forme d'une S recourbée : chacune offrait ainsi deux gouttières pour les dents et les lèvres : il plaça chaque bande près de la commissure labiale, sur la canine et la première petite molaire, puis, avec une pince, il comprima près de la racine la gouttière destinée aux dents. Enfin il donna une inclinaison convenable à l'appareil et fixa le tout au bonnet du malade au moyen de rubans.

***Appareil de Richer.*** — Sur un malade atteint de fractures multiples des os de la face, Richer, après avoir pris un moulage des deux maxillaires, construisit un appareil inférieur recouvrant les incisives et un appareil du maxillaire supérieur coiffant les incisives et les prémolaires. Une barrette d'or située entre les coiffes antérieures et latérales permet l'alimentation du malade. A chaque côté latéral de cette barrette, au niveau des prémolaires, un crochet en maillechor a été soudé, qui se dirige d'arrière en avant jusqu'à la commissure labiale, puis, après sa sortie, se recourbe pour suivre le parcours opposé le long de la joue, contre laquelle il est appliqué. Les coiffes fixées à l'aide de ciment sur les dents, les maxillaires se trouvaient maintenus dans leurs rapports normaux à l'aide d'une fronde silicatée, qui formait une anse verticale autour du crochet fixé horizontalement à la joue (voir fig. 170),

---

(1) Bouvкт, Présentation d'appareil pour fractures doubles du maxillaire supérieur. Communication au Congrès dentaire international de 1900.

les bandes appliquées sur le crâne maintenaient les appareils suspendus, sans qu'il y ait besoin de se servir du menton comme point d'appui.

**Appareil de Bouvet** (1). — En construisant cet

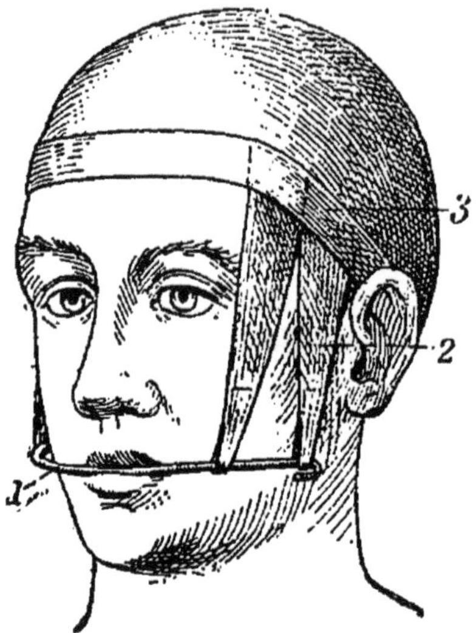



Fig. 170. — Appareil de Richer.
1, crochet extra-buccal ; 2, bandes verticales ; 3, bandes horizontales.

appareil l'auteur déclare s'être inspiré de celui imaginé par Martin et modifié par Martinier pour les fractures du maxillaire inférieur.

« Voici le principe de l'appareil : une plaque de métal, enchâssant solidement la voûte du palais et le rebord alvéolaire, est reliée à un casque céphalique par un système de tiges articulées, qui permettent de placer et de maintenir cette plaque, et par suite le maxillaire dans une position immuable.

Ceci dit, nous décrirons successivement les pièces

_________

(1) Bouvet, Appareil pour fractures doubles du maxillaire supérieur. — Communication au Congrès dentaire international de 1900.

de l'appareil, à savoir : le casque, la plaque, le système
de tiges articulées.

Le casque est formé de trois bandes d'acier contour-
nées, doublées de cuir. La bande fronto-occipitale
horizontale peut être serrée à volonté, au moyen d'une

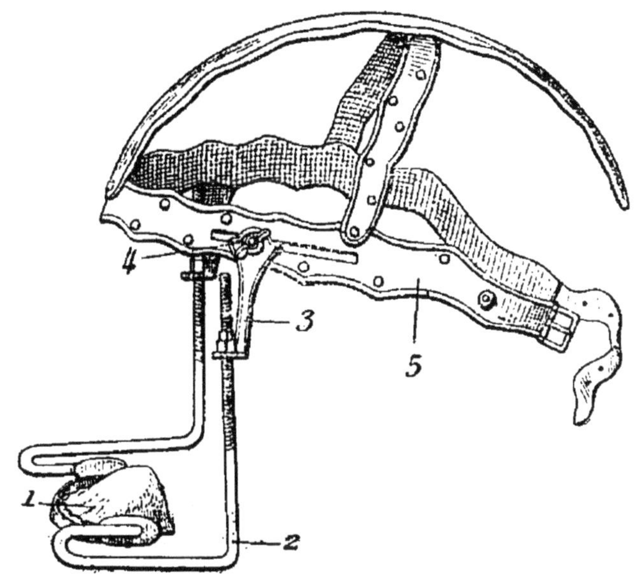

Fig. 171. — Appareil de Bouvet.
1, pièce palatine ; 2, tige cylindrique ; 3 tige plate ; 4, vis de jonction
avec le casque ; 5, casque.

courroie et d'une boucle qui terminent en arrière ses
deux extrémités. La bande saggittale, incomplète comme
dans les masques d'escrime, prend point d'appui sur
l'occiput.

La dernière est transversale et réunit les deux autres.

La bande horizontale présente latéralement un peu
en avant une fente GG, également horizontale de huit
centimètres de long sur un de large. — Dans cette glissière se déplace une petite plaque ronde P, munie en
son centre d'une vis V perpendiculaire à son plan. Sur

cette vis peuvent se mouvoir une plaque intermédiaire
H percée d'un orifice, une lame A, un écrou F.

La plaque palatine, qui est la pièce fondamentale, est
en platine; on a pu lui donner ainsi une faible épaisseur compatible avec une grande solidité ; elle a été

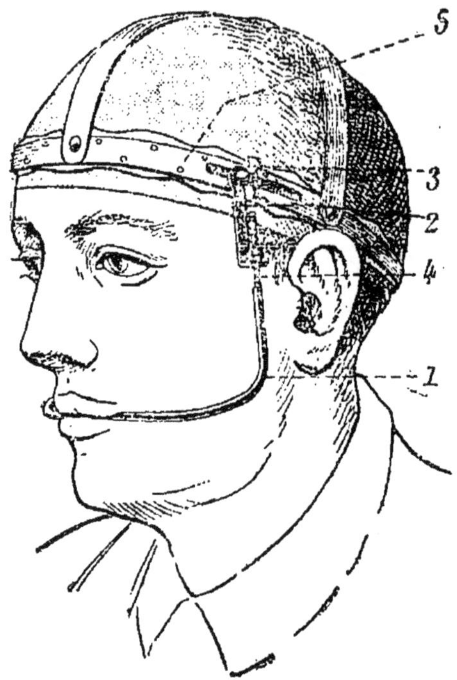


Fig. 172. — Appareil de Bouvet en place.
1, pièce palatine ; 2, tige cylindrique ; 3, tige plate ; 4, vis de jonction
avec le casque ; 5, casque.

exécutée d'après un moule de la voûte du palais et de
l'arcade dentaire. On a utilisé les espaces libres entre
les dents et la place des dents absentes, pour réunir la
partie palatine aux faces qui recouvrent les parois
alvéolaires externes.

Le système d'articulation comprend une lame de
métal solide A, de forme triangulaire, percée en haut

d'un orifice pour le passage de la vis V. Cette lame se recourbe en bas, à angle droit, pour former une petite plate-forme B, percée d'un orifice central, dans lequel s'engage la tige T. Sur cette tige T rectiligne, cylindrique et filetée peuvent se placer deux écrous E, c; celui-ci plus petit au-dessus de E.

Après un parcours de dix centimètres, la tige T se recourbe à angle droit, puis, au bout de neuf centimètres, elle se contourne et se dirige en avant et un peu en dedans, en demi-cercle, dans un plan horizontal, puis prend une section rectangulaire et se soude à l'une des faces externes de la plaque palatine. Les parties angulaires de la tige ont été trempées, ce qui leur assure une grande résistance.

Enfin, on a donné à l'extrémité une forme rectangulaire pour que la soudure avec la plaque soit d'une solidité parfaite.

Voyons maintenant l'agencement de ces pièces. On pose le casque et l'on serre la courroie, de façon que tout tienne bien en place. La plaque palatine est mise en place dans la bouche, et les deux branches T, à peu près verticales, sont introduites dans les orifices B. Cela fait, on introduit la vis V dans l'orifice de la lame intermédiaire H, puis dans celui de la lame A, par-dessus laquelle on visse l'écrou F, mais sans serrer à bloc. — La lame A participe alors au mouvement de P et peut se promener d'un bout à l'autre de la glissière GG'. — De plus, elle oscille autour de V comme axe, de sorte qu'on peut lui donner l'orientation que l'on désire et que l'on rendra permanente en serrant à bloc l'écrou F.

On place donc la lame A dans la position qui paraît la meilleure et on visse l'écrou E sur la tige T. On rectifie s'il y a lieu. Enfin, quand tout paraît bien en place, on serre à bloc en mettant le petit écrou *e*.

L'avantage de ce système d'articulation est de permettre au chirurgien de diriger à son gré le maxillaire qui fait corps avec la plaque du palais, de le faire avancer ou reculer en déplaçant la plaque P sur la glissière, de l'élever en agissant sur les écrous E, *e*. Lorsque tout est en place, il est impossible d'obtenir le moindre déplacement.

# CHAPITRE V

## TRAITEMENT DES DISJONCTIONS CRANIO-FACIALES

Il doit avoir pour but de maintenir en haut et en arrière le massif facial déplacé en bas et en avant.

Pour obtenir ce résultat on peut disposer d'appareils prenant leur point d'appui soit sur la voûte cranienne (appareils de Graefe et de Goffres), soit sur le maxillaire inférieur (appareil de Martin).

Nous avons déjà décrit l'appareil de Martin à propos des fractures horizontales ; il présente l'avantage de n'occasionner aucune gêne au malade, et quoique l'action de ses ressorts soit assez faible, elle est cependant suffisante ; dans la plupart des cas, en effet, les déplacements à corriger sont le plus souvent minimes et faciles à réduire.

*L'appareil de Graefe* est constitué par un bandeau frontal en acier, convenablement garni et maintenu par une courroie bouclée derrière la tête. De chaque côté descend une tige d'acier qui se recourbe au niveau

de la commissure et se termine par un crochet destin
à embrasser le rebord de l'arcade dentaire supérieur
Les tiges d'acier, mobiles dans une glissière, peuve
être fixées à l'aide de vis de pressions. L'appare
étant en place, on obtient le relèvement de l'ensembl

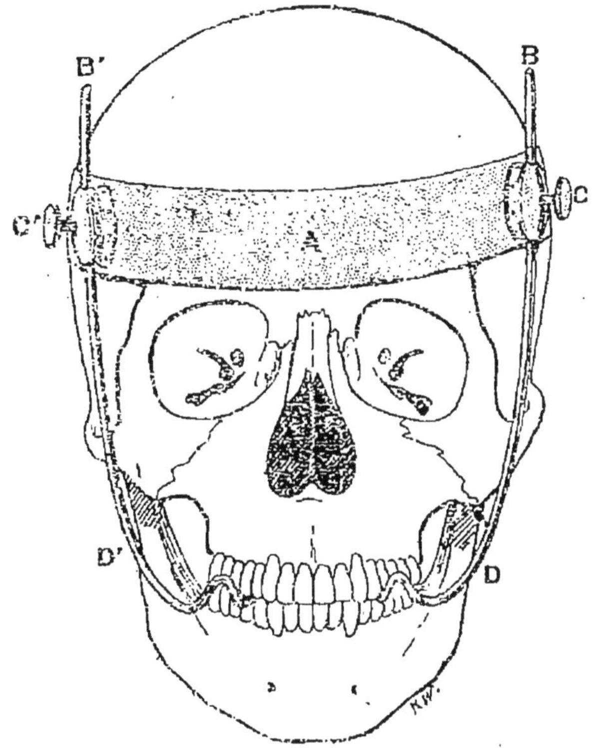


Fig. 173. — Appareil de Graefe. — A, bandeau frontal ; BD, B'D', tiges
métalliques terminées en bas par des crochets soulevant les maxillaires supérieurs ; CC', glissières.

du massif facial en poussant les tiges d'acier de bas
en haut et en les fixant par leur vis de pression pour
maintenir le degré de traction jugé nécessaire.

*L'appareil de Goffres* est analogue comme prin-

de la commissure et se termine par un crochet destiné
à embrasser le rebord de l'arcade dentaire supérieure.
Les tiges d'acier, mobiles dans une glissière, peuvent
être fixées à l'aide de vis de pressions. L'appareil
étant en place, on obtient le relèvement de l'ensemble

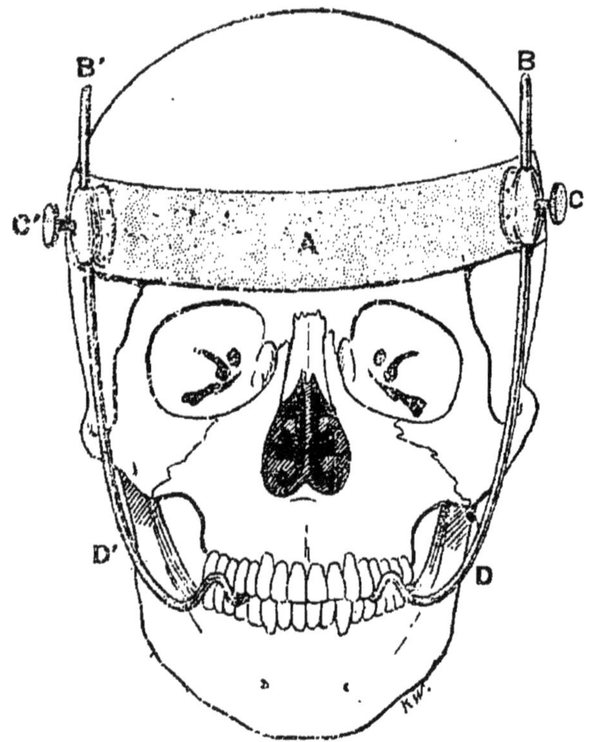


Fig. 173.— Appareil de Graefe. — A, bandeau frontal ; BD, B'D', tiges
métalliques terminées en bas par des crochets soulevant les maxillaires supérieurs : CC', glissières.

du massif facial en poussant les tiges d'acier de bas
en haut et en les fixant par leur vis de pression pour
maintenir le degré de traction jugé nécessaire.

**L'appareil de Goffres** est analogue comme principe à celui de Graefe. Il en diffère par la disposition des tiges de traction, plus voisines de la ligne médiane et qui montent de chaque côté du nez pour venir se fixer au niveau du front par des vis de pression.

L'avantage de l'appareil de Goffres est d'assurer

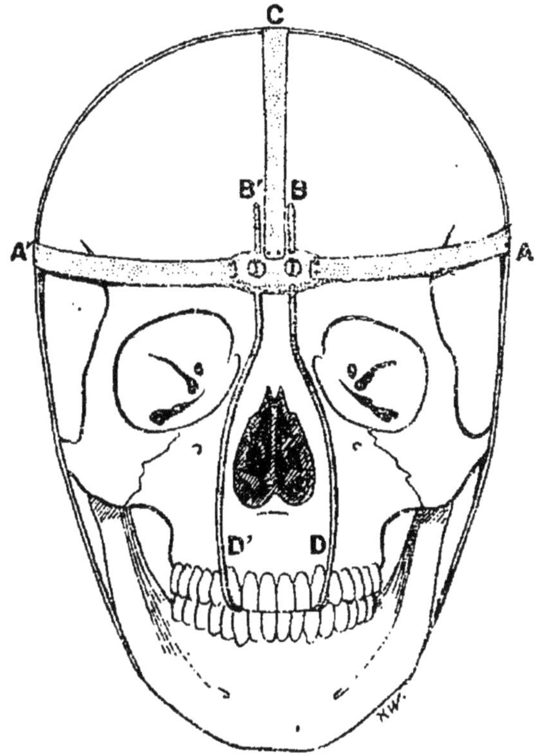



Fig. 174. — Appareil de Goffres. — AAC, lacs ; BB', tiges métalliques terminées par des crochets DD' qui soulèvent les maxillaires supérieurs.

plus d'égalité dans la traction des deux tiges, grâce à leur rapprochement sur la ligne médiane.

En cas de fracture à quatre fragments de Walther, les appareils utilisés pour les disjonctions cranio-faciales seront indiqués, à condition, lorsqu'il s'agira de ceux de Goffres ou de Graefe, d'ajouter une gouttière munie d'une large plaque palatine, destinée à maintenir la disjonction inter-maxillaire. La plaque palatine s'opposera en outre à ce que les tiges de traction ne fassent basculer en dehors les fragments sur lesquels ils s'appliquent et n'augmentent ainsi la disjonction intermaxillaire.

Certains chirurgiens rejettent en bloc tous les appareils et préconisent le traitement systématique des fractures du maxillaire supérieur par la suture osseuse. Nous ne reviendrons pas sur les arguments qui nous ont fait repousser la suture osseuse à propos des fractures du maxillaire inférieur. Ils gardent la même valeur à propos de celles du maxillaire supérieur.

Nous terminerons en citant ces paroles de Cl. Martin (1) : « Dans les fractures des deux maxillaires c'est toujours celle du maxillaire supérieur qui guérit le plus facilement. Les tissus de cet os offrent une telle vitalité que, même brisé en nombreux fragments, il se modèle très aisément, et les appareils de contention n'offrent pas de difficulté réelle à établir. »

______

(1) Cl. MARTIN Traitement des fractures du maxillaire inférieur (*Cong. de Chirurgie*, Paris, 1908, p. 21).

# TABLE DES MATIÈRES

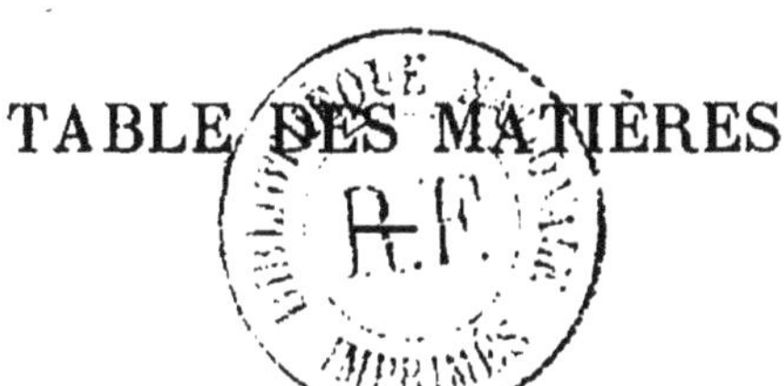

TROISIÈME PARTIE.— **TRAITEMENT DES FRACTURES DES MAXILLAIRES**

Poitiers. — Imp. G. ROY 7, rue Victor-Hugo.